普外科疾病诊疗与血管外科手术技巧

戴 敏 王海君 韩 鹏 主编

中国纺织出版社有限公司

图书在版编目（CIP）数据

普外科疾病诊疗与血管外科手术技巧 / 戴敏，王海君，韩鹏主编. -- 北京 : 中国纺织出版社有限公司，2024.4

ISBN 978-7-5229-1505-0

Ⅰ. ①普… Ⅱ. ①戴… ②王… ③韩… Ⅲ. ①外科—疾病—诊疗②血管外科手术 Ⅳ. ①R6②R654.3

中国国家版本馆CIP数据核字（2024）第055645号

责任编辑：樊雅莉　　责任校对：高　涵　　责任印制：王艳丽

中国纺织出版社有限公司出版发行

地址：北京市朝阳区百子湾东里A407号楼　邮政编码：100124

销售电话：010—67004422　传真：010—87155801

http: //www.c-textilep. com

中国纺织出版社天猫旗舰店

官方微博 http://weibo.com/2119887771

三河市宏盛印务有限公司印刷　各地新华书店经销

2024年4月第1版第1次印刷

开本：787×1092　1/16　印张：14.5

字数：330千字　定价：98.00元

编 委 会

主 编 戴 敏 王海君 韩 鹏

副主编 阿斯楞 何坤元 刘海峰
杨 婷 田小瑞 武优优

编 委 (按姓氏笔画排序)

丁 明 中国人民解放军陆军第八十集团军医院
马文超 哈尔滨医科大学附属第四医院
王 贺 微山县人民医院
王 瑶 哈尔滨医科大学附属第一医院
王海君 哈尔滨医科大学附属第一医院
田小瑞 太原钢铁（集团）有限公司总医院
（山西医科大学第六医院）
刘 轩 内蒙古医科大学附属医院
刘志宁 安徽医科大学第二附属医院
刘海峰 晋中市第一人民医院
李联强 中国人民解放军北部战区总医院
杨 婷 佳木斯大学附属第一医院
时米波 山东省曹县第二人民医院
何坤元 内蒙古医科大学附属医院
张 勇 海口市人民医院
张建华 青岛大学附属医院
阿斯楞 内蒙古医科大学
武优优 晋城大医院
韩 鹏 哈尔滨医科大学附属第一医院
谢经武 平度市人民医院
戴 敏 南昌大学第一附属医院

前　言

随着近年来现代影像技术、计算机技术、生物医学工程、分子生物学、微创外科及相关学科的快速发展，普外科临床诊疗中应用到的新技术、新方法层出不穷，普外科疾病的临床诊疗也随之发生了改变，医学生及临床医师必须不断学习才能跟上时代的步伐。本书正是在这样的背景下，通过总结普外科理论研究的精华，结合普外科临床工作的实践，阐述了普外科疾病的诊疗知识和新进展。

全书首先介绍普外科常用诊疗技术，再详细阐述普外科常见疾病的诊断和治疗，具体包括甲状腺与甲状旁腺疾病、乳腺癌、胃肠疾病、阑尾疾病、肝脏疾病、胆管疾病及胰腺疾病。另外，对血管外科疾病也做了介绍。本书在编写过程中，以临床实践为基础，结合学科发展，在系统阐述相关基本理论、基本技能的基础上，重点针对临床常见病的诊断思路和治疗进行系统描述。全书内容新颖，针对性与实用性强，有助于医学生和临床医师对疾病作出正确诊断和恰当的处理。

由于参编人数众多，风格不尽一致，而且写作时间和篇幅有限，书中如若存在纰漏和欠妥之处，恳请广大读者给予批评和指正，以便再版时修订，谢谢。

编　者

2024 年 3 月

目　录

第一章

普外科常用诊疗技术

第一节　淋巴结活检术

一、概述

淋巴结活检是临床上最常用的诊断疾病和判断病情的重要方法，最常见的淋巴结活检部位包括颈部、腋窝和腹股沟淋巴结等，具体部位需根据淋巴结肿大情况和具体病情决定。本节以颈部斜方肌旁淋巴结活检为例进行介绍。

二、适应证

（1）性质不明的淋巴结肿大，经抗感染和抗结核治疗效果不明显。
（2）可疑的淋巴结转移癌，需做病理组织学检查以明确诊断。
（3）拟诊淋巴瘤或为明确分型者。

三、禁忌证

（1）淋巴结肿大并伴感染、脓肿形成，或破溃者。
（2）严重凝血功能障碍者。

四、操作方法

1. 体位

仰卧位，上半身稍高，背部垫枕，颈部过伸，头上仰并转向健侧。严格消毒、铺巾。用利多卡因做局部浸润麻醉。

2. 切口

根据病变部位选择。原则上切口方向应与皮纹、神经、大血管走行相一致，以减少损伤及瘢痕挛缩。前斜方肌旁淋巴结切除时采用锁骨上切口。在锁骨上一横指，以胸锁乳突肌外缘为中点，做一长 2 cm 左右的切口。

3. 切除淋巴结

切开皮下、皮下组织和颈阔肌，向中线拉开（或部分切断）胸锁乳突肌，辨认肩胛舌骨肌，可牵开或切断以暴露肿大的淋巴结。于锁骨上区内将颈横动、静脉分支结扎，钝性分离位于斜方肌及臂丛神经前面的淋巴结，结扎、切断出入淋巴结的小血管后，将淋巴结切除。淋巴结已融合成团，或与周围及外缘组织粘连紧时，可切除融合淋巴结中的一个或部分淋巴结，用于病理检查。创面仔细止血，并注意有无淋巴漏，如有淋巴液溢出，应注意结扎淋巴管，必要时切口内放置引流片。如切断肌肉，应对端缝合肌肉断端。缝合切口。

五、并发症

淋巴结活检的可能并发症包括：①创面出血；②切口感染；③淋巴漏；④损伤局部神经等。

六、注意事项

（1）颈部淋巴结周围多为神经、血管等重要组织，术中应做细致的钝性分离，以免损伤。

（2）做锁骨上淋巴结切除时，应注意勿损伤臂丛神经和锁骨下静脉。还要避免损伤胸导管或右淋巴导管，以免形成乳糜瘘。

（3）淋巴结结核常有多个淋巴结累及或融合成团，周围多有粘连。若与重要组织粘连，分离困难，可将粘连部包膜保留，尽量切除腺体。对有窦道形成者，则应梭形切开皮肤，然后将淋巴结及其窦道全部切除。不能切除者，应尽量刮净病灶，开放伤口，换药处理。若疑为淋巴结结核，术前术后应用抗结核药物治疗。

（4）病理检查确诊后，应根据病情及时做进一步治疗（如根治性手术等）。

（戴　敏）

第二节　体表肿块穿刺活检术

一、概述

体表肿块穿刺活检术操作简便、并发症少、准确率高，已成为表浅肿瘤获取组织进行病理诊断的重要方法。然而，目前部分学者认为，对于恶性肿瘤，穿刺活检有时因穿刺部位的原因，容易出现假阴性结果，而且存在针道转移的危险。因此，对于能够完整切除的体表肿块，多数建议行肿块的完全切除，只对于肿块无法完整切除或有切除禁忌证时才进行穿刺活检。对于肿块的穿刺方式，目前有细针穿刺和粗针穿刺两种。前者对周围结构损伤小，但穿刺组织较少；后者虽然可取得较多的组织，但对周围结构损伤较大。

二、适应证

体表可扪及的任何异常肿块都可穿刺活检，例如乳腺肿块、淋巴结等。

三、禁忌证

（1）凝血功能障碍。

（2）非炎性肿块局部有感染。

（3）穿刺有可能损伤重要结构。

四、操作方法

1. 粗针穿刺

（1）患者取合适的体位，消毒穿刺局部皮肤及术者左手拇指和示指，检查穿刺针。

（2）穿刺点用20%利多卡因做局部浸润麻醉。

（3）术者用左手拇指和示指固定肿块，右手持尖刀做皮肤戳孔。

（4）穿刺针从戳孔刺入达肿块表面，将切割针芯刺入肿块1.5～2 cm，然后推进套管针使之达到或超过切割针尖端，两针一起反复旋转后拔出。

（5）除去套管针，将切割针前端叶片间或取物槽内的肿块组织取出，用10%甲醛溶液固定，送组织学检查。

（6）术后穿刺部位盖无菌纱布，用胶布固定。

2. 细针穿刺

（1）患者选择合适体位，消毒穿刺局部皮肤及术者左手拇指和示指，检查穿刺针。

（2）术者左手拇指与示指固定肿块，将穿刺针刺入达肿块表面。

（3）连接20～30 mL注射器，用力持续抽吸形成负压后刺入肿块，并快速进退（约1 cm范围）数次，直至见到有吸出物为止。

（4）负压下拔针，将穿刺物推注于玻片上，不待干燥，立即用95%乙醇固定5～10分钟，送细胞病理学检验。囊性病变将抽出液置试管离心后，取沉渣检验。

（5）术后穿刺部位盖无菌纱布，用胶布固定。

五、并发症

体表肿块穿刺活检的可能并发症包括：①出血；②感染；③肿瘤种植转移等。

六、注意事项

（1）不能切除的恶性肿瘤应在放疗或化疗前穿刺，以明确病理诊断。

（2）可切除的恶性肿瘤，宜在术前7天穿刺，以免引起种植转移。

（3）穿刺通道应在手术中与病灶一同切除。

（4）穿刺应避开恶性肿瘤已破溃或即将破溃的部位。

（5）疑为结核性肿块时，应采用潜行性穿刺法，穿刺物为脓液或干酪样物，则可注入异烟肼或链霉素，避免其他细菌感染，术后立即抗结核治疗。

（戴　敏）

第三节　腹腔灌洗术

一、概述

腹腔灌洗术又称治疗性持续性腹腔灌洗引流术，在医学上并不是一项新的治疗方法，但近年来重新得到重视，并逐渐加以改进。从单纯的生理盐水灌洗发展到目前的灌洗液中配以抗生素、微量肝素、糜蛋白酶等。

二、适应证

1. 诊断性腹腔灌洗术

（1）用一般诊断方法及腹腔穿刺诊断仍未明确的疑难急腹症。

（2）症状和体征不甚明显的腹部创伤病例，临床仍疑有内脏损伤，或经短期观察症状和体征仍持续存在，特别是神志不清或陷于昏迷的腹部创伤者。

2. 治疗性腹腔灌洗术

用抗生素—肝素溶液持续腹腔灌洗治疗就诊晚、污染严重的弥漫性腹膜炎，以预防腹腔脓肿形成。

三、禁忌证

（1）明显出血质。

（2）结核性腹膜炎等有粘连性包块。

（3）肝性脑病或脑病先兆。

（4）棘球蚴病性囊性包块。

（5）巨大卵巢囊肿。

（6）严重肠胀气。

（7）躁动不能合作者。

四、操作方法

1. 具体方法

排空膀胱，取仰卧位，无菌条件下于脐周戳孔，插入套管针。导管置入后即进行抽吸。若有不凝血 10 mL 以上或有胆汁样液、含食物残渣的胃肠内容物抽出时，无灌洗必要，立即改行剖腹探查。反之则经导管以输液的方法向腹腔快速（5 ~ 6 分钟）注入等渗晶体液 1 000 mL（10 ~ 20 mL/kg），协助患者转动体位或按摩腹部，使灌洗液到达腹腔各处。然后将灌洗液空瓶置于低位，借虹吸作用使腹腔内液体回流，一般能回收 500 mL 左右。取三管标本，每管 10 mL 左右，分别送红细胞与白细胞计数、淀粉酶测定及沉渣涂片镜检和细菌学检查。必要时可做血细胞压积，氨、尿素及其他有关酶类的测定。一次灌洗阴性时，视需要可将导管留置腹腔，短时观察后重复灌洗。

2. 结果判定

回流液阳性指标如下。

（1）肉眼观察为血性（25 mL 全血可染红 1 000 mL 灌洗液）。

（2）浑浊，含消化液或食物残渣。

（3）红细胞计数大于 $0.1 \times 10^{12}/L$ 或血细胞比容大于 0.01。

（4）白细胞计数大于 $0.5 \times 10^{9}/L$，但此项需注意排除盆腔妇科感染性疾病。

（5）胰淀粉酶测定大于 100 U/L（苏氏法）判定为阳性。

（6）镜检发现食物残渣或大量细菌。

（7）第二次灌洗某项指标较第一次明显升高。

凡具备以上 1 项阳性者即有临床诊断价值。

五、并发症

可能发生的并发症有：①出血；②腹腔脏器损伤；③心脑血管意外。

六、注意事项

（1）腹腔灌洗对腹内出血的诊断准确率可达95%以上，积血30～50 mL即可获阳性结果，假阳性及假阴性率均低于2%。

（2）腹腔灌洗必须在必要的B超、CT等影像学检查之后进行，以免残留灌洗液，与腹腔积血、积液混淆。

（3）有腹部手术史尤其是多次手术者忌做腹腔灌洗。一是穿刺易误伤粘连于腹壁的肠管；二是粘连间隔影响灌洗液的扩散与回流。妊娠和极度肥胖者也应禁用。

（4）判断灌洗结果时需结合临床其他资料综合分析。灌洗过程中要动态观察，必要时留置导管，反复灌洗及检验对比。

（5）单凭腹腔灌洗的阳性结果做出剖腹探查的决定，可能带来过高的阴性剖腹探查率。

（王海君）

第四节　浅表脓肿切除术

一、概述

脓肿急性感染过程中，组织、器官或体腔内，因病变组织坏死、液化而出现的局限性脓液积聚，四周有一完整的脓壁。常见的致病菌为金黄色葡萄球菌。脓肿可原发于急性化脓性感染，或由远处原发感染源的致病菌经血流、淋巴液转移而来。往往是由于炎症组织在细菌产生的毒素或酶的作用下，发生坏死、溶解，形成脓腔，腔内的渗出物、坏死组织、脓细胞和细菌等共同组成脓液。由于脓液中的纤维蛋白形成网状支架才使得病变限制于局部，脓腔周围充血水肿和白细胞浸润，最终形成以肉芽组织增生为主的脓腔壁。由于脓肿位置不同，可出现不同的临床表现。本病往往可以通过对病史的了解、临床体检和必要的辅助检查而确诊。治疗以引流为主。表浅脓肿略高出体表，有红、肿、热、痛及波动感。小脓肿位置深、腔壁厚时，波动感可不明显。深部脓肿一般无波动感，但脓肿表面组织常有水肿和明显的局部压痛，伴有全身中毒症状。

治疗原则：①及时切开引流，切口应选在波动明显处并与皮纹平行，切口应够长，并选择低位，以利引流；深部脓肿，应先行穿刺定位，然后逐层切开；②术后及时更换敷料；③全身应选用抗菌消炎药物治疗；伤口长期不愈者，应查明原因。

二、适应证

表浅脓肿形成，查有波动者，或穿刺可抽及脓液者，应切开引流。

三、禁忌证

心力衰竭、严重凝血功能障碍者不宜做此手术。

四、操作方法

1. 麻醉

局部麻醉。小儿可用氯胺酮分离麻醉或辅加硫喷妥钠肌内注射作为基础麻醉。

2. 简要步骤

在表浅脓肿隆起处用1%普鲁卡因或利多卡因做皮肤浸润麻醉。用尖刃刀先将脓肿切开一小口，再翻转刀，使刀刃朝上，由里向外挑开脓肿壁，排出脓液。随后将手指或止血钳伸入脓腔，探查脓腔大小，并分开脓腔间隔。根据脓肿大小，在止血钳引导下，向两端延长切口，达到脓腔连边缘，把脓肿完全切开。如脓肿较大或因局部解剖关系，不宜做大切口者，可以做对口引流，使引流通畅。最后，用止血钳把凡士林纱布条一直送到脓腔底部，另一端留在脓腔外，垫放干纱布包扎。

五、并发症

可能发生的并发症有：①切口延迟愈合，甚至不愈合；②形成窦道、瘘管。

六、注意事项

（1）完善结核病相关检查，排除结核源性脓肿可能。表浅脓肿切开后常有渗血，若无活动性出血，一般用凡士林纱布条填塞脓腔压迫即可止血，不要用止血钳钳夹，以免损伤组织。

（2）放置引流时，应把凡士林纱布的一端一直送到脓腔底，不要放在脓腔口阻塞脓腔，影响通畅引流。引流条的外段应摊开，使切口两边缘全部隔开，不要只注意隔开切口的中央部分，以免切口两端过早愈合，使引流口缩小，影响引流。

（王海君）

第五节　清创缝合术

一、概述

清创缝合术是用外科手术的方法，清除开放伤口内的异物，切除坏死、失活或严重污染的组织，缝合伤口，使之尽量减少污染，甚至变成清洁伤口，达到一期愈合，有利于受伤部位功能和形态的恢复。

二、适应证

8小时以内的开放性伤口应行清创术；8小时以上而无明显感染的伤口，如伤员一般情况好，也应行清创术。

三、禁忌证

污染严重或已化脓感染的伤口不宜一期缝合，仅将伤口周围皮肤擦净，消毒周围皮肤后，敞开引流。

四、操作方法

1. 清洗去污

分清洗皮肤和清洗伤口两步。

（1）清洗皮肤：用无菌纱布覆盖伤口，再用汽油或乙醚擦去伤口周围皮肤的油污。术者按常规方法洗手、戴手套，更换覆盖伤口的纱布，用软毛刷蘸消毒皂水刷洗皮肤，并用冷开水冲净。然后换另一只毛刷再刷洗一遍，用消毒纱布擦干皮肤。两遍刷洗共约 10 分钟。

（2）清洗伤口：去掉覆盖伤口的纱布，以生理盐水冲洗伤口，用消毒镊子或小纱布球轻轻除去伤口内的污物、血凝块和异物。

2. 清理伤口

施行麻醉，擦干皮肤，用碘酊、酒精消毒皮肤，铺盖消毒手术巾准备手术。术者重新用酒精或新洁尔灭液泡手，穿手术衣，戴手套后即可清理伤口。

（1）对浅层伤口：可将伤口周围不整皮肤缘切除 0.2 ~0.5 cm，切面止血，消除血凝块和异物，切除失活组织和明显挫伤的创缘组织（包括皮肤和皮下组织等），并随时用无菌盐水冲洗。

（2）对深层伤口：应彻底切除失活的筋膜和肌肉（肌肉切面不出血，或用镊子夹镊不收缩者，表示已坏死），但不应将有活力的肌肉切除，避免切除过多影响功能。为了处理较深部伤口，有时可适当扩大伤口和切开筋膜，清理伤口，直至比较清洁和显露血液循环较好的组织。

（3）如同时有粉碎性骨折，应尽量保留骨折片。已与骨膜游离的小骨片则应清除。

（4）浅部贯通伤的出入口较接近者，可将伤道间的组织桥切开，变两个伤口为一个。如伤道过深，不应从入口处清理深部，而应从侧面切开处清理伤道。

（5）伤口如有活动性出血，在清创前可先用止血钳钳夹，或临时结扎止血。待清理伤口时重新结扎，除去污染线头。渗血可用温盐水纱布压迫止血，或用凝血酶等局部止血剂止血。

3. 修复伤口

清创后再次用生理盐水清洗伤口，再根据污染程度、伤口大小和深度等具体情况，决定伤口是开放还是缝合，是一期缝合还是延期缝合。未超过 12 小时的清洁伤口可做一期缝合。大而深的伤口，在一期缝合时应放置引流条。污染重或部位特殊不能彻底清创的伤口，应延期缝合，即在清创后先在伤口内放置凡士林纱布条引流，4 ~7 天后，如伤口组织红润，无感染或水肿时，再做缝合。

头面部血运丰富，愈合力强，损伤时间虽长，只要无明显感染，仍应争取一期缝合。缝合伤口时，不应留有无效腔，张力不能太大。对重要的血管损伤应修补或做吻合。对断裂的肌腱和神经干应修整缝合。显露的神经和肌腱应以皮肤覆盖。开放性关节腔损伤应彻底清洗后缝合。胸腹腔的开放性损伤应彻底清创后，放置引流管或引流条。

五、并发症

清创术术后并发症主要是伤口感染和组织缺损。

六、注意事项

（1）伤口清洗是清创术的重要步骤，必须反复用大量生理盐水冲洗，务必使伤口清洁后再做清创术。选用局部麻醉者，只能在清洗伤口后麻醉。

（2）清创时既要彻底切除已失去活力的组织，又要尽量保留存活的组织，这样才能避免伤口感染，促进愈合，保存功能。

（3）组织缝合必须避免张力太大，以免造成缺血或坏死。

（韩　鹏）

第六节　肝穿刺术

一、概述

肝穿刺术是采取肝组织标本的一种简易手段。由穿刺所得组织块进行组织学检查或制成涂片做细胞学检查，以判明原因未明的肝肿大和某些血液系统疾病。

二、适应证

（1）凡肝脏疾病通过临床、实验室或其他辅助检查无法明确诊断者；肝功能检查异常，性质不明者。肝功能检查正常，但症状、体征明显者。

（2）不明原因的肝肿大，门静脉高压症或黄疸。

（3）对病毒性肝炎的病因、类型诊断，病情追踪，效果考核及预后的判断。

（4）肝内胆汁淤积的鉴别诊断。

（5）慢性肝炎的分级。

（6）慢性肝病的鉴别诊断。

（7）肝内肿瘤的细胞学检查及药物治疗。

（8）对不明原因的发热进行鉴别诊断。

（9）肉芽肿病、结核、布鲁杆菌病、织孢浆菌病、球孢子病、梅毒等疾病的诊断。

三、禁忌证

临床检查方法已可达到目的者禁用肝穿刺术。

（1）有出血倾向的患者，如血友病、海绵状肝血管病、凝血时间延长、血小板减少达 $80\times10^9/L$ 以下者。

（2）有大量腹腔积液或重度黄疸者。

（3）严重出血或一般情况差者。

（4）肝性脑病者。

（5）严重肝外阻塞性黄疸伴胆囊肿大者。

（6）肝缩小或肝浊音界叩不清。

（7）疑为肝包虫病或肝血管瘤者。

（8）严重心、肺、肾疾病或脏器功能衰竭者。

（9）右侧脓胸、膈下脓肿、胸腔积液或其他脏器有急性疾病者，穿刺处局部感染者。

（10）严重高血压（收缩压 >24 kPa）者。

（11）儿童、老年人与不能合作的患者。

四、操作方法

（1）患者取仰卧位，身体右侧靠床沿，并将右手置于枕后。

（2）穿刺点一般取右侧腋中线第 8、第 9 肋间，于肝实音处穿刺。疑诊肝癌者，宜选较突出的结节处穿刺。

（3）常规消毒局部皮肤，用 2% 利多卡因由皮肤至肝被膜进行局部麻醉。

（4）备好快速穿刺套针，以橡皮管将穿刺针连接于 10 mL 注射器，吸入无菌生理盐水 3 ~5 mL。

（5）先用穿刺锥在穿刺点皮肤上刺孔，由此孔将穿刺针沿肋骨上缘与胸壁垂直方向刺入 0.5 ~1.0 cm，然后将注射器内生理盐水推出 0.5 ~1.0 mL，冲出针内可能存留的皮肤与皮下组织，以防针头堵塞。

（6）将注射器抽成负压，同时嘱患者先吸气，然后于深呼气末屏息呼吸（术前应让患者练习），术者将穿刺针迅速刺入肝内并立即抽出，深度不超过 6.0 cm。

（7）拔针后立即以无菌纱布按压创面 5 ~10 分钟，用胶布固定，并以多头腹带扎紧。

用生理盐水从针内冲出肝组织条于弯盘中，挑出，以 95% 乙醇或 10% 甲醛固定送检。

五、并发症

并发症有活检部位不适、放射至右肩的疼痛和短暂的上腹痛等，还可发生气胸、胸膜性休克或胆汁性腹膜炎及出血等并发症。

六、注意事项

（1）术前应检查血小板数、出血时间、凝血时间、凝血酶原时间，如有异常，应肌内注射维生素 K 10 mg，每日 1 次；3 天后复查，如仍有异常，不应强行穿刺。

（2）穿刺前应测血压、脉搏，并进行胸部 X 线透视，观察有无肺气肿、胸膜肥厚。验血型，以备必要时输血。术前 1 小时服地西泮（安定）10 mg。

（3）术后应卧床 24 小时，在 4 小时内每隔 15 ~30 分钟测脉搏、血压一次，如有脉搏增快细弱、血压下降、烦躁不安、面色苍白、出冷汗等内出血现象，应紧急处理。

（4）穿刺后如局部疼痛，应仔细查找原因，若为一般组织创伤性疼痛，可给予止痛药。若发生气胸、胸膜性休克或胆汁性腹膜炎，应及时处理。

（韩　鹏）

第二章

甲状腺与甲状旁腺疾病

第一节　甲状腺功能亢进症

甲状腺功能亢进症（以下简称甲亢）指因甲状腺激素分泌过多而引起的一系列高功能状态，是仅次于糖尿病的常见内分泌疾病，有2% ~4%的育龄妇女患病。其基本特征包括甲状腺肿大，基础代谢增加和自主神经功能紊乱。根据病因及发病机制不同本病可分为以下4种类型。①弥漫性甲状腺肿伴甲亢，也称毒性弥漫性甲状腺肿或突眼性甲状腺肿，即Graves病（简称GD），占甲亢的80% ~90%，为自身免疫性疾病。②结节性甲状腺肿伴甲亢，又称毒性多结节甲状腺肿即Plummer病。患者在结节性甲状腺肿多年后出现甲亢，发病原因不明。近年来在甲亢的构成比上有增加的趋势，并有地区性。③自主性高功能甲状腺腺瘤或结节，约占甲亢的9%，病灶多为单发。呈自主性且不受促甲状腺素（TSH）调节，病因也不明确。④其他原因引起的甲亢，包括长期服用碘剂或乙胺碘呋酮等药物引起的碘源性甲亢；甲状腺滤泡性癌过多分泌甲状腺素而引起的甲亢；垂体瘤过多分泌TSH而引起的垂体性甲亢；肿瘤如绒毛癌、葡萄胎、支气管癌，直肠癌可分泌TSH，所以称为异源性TSH综合征，卵巢畸胎瘤（含甲状腺组织）属异位分泌过多甲状腺素；甲状腺炎初期因甲状腺破坏造成甲状腺激素释放过多可引起短阵甲亢表现；服用过多甲状腺素引起的药源性甲亢等。

在上述类型的甲亢中以前三者特别是Graves病比较常见且与外科关系密切，所以本节进行重点讨论。

一、弥漫性甲状腺肿伴甲亢

弥漫性甲状腺肿伴甲亢即Graves病，是由自身免疫功能紊乱引起的多系统综合征，1835年Robert Graves首先描述了该综合征，包括高代谢、弥漫性甲状腺肿、眼征等。

（一）病因及发病机制

GD以甲状腺素分泌过多为主要特征，但TSH不高反而降低，所以并非垂体分泌TSH过多引起。在患者的血清中常能检出针对甲状腺的自身抗体，该抗体可缓慢而持久地刺激甲状腺增生和分泌，以前曾称为长效甲状腺刺激物（LATS），也有其他名称，如人甲状腺刺激素（HTS）、甲状腺刺激蛋白（TSI）。这些物质对应的抗原是甲状腺细胞上的TSH受体，起到类似 TSH 的作用，可刺激 TSH 受体引起甲亢。进一步研究表明，TSH 受体抗体 TRAb 是一种多克隆抗体，可分为以下 4 种亚型。①甲状腺刺激抗体（TSAb），或称甲状腺刺激免疫球蛋白（TSI），主要功能是刺激甲状腺分泌。②甲状腺功能抑制抗体（TFIAb），或称甲状腺功能抑制免疫球蛋白（TFII），又称甲状腺刺激阻断抗体（TSBAb）。③甲状腺生长刺激免疫球蛋白（TGSI），与甲状腺肿大有关。④甲状腺生长抑制免疫球蛋白（TGII）。这些克隆平衡一旦被打破，占主导地位的抗体就决定了临床特征。如 GD 患者治疗以前的 TRAb 阳性率为 60%～80%，而 TSAb 阳性率达 90%～100%，该抗体阳性的妊娠妇女新生儿发生 GD 的可能性增加。故认为 GD 患者的主导抗体是 TSAb，当然也有其他抗体存在。在主导抗体发生转变时，疾病也随之发生转变，如 GD 可转变为慢性甲状腺炎（HD），反之也一样。由于检测技术原因目前临床仅开展 TRAb 和 TSAb 的检测。

甲状腺自身免疫的病理基础目前尚不明了，可能与以下因素有关。

1. 遗传因素

在同卵双胎同时患 GD 的比例达 30%～60%，异卵双胎同时患 GD 的比例仅为 3%～9%。在 GD 患者家属中 34% 可检出 TRAb 或 TSAb，而本人当时并无甲亢，但之后有可能发展为显性甲亢。目前认为一些基因与 GD 的高危因素有关，包括人类白细胞抗原（HLA）基因 DQ、DR 区，如带 HLA-DR3 抗原型的人群患 GD 的风险为其他 HLA 抗原型人群的 6 倍。HLA-DQA1＊0501 阳性者对 GD 有遗传易感性。非 HLA 基因如肿瘤坏死因子 β（TNF-β）、细胞的 T 细胞抗原（CTLA4）、TSH 受体基因的突变和 T 细胞受体（TCR）等基因同 GD 遗传易感性之间的关系正引起人们的注意。但研究表明组织相容性复合体（MHC）系统可能只起辅助调节作用。

2. 环境因素

包括感染、外伤、精神刺激和药物等。在 GD 患者中可检出抗结肠炎耶尔森菌抗体，耶尔森菌的质粒编码的蛋白与 TSH 受体有相似的抗原决定簇（“分子模拟学说”）。该抗原是一种强有力的 T 细胞刺激分子即超抗原，可引起 T 细胞大量活化。但其确切地位仍不明了，也有可能是继发于 GD 免疫功能紊乱的结果。

3. 淋巴细胞功能紊乱

GD 患者甲状腺内的抑制性环路很难启动与活化，不能发挥免疫抑制功能，导致自身抗体的产生。在甲状腺静脉血中 TSH 抗体的活性高于外周血，提示甲状腺是产生其器官特异自身抗体的主要场所。而且存在抑制性 T 细胞功能缺陷，应用抗甲状腺药物如卡比马唑治疗后这种缺陷可以改善，但是直接反应还是间接反应有待研究。

总之，GD 可能是由多因素引起以自身免疫功能紊乱为特征的综合征，确切病因有待于进一步研究。

（二）解剖与病理生理

GD 患者的甲状腺呈弥漫性肿大，血管丰富、扩张。滤泡上皮细胞增生呈柱状，有弥漫性淋巴细胞浸润。浸润性突眼患者其球后结缔组织增加，眼外肌增粗水肿，有较多黏多糖、透明质酸沉积和淋巴细胞及浆细胞浸润。骨骼肌和心肌也有类似表现。垂体无明显改变。少数患者下肢有胫前对称性黏液性水肿。

甲状腺激素有促进产热作用，并与儿茶酚胺有相互作用，从而引起基础代谢率升高、营养物质和肌肉组织消耗增加，神经、心血管和胃肠道的兴奋性增加。

（三）临床表现

GD 在女性更多见，患者男女之比为 1 ：（5 ~ 7），但心脏情况、压迫症状、术中问题和术后反应在男性均较明显。高发年龄为 21 ~ 50 岁。在碘充足地区自身免疫性甲状腺疾病的发病率远高于碘缺乏地区。该病起病缓慢，典型者高代谢综合征、眼症和甲状腺肿大表现明显。轻者易与神经症混淆，老年、儿童患者或仅表现为突眼、恶病质、肌病者诊断需谨慎。

1. 甲状腺肿

为 GD 的主要临床表现或就诊时的主诉。甲状腺呈弥漫、对称性肿大，质软，无明显结节感。少数（约 10%）肿大不明显或不对称。在甲状腺上下特别是上部可扪及血管震颤并闻及血管杂音。这些构成 GD 的甲状腺特殊体征，在诊断上有重要意义。

2. 高代谢综合征

患者怕热多汗，皮肤红润。可有低热，危象时可有高热。患者常有心动过速、心悸。食欲亢进但疲乏无力、体重下降，后者是较为客观的临床指标。

3. 神经系统表现

呈过度兴奋状态，表现为易激动、神经过敏、多言多语、焦虑烦躁、多猜疑，有时出现幻觉甚至亚躁狂。检查时可发现伸舌或两手平举时有细震颤，腱反射活跃。但老年淡漠型甲亢患者则表现为一种抑制状态。

4. 眼症

分为两种，一种为对称性非浸润性突眼，也称良性突眼，主要是因交感神经兴奋使眼外肌和上睑肌张力增高，而球后组织改变不大，临床上可见到患者眼睑裂隙增宽，眼球聚合不佳，向下看时上眼睑不随眼球下降，眼向上看时前额皮肤不能皱起；另一种为少见而严重的恶性突眼，主要因为眼外肌、球后组织水肿，淋巴细胞浸润所致。但这类患者的甲亢可以不明显，或眼症早于甲亢出现。

5. 心血管系统表现

可表现为心悸、气促。窦性心动过速，心率达 100 ~ 120 次/分，静息或睡眠时仍较快，脉压增大。这些是诊断、疗效观察的重要指标之一。心律失常可表现为期前收缩、房颤、房扑以及房室传导阻滞。心音、心脏搏动增强，心脏扩大甚至心力衰竭。老年淡漠型甲亢心动过速较少见，不少可并发心绞痛甚至心肌梗死。

6. 其他表现

消化系统除食欲增加的症状外，还有大便次数增多，而老年以食欲减退、消瘦为突出。血液系统中有外周血白细胞总数减少，淋巴细胞百分比和绝对数增多，血小板减少，偶见贫血。运动系统表现为软弱无力，少数为甲亢性肌病。生殖系统在男性可表现为阳痿、乳房发育；女性为月经减少，月经周期延长甚至闭经。皮肤表现为对称性黏液性胫前水肿，皮肤粗糙，指端增厚，指甲质地变软与甲床部分松离。甲亢早期肾上腺皮质功能活跃，重症危象者则减退甚至不全。

（四）诊断与鉴别诊断

对于有上述临床症状与体征者应做进一步甲状腺功能检查，下文对一些常用的检查进行介绍。

1. 摄^{131}I率正常值

3小时为5%～25%，24小时为20%～45%。甲亢患者摄^{131}I率增高且高峰提前至3～6小时。女子青春期、绝经期、妊娠6周以后或口服雌激素类避孕药也偶见摄^{131}I率增高。摄^{131}I率还因不同地区饮水、食物及食盐中碘的含量多少而有差异。甲亢患者治疗过程中不能仅依靠摄^{131}I率来考核疗效。但对甲亢放射性^{131}I治疗者摄^{131}I率可作为估计用量的参考。缺碘性、单纯性甲状腺肿患者摄^{131}I率可以增高，但无高峰提前。亚急性甲状腺炎者T_4可以升高但摄^{131}I率下降呈分离现象。这些均有利于鉴别诊断。

2. T_3、T_4测定

可分别测定TT_3、RT_4、FT_3和FT_4，其正常值因各个单位采用的方法和试剂盒不同而有差异，应注意参照。TT_4可作为甲状腺功能状态的最基本的一种体外筛选试验，它不受碘的影响，无辐射的危害，在药物治疗过程中可作为甲状腺功能的随访指标，加服甲状腺片者测定前需停药。但是凡能影响甲状腺激素结合球蛋白（TBG）浓度的各种因素均能影响TT_4的结果。对T_3型甲亢需结合TT_3测定。TT_3是诊断甲亢较灵敏的一种指标。甲亢时TT_3值可高出正常人4倍，而TT_4只有2倍。TT_3对甲亢是否复发也有重要意义，因为复发时T_3先升高。在功能性甲状腺腺瘤、结节性甲状腺肿或缺碘地区所发生的甲亢多属T_3型甲亢，也需进行TT_3测定。TBG同样会影响TT_3的结果应予以注意。为此，还应进行FT_4、FT_3特别是FT_3的测定。FT_3对甲亢最灵敏，在甲亢早期或复发先兆FT_4处于临界时FT_3已升高。

3. 基础代谢率（BMR）检查

目前多采用间接计算法（静息状态时：脉搏+脉压-111=BMR），正常值为（-15%）～（+15%）。BMR低于正常可排除甲亢。甲亢以及甲亢治疗的随访BMR有一定价值，因为药物治疗后T_4首先下降至正常，甲状腺素外周的转化仍增加，T_3仍高，故BMR仍高于正常。

4. TSH测定

可采用高灵敏放免法（HS-TSH IRMA），优于TSH放免法（TSH RIA），因为前者降低时能帮助诊断甲亢，可减少TRH兴奋试验的使用。TSH测定的灵敏度和特异度优于FT_4。

5. T_3抑制试验

该试验仅用于一些鉴别诊断。如甲亢患者摄^{131}I率增高且不被T_3抑制，由此可鉴别单纯性甲状腺肿。对突眼尤其是单侧突眼可以此进行鉴别，浸润性突眼T_3抑制试验提示不抑制。而且甲亢治疗后T_3能抑制者复发机会少。

6. TRH兴奋试验

该试验也仅用于一些鉴别诊断。甲亢患者静脉给予促甲状腺激素释放激素（TRH）后TSH无反应；若增高可除外甲亢。该方法省时，无放射性，不需服用甲状腺制剂，所以对有冠心病的老年患者较适合。

7. TRAb和TSAb检测

可用于病因诊断和治疗后预后的评估，可与T_3抑制试验相互合用。前者反映抗体对甲状腺细胞膜的作用，后者反映甲状腺对抗体的实际反应性。

（五）治疗

甲亢的病因尚不完全明了。治疗上首先应减少精神紧张等不利因素，注意休息和营养物质的提供。然后通过以下3个方面，即消除甲状腺素的过度分泌、调整神经内分泌功能以及处理一些特殊症状和并发症进行治疗。消除甲状腺素过度分泌的治疗方法有3种：药物、手术和同位素治疗。

1. 抗甲状腺药物治疗

以硫脲类药物如甲基或丙硫氧嘧啶（PTU）、甲巯咪唑和卡比马唑为常用，其药理作用是通过阻止甲状腺内过氧化酶系抑制碘离子转化为活性碘而妨碍甲状腺素的合成，但对已合成的激素无效，故服药后需数日才起作用。丙硫氧嘧啶还有阻滞 T_4 转化为 T_3、改善免疫监护的功能。PTU 和甲巯咪唑的比较：①两者均能抑制甲状腺激素合成，但 PTU 还能抑制外周组织的细胞内 T_4 转化为 T_3，它的作用占 T_3 水平下降的10%～20%，甲巯咪唑没有这种效应；②甲巯咪唑的药效强度是 PTU 的10倍，5 mg 甲巯咪唑的药效等于 50 mg PTU。尤其是甲巯咪唑在甲状腺细胞内存留时间明显长于 PTU，甲巯咪唑每日1次，药效可达24小时。而 PTU 必须6～8小时服药1次，才能维持充分疗效。故维持期治疗宁可选用甲巯咪唑，而不选用 PTU。

药物治疗的适应证为：症状轻，甲状腺轻至中度肿大；20岁以下或老年患者；手术前准备或手术后复发而又不适合放射治疗者；辅助放疗；妊娠妇女，多采用丙硫氧嘧啶，该药相对通过胎盘的能力相对小些。而不用甲巯咪唑，因为甲巯咪唑与胎儿发育不全有关。希望最低药物剂量达到 FT_4、FT_3 在正常水平的上限以避免胎儿甲减和甲状腺肿大，通常丙硫氧嘧啶100～200 mg/d。这类药物也可通过乳汁分泌，所以必须服药者不能母乳喂养。如果症状轻又没有并发症，可于分娩前4周停药。

治疗总的疗程为1.5～2年。起初1～3个月给予甲巯咪唑30～40 mg/d，不超过60 mg/d。症状减轻，体重增加，心率降至80～90次/分，T_3、T_4 接近正常后可每2～3周降量5 mg 共2～3个月。最后5 mg/d 维持。避免不规则停药，酌情调整用量。

其他药物：β受体阻滞药普萘洛尔10～20 mg，每日3次，可用于交感神经兴奋性高的 GD 患者，以改善心悸心动过速、精神紧张、震颤和多汗。也可作为术前准备的辅助用药或单独用药。对于甲亢危象、紧急甲状腺手术又不能服用抗甲状腺药物或抗甲状腺药物无法快速起效时可用大剂量普萘洛尔40 mg，每日4次，快速进行术前准备。对甲亢性眼病也有一定效果。但在患有支气管哮喘、房室传导阻滞、心力衰竭的患者禁用，1型糖尿病患者慎用。普萘洛尔对妊娠晚期可造成胎儿宫内发育迟缓、小胎盘、新生儿心动过缓和胎儿低血糖，增加子宫活动和延迟宫颈的扩张等不良反应，因此只能短期应用，一旦甲状腺功能正常立即停药。

在抗甲状腺药物减量期加用甲状腺片40～60 mg/d 或甲状腺素片50～100 μg/d 以稳定下丘脑—垂体—甲状腺轴，避免甲状腺肿和眼病的加重。妊娠甲亢患者在服用抗甲状腺药物也应加用甲状腺素片以防胎儿甲状腺肿和甲减。甲状腺素片还可以通过外源性 T_4 抑制 TSH 从而使 TSAb 的产生减少，减少免疫反应。T_4 还可使 HLA-DR 异常表达减弱。另外可直接作用于特异的 B 淋巴细胞而减少 TSAb 的产生，最终使 GD 得以长期缓解、减少复发。

2. 手术治疗

甲亢手术治疗的病死率几乎为零，并发症和复发率低，可迅速和持久达到甲状腺功能正常，并有避免放射性碘及抗甲状腺药物带来的长期并发症和获得病理组织学证据等独特优点，手术能快速有效地控制并治愈甲亢；但仍有一定的复发率和并发症，所以应掌握其适应证和禁忌证。

（1）手术适应证：甲状腺肿大明显或伴有压迫症状者；中至重度以上甲亢（有甲亢危象者可考虑紧急手术）；抗甲状腺药物无效、停药后复发、有不良反应而不能耐受或不能坚持长期服药者；胸骨后甲状腺肿伴甲亢；中期妊娠又不适合用抗甲状腺药物者。若甲状腺巨大、伴有结节的甲亢妊娠妇女常需大剂量抗甲状腺药物才有作用，所以宁可采用手术。

（2）手术禁忌证：青少年（年龄 <20 岁），甲状腺轻度肿大，症状不明显者；严重突眼者手术后突眼可能加重手术应不予以考虑；年老体弱有严重心、肝和肾等并发症不能耐受手术者；术后复发因粘连而使再次手术并发症增加、切除腺体体积难以估计而不作首选。但对药物无效又不愿意接受放射治疗者有再次手术的报道，术前用超声检查了解两侧腺体残留的大小，此次手术腺叶各留 2 g 左右。

（3）术前准备：术前除常规检查外，应进行间接喉镜检查以了解声带活动情况。颈部和胸部 X 线摄片了解气管和纵隔情况。查血钙、血磷。为了减少术中出血、避免术后甲亢危象的发生，甲亢手术前必须进行特殊的准备。手术前准备常采用以下两种准备方法。

1）碘剂为主的准备：在服用抗甲状腺药物一段时间后患者的症状得以控制，心率在 80～90 次/分，睡眠和体重有所改善，基础代谢率在 20% 以下，即可开始服用复方碘溶液又称卢戈（Lugol）液。该药可抑制甲状腺的释放，使滤泡细胞退化，甲状腺的血运减少，腺体因而变硬变小，使手术易于进行并减少出血量。卢戈溶液的具体服法有两种：①第一天开始每日 3 次，每次 3～5 滴，逐日每次递增 1 滴，直到每次 15 滴，然后维持此剂量继续服用；②从第一天开始即为每次 10 滴，每日 3 次。共 2 周左右，直至甲状腺腺体缩小、变硬，杂音和震颤消失。局部控制不满意者可延长服用碘剂至 4 周。但因为碘剂只能抑制释放而不能抑制甲状腺的合成功能，所以超过 4 周后就无法再抑制其释放，反引起反跳。故应根据病情合理安排手术时间，特别对女性患者注意避开经期。开始服用碘剂后可停用甲状腺片。因为抗甲状腺药物会加重甲状腺充血，除病情特别严重者外，一般于术前 1 周停用抗甲状腺药物，单用碘剂直至手术。妊娠并发甲亢需手术时也可用碘剂准备，但碘化物能通过胎盘引起胎儿甲状腺肿和甲状腺功能减退，出生时可引起初生儿窒息。故只能短期碘剂快速准备，碘剂不超过 10 天。术后补充甲状腺素片以防流产。对于特殊原因需取消手术者，应该再服用抗甲状腺药物并逐步对碘剂进行减量。术后碘剂 10 滴每日 3 次，续服 5～7 天。

2）普萘洛尔准备：普萘洛尔除可作为碘准备的补充外，对于不能耐受抗甲状腺药物及碘剂者，或严重患者需紧急手术而抗甲状腺药物无法快速起效可单用普萘洛尔准备。普萘洛尔不仅起到抑制交感兴奋的作用，还能抑制 T_4 向 T_3 的转化。美托洛尔同样可以用于术前准备，但该药无抑制 T_4 向 T_3 转化的作用，所以 T_3 的好转情况不及普萘洛尔。普萘洛尔剂量是每次 40～60 mg，6 小时 1 次。一般在 4～6 天后心率即接近正常，甲亢症状得到控制，即可以进行手术。由于普萘洛尔在体内的有效半衰期不满 8 小时，所以最后一次用药应于术前 1～2 小时给予。术后继续用药 5～7 天。特别应该注意手术前后都不能使用阿托品，以免引起心动过速。单用普萘洛尔准备者麻醉同样安全、术中出血并未增加。严重患者可采用大剂量普萘洛尔准备但不主张单用（术后普萘洛尔剂量也应该相应地增大），并可加用倍他米松 0.5 mg，6 小时 1 次和碘番酸 0.5 g，6 小时 1 次。甲状腺功能可在 24 小时开始下降，3 天接近正常，5 天完全达到正常水平。短期加用普萘洛尔的方法对妊娠妇女及小孩均安全。但前面已提及普萘洛尔的不良反应，所以应慎用。以往认为严重甲亢患者手术会引起甲状腺素的过度释放，但通过术中分析甲状腺静脉和外周静脉血的 FT_3、FT_4 并无明显差异，所以认为甲亢危重病例紧急手术是可取的。

（4）手术方法：常采用颈丛麻醉，术中可以了解发音情况，以减少喉返神经损伤。对于巨大甲状腺肿有气管压迫、移位甚至怀疑将发生气管塌陷者，胸骨后甲状腺肿者以及精神紧张者应选用气管插管全身麻醉。

（5）手术方式：切除甲状腺的范围即保留多少甲状腺体积尚无一致的看法。若行次全切除即每侧保留 6～8 g 甲状腺组织，术后复发率约为 23%；而扩大切除即保留约 4 g 的复发率约为 9.4%；近全切除即保留 <2 g 者的复发率为 0。各组之间复发时间无差异。但切除范围越大发生甲状腺功能减退即术后需长期服用甲状腺片替代的概率越大。如甲状腺共保留 7.3 g或若双侧甲状腺下动脉均结扎者保留 9.8 g 者可不需长期替代。考虑到甲状腺手术不仅可以迅速控制其功能，还能使自身抗体水平下降，而且甲状腺功能减低症（甲减）的治疗远比甲亢复发容易，所以建议切除范围适当扩大即次全切除还不够，每侧应保留 5 g 以下（2～3 g 峡部全切除）。当然也应考虑甲亢的严重程度、甲状腺的体积和患者的年龄。巨大而严重的甲亢切除比例应该大一些，年轻患者考虑适当多保留甲状腺组织以适应发育期的需要。术中可以从所切除标本上取同保留的甲状腺相应大小体积的组织称重以估计保留腺体的重量。但仍有误差，所以有作者建议一侧行腺叶切除和另一侧行大部切除（保留 6 g）。但常用于病变不对称的结节性甲状腺肿伴甲亢者，病变严重侧行腺叶切除。但该侧发生喉返神经和甲状旁腺损伤的概率相对较保留后薄膜的高，所以也要慎重选择。对极少数或个别 GD 突眼显著者，选用甲状腺全切除术，其好处是可降低 TSH 受体自身抗体和其他甲状腺抗体，减轻眶后脂肪结缔组织浸润，防止眼病加剧以致牵拉视神经而导致萎缩，引起失明以及重度突眼，角膜长期显露而受损导致失明。当然也防止了甲亢复发，但需终身服用甲状腺素片。毕竟属于个别患者选用本手术，要详细向患者和家属说明，取得同意。术前检查血清抗甲状腺微粒体抗体，阳性者术后发生甲减的病例增多。因此，此类患者术中应适当多保留甲状腺组织。

（6）手术步骤：切口常采用颈前低位弧形切口，甲状腺肿大明显者应适当延长。颈阔肌下分离皮瓣，切开颈白线，离断颈前带状肌。先处理甲状腺中静脉，充分显露甲状腺。离断甲状腺悬韧带以利于处理上极。靠近甲状腺组织妥善处理甲状腺上动静脉。游离下极，离断峡部。将甲状腺向内侧翻起，辨认喉返神经后处理甲状腺下动静脉。按前所述保留部分甲状腺组织，其余予以切除。创面严密止血后缝闭。另一侧同样处理。术中避免喉返神经损伤以外，还应避免损伤甲状旁腺。若被误切应将其切成 1 mm 小片种植于胸锁乳突肌内。缝合前放置皮片引流或负压球引流。缝合带状肌、颈阔肌及皮肤。

内镜手术治疗甲亢难度较大，费用高，但术后颈部，甚至上胸部完全没有瘢痕，美容效果明显，受年轻女性及患者欢迎。与传统手术相比，内镜手术时间长，术后恢复时间也无明显优势。甲状腺体积大时不适合该方式。

术后观察与处理：严密观察患者的心率、呼吸、体温、神志以及伤口渗液和引流液。一般 2 天后可拔除引流，4 天拆线。

（7）术中意外和术后并发症的防治：具体如下。

1）大出血：甲状腺血供丰富，甲亢及抗甲状腺药物会使甲状腺充血，若术前准备不充分，术中极易渗血。特别在分离甲状腺上动脉时牵拉过度，动作不仔细会造成甲状腺上动脉撕脱。动脉的近侧端回缩，位置又深，止血极为困难。此时应先用手指压迫或以纱布填塞出血处，然后迅速分离上极，将其提出切口，充分显露出血的血管，直视下细心钳夹和缝扎止血。甲状腺下动脉出血时，盲目的止血动作很容易损伤喉返神经，必须特别小心。必要时可在外侧结扎甲状颈干。损伤甲状腺静脉干不仅会引起大出血，还可产生危险的空气栓塞。因此，应立即用手指或湿纱布压住出血处，倒入生理盐水充满伤口，将患者之上半身放低，然后再处理损伤的静脉。

2）呼吸障碍：术中发生呼吸障碍的主要原因除双侧喉返神经损伤外，多是由于较大的甲状腺肿长期压迫气管环，腺体切除后软化的气管壁塌陷所致。因此，如术前患者已感呼吸困难，或经 X 线检查证明气管严重受压，应在气管插管麻醉下进行手术。如术中发现气管壁已软化，可用丝线将双侧甲状腺后包膜悬吊固定于双侧胸锁乳突肌的前缘处。在缝合切口前试行拔去气管插管，如出现或估计术后会发生呼吸困难，应即进行气管造口术，放置较长的导管以支撑受损的气管环，待 2 ~4 周后气管腔复原后拔除。术后患者出现呼吸困难的原因有：血肿压迫、双侧喉返神经损伤、喉头水肿、气管迟发塌陷、严重低钙血症引起的喉肌或呼吸肌痉挛等，应注意鉴别及时处理。

3）喉上神经损伤：喉上神经之外支（运动支）与甲状腺上动脉平行且十分靠近，在距上极较远处大块结扎甲状腺上血管时，就可能将其误扎或切断，引起环甲肌麻痹，声带松弛，声调降低。在分离上极时也有可能损伤喉上神经的内支（感觉支），使患者喉黏膜的感觉丧失，咳嗽反射消失，在进流质饮食时易误吸入气管，甚至发生吸入性肺炎。由于喉上神经外支损伤的临床症状不太明显，易漏诊，其发生率远比人们想象的要多，对此应引起更大的注意。熟悉神经的解剖关系，操作细致小心，在紧靠上极处结扎甲状腺上血管，是防止喉上神经损伤的重要措施。

4）喉返神经损伤：喉返神经损伤绝大多数为单侧性，主要症状为声音嘶哑。少数病例双侧损伤，除引起失声外，还可造成严重的呼吸困难，甚至窒息。术中喉返神经损伤可由切断、结扎、钳夹或牵拉引起。前两种损伤引起声带永久性麻痹，后几种损伤常引起暂时性麻痹，可望手术后 3 ~6 个月内恢复功能。术中最易损伤喉返神经的“危险地区”是：①甲状腺腺叶的后外侧面；②甲状腺下极；③环甲区（喉返神经进入处）。喉返神经解剖位置的多变性是造成损伤的客观原因。据统计，约 65% 的喉返神经位于气管食管沟内；有 4% ~6% 病例的喉返神经行程非常特殊，为绕过甲状腺下动脉而向上返行，或在环状软骨水平直接从迷走神经分出而进入喉部（所谓“喉不返神经”）。还有一定数量的喉返神经属于喉外分支型，即在进入喉部之前即已经分支，分支的部位高低和分支数目不定，即术者在明确辨认到一支喉返神经，仍有损伤分支或主干的可能性。预防喉返神经损伤的主要措施是：①熟悉喉返神经的解剖位置及与甲状腺下动脉和甲状软骨的关系，警惕喉外分支，随时想到有损伤喉返神经的可能；②操作轻柔、细心，在切除甲状腺腺体时，尽可能保留部分后包膜；③缺少经验的外科医师以及手术比较困难的病例，最好常规显露喉返神经以免误伤。为了帮助寻找和显露喉返神经，Simon 提出一个三角形的解剖界标。三角的前边为喉返神经，后边为颈总动脉，底线为甲状腺下动脉。在显露颈总动脉和甲状腺下动脉后，就很容易找到三角的第三个边，即喉返神经。一般可自下向上地显露喉返神经的全过程。喉返神经损伤的治疗，如术中发现患者突然声音嘶哑，应立即停止牵拉或挤压甲状腺体；如发声仍无好转，应立即全程探查喉返神经，如已被切断，应予缝接。如被结扎，应松解线结。如手术后发现声音嘶哑，经间接喉镜检查证实声带完全麻痹，怀疑喉返神经有被切断或结扎的可能时，应考虑再次手术探查。否则可给神经营养药、理疗、噤声以及短程皮质激素，严密观察，等待其功能恢复。如为双侧喉返神经损伤，应做气管造口术。修补喉返神经的方法可用6-0尼龙线行对端缝接法，将神经断端靠拢后，间断缝合两端之神经鞘数针。如损伤神经之近侧端无法找到，可在其远端水平以下相当距离处切断部分迷走神经纤维，然后将切断部分的近端上翻与喉返神经的远侧断端作吻合。如损伤神经之远侧端无法找到，可将喉返神经之近侧断端埋入后环状构状肌中。如两个断端之间缺损较大无法拉拢时，可考虑行肋间神经移植术或静脉套入术。

5）术后再出血：甲状腺血管结扎线脱落及残留腺体切面严重渗血，是术后再出血的主要原因。一般发生于术后24～48小时内，表现为引流口大量渗血，颈部迅速肿大，呼吸困难甚至发生窒息。术后应常规在患者床旁放置拆线器械，一旦出现上述情况，应马上拆除切口缝线，去除血块，并立即送至手术室彻底止血。术后应放置引流管，并给大量抗生素。分别双重结扎甲状腺的主要血管分支，残留腺体切面彻底止血并作缝合，在缝合切口前要求患者用力咳嗽几声，观察有无因结扎线松脱而产生的活跃出血，是预防术后再出血的主要措施。

6）手足抽搐：甲状旁腺功能减低症（简称甲旁减）是甲状腺次全切除后的一个常见和严重并发症。无症状而血钙低于正常的亚临床甲旁减发生率约为47%，有症状且需服药的约为15%。但永久性甲旁减并不常见。多因素分析提示，甲亢明显、伴有甲状腺癌或胸骨后甲状腺肿等是高危因素。主要是由于术中误将甲状旁腺一并切除或使其血供受损所致。临床症状多在术后2～3天出现，轻重程度不一。轻者仅有面部或手足的针刺、麻木或强直感，重者发生面肌及手足抽搐，最严重的病例可发生喉痉挛以及膈肌和支气管痉挛，甚至窒息死亡。由于周围神经肌肉应激性增强，以手指轻扣患者面神经行径处，可引起颜面肌肉的短促痉挛（雪佛斯特征，Chvostek's sign）。用力压迫上臂神经，可引起手的抽搐（陶瑟征，Trousseau's sign）。急查血钙、血磷有助诊断，但不一定等检查出结果才开始治疗。治疗方面包括限制肉类和蛋类食物的摄入量，多食绿叶菜、豆制品和海味等高钙、低磷食品。口服钙片和维生素 D_2，后者能促进钙在肠道内的吸收和在组织内的蓄积。目前钙剂多为含维生素D的复合剂，如钙尔奇D片等。维生素 D_2 的作用在服用后两周始能出现，且有蓄积作用，故在使用期间应经常测定血钙浓度。只要求症状缓解、血钙接近正常即可，不一定要求血钙水平完全达到正常，因为轻度低钙血症可以刺激残留的甲状旁腺代偿。在抽搐发作时可即刻给予静脉注射10%葡萄糖酸钙溶液10 mL。对手足抽搐最有效的治疗是服用双氢速固醇（A. T. 10）。此药乃麦角固醇经紫外线照射后的产物，有升高血钙含量的特殊作用，适用于较严重的病例。最初剂量为每天3～10 mL口服，连服3～4天后测定血钙浓度，一旦血钙水平正常，即应减量，以防高钙血症引起的严重损害。有人应用新鲜小牛骨皮质在5%碳酸氢钠250 mL内煮沸消毒20分钟后，埋藏于腹直肌内，治疗甲状旁腺功能减退，取得了一定的疗效，并可反复埋藏。同种异体甲状旁腺移植尚处于实验阶段。为了保护甲状旁腺，减少术后手足抽搐的发生，术中必须注意仔细寻找并加以保留。在切除甲状腺体时，尽可能保留其背面部分，并在紧靠甲状腺处结扎甲状腺血管，以保护甲状旁腺的血供。还可仔细检查已经切下的甲状腺标本，如发现有甲状旁腺作自体移植。

7）甲状腺危象：甲状腺危象指甲亢的病理生理发生了致命性加重，大量甲状腺素进入血液循环，增强了儿茶酚胺的作用，而机体却对这种变化缺乏适应能力。近年来由于强调充分做好手术前的准备工作，术后发生的甲状腺危象的情况已大为减少。手术引起的甲状腺危象大多发生于术后 12～48 小时内，典型的临床症状为 39～40 ℃以上的高热，心率达 160 次/分，脉搏弱，大汗，躁动不安，谵妄甚至昏迷，常伴有呕吐、水泻。如不积极治疗，患者往往迅速死亡。死亡原因多为高热虚脱、心力衰竭、肺水肿和水电解质紊乱。还有少数患者主要表现为神志淡漠、嗜睡、无力、体温低、心率慢，最后昏迷死亡，称为淡漠型甲状腺危象。此种严重并发症的发病机制迄今仍不很明确，但与术前准备不足，甲亢未能很好控制密切相关。治疗包括两个方面。①降低循环中的甲状腺素水平，可口服大剂量复方碘化钾溶液，首次 60 滴，以后每 4～6 小时 30～40 滴。情况紧急时可用碘化钠 0.25 g 溶于 500 mL 葡萄糖溶液中静脉滴注，6 小时 1 次。24 小时内可用 2～3 g。碘剂的作用是抑制甲状腺素的释放，且作用迅速。为了阻断甲状腺素的合成，可同时应用丙硫氧嘧啶 200～300 mg，因为该药起效相对快，并有在外周抑制 T_4 向 T_3 转化的作用。如患者神志不清可鼻饲给药。如治疗仍不见效还可考虑采用等量换血和腹膜透析等方法，以清除循环中过高的甲状腺素。方法是每次放血 500 mL，将其离心，弃去含多量甲状腺素的血浆，而将细胞置入乳酸盐复方氯化钠溶液中再输入患者体内，可以 3～5 小时重复 1 次。但现已经很少主张使用。②降低外周组织对儿茶酚胺的反应性，可口服或肌内注射利血平 1～2 mg，每 4～6 小时 1 次；或用普萘洛尔 10～40 mg 口服，每 4～6 小时 1 次或 0.5～1 mg 加入葡萄糖注射液 100 mL 中缓慢静脉滴注，必要时可重复使用。哮喘和心力衰竭患者不宜用普萘洛尔。甲亢危象对于患者来说是一个严重应激，而甲亢时皮质醇清除代谢增加，因此补充皮质醇是有益的。大量肾上腺皮质激素（氢化可的松 200～500 mg/d）进行静脉滴注的疗效良好。其他治疗包括吸氧、镇静剂与退热（可用氯丙嗪），补充水和电解质，纠正心力衰竭，使用大剂量维生素特别是 B 族维生素以及积极控制诱因，预防感染等。病情一般于 36～72 小时开始好转，1 周左右恢复。

8）恶性突眼：甲亢手术后非浸润性突眼者 70% 会有改善，30% 无改善也无恶化。在治疗甲亢的三种方法中，手术是引起眼病发生和加重概率最小的。但少数严重恶性突眼病例术后突眼症状加重，还可逐渐引起视神经萎缩并易导致失明。可能是因为甲亢控制过快又未合用甲状腺素片、手术时甲状腺受损抗原释放增多有关。治疗方法包括使用甲状腺制剂和泼尼松，放射线照射垂体、眼眶或在眼球后注射质酸酶，局部使用眼药水或药膏，必要时缝合眼睑。如仍无效可考虑行双侧眼眶减压术。

（8）甲亢手术的预后及随访。

1）甲亢复发：抗甲状腺药物治疗的复发率 >60%。手术复发率为 10% 左右，近全切除者则更低。甲亢复发的原因多数为当时甲状腺显露不够，切除不足残留过多，甲状腺血供仍丰富。除甲亢程度与甲状腺体积外，药物、放射或手术治疗结束后 TRAb 或 TSAb 的状况也影响预后。无论何种治疗甲状腺激素水平改变比较快，TRAb 或 TSAb 改变比较慢，如果连续多次阴性说明预后好或可停用抗甲状腺药物；如再呈阳性提示 GD 复发的可能性增加，TSAb 阳性复发率为 93%，阴性则为 17%。该指标优于 TRH 兴奋试验。甲亢复发随时间延长而增多，可最迟在术后 10 年再出现。即使临床无甲亢复发，仍有部分患者 T_3 升高、TRH 兴奋试验和 T_3 抑制试验存在异常的亚临床病例。因此应该严密随访。适当扩大切除甲状腺并加用小剂量甲状腺素片可减少复发，达到长期缓解的目的。

2）再次手术时应注意：①上次手术未解剖喉返神经者，再手术要仔细解剖出喉返神经予以保护；②术前可用 B 超和同位素扫描测量残留甲状腺大小，再手术时切除大的一侧，仅保留其后包膜；③如上次手术已损伤一侧喉返神经，则再次手术就选同侧，全切除残留的甲状腺，同时保留后包膜以保护甲状旁腺。当残留甲状腺周围组织广泛粘连，外层和内层的解剖间隙分离困难时，用剪刀在腺体前面的粘连组织中做锐性分离，尽可能找到内膜层表面，再沿甲状腺包膜小心分离。

3）甲状腺功能减退：术后甲减的发生率为 6% ~20%，显然与残留体积有关。另外与分析方法也有关。因为除临床甲减患者外，还有相当一部分亚临床甲减即尚无甲减表现，但 TSH 已有升高，需用甲状腺素片替代。如儿童甲亢术后 45% 存在亚临床甲减。永久性甲减多发生在术后 1 ~2 年。

（9）放射性^{131}I 治疗：甲状腺具有高度选择性聚^{131}I 能力，^{131}I 衰变时放出 γ 射线和 β 射线，其中 β 射线占 99%，β 射线在组织的射程仅 2 mm，故在破坏甲状腺滤泡上皮细胞的同时不影响周围组织，可以达到治疗的目的。美国首选^{131}I 治疗的原因是：①快捷方便，不必每1 ~3个月定期根据甲状腺功能而调整药物；②抗甲状腺药物治疗所致白细胞减少和肝损害常引起医疗纠纷，医师不愿涉及。

1）适应证和禁忌证：目前放射性^{131}I（RAI）治疗 GD 是一种安全有效和可靠的方法，许多医疗中心已将其作为一线首选治疗，特别是对老年患者。并认为 RAI 治疗成年 GD 患者年龄并无下限。已有报道 RAI 不增加致癌危险，对妇女不增加胎儿的致畸性。年轻患者，包括育龄女性，甚至儿童都可成为其治疗的对象。但毕竟存在放射性，必须强调其适应证：年龄在 25 岁以上，近放宽至 20 岁；对抗甲状腺药物过敏或无效者；手术后复发；不能耐受手术者；^{131}I 在体内转换的有效半衰期不小于 3 天者；甲亢并发突眼者（但有少部分加重）。^{131}I 治疗 GD 甲亢的条件较之以前宽松得多。

2）放射性^{131}I 治疗的禁忌证：①妊娠期甲亢属绝对禁忌，因为胎儿 10 ~12 周开始摄碘；②胸骨后甲状腺肿只宜手术治疗，放射性甲状腺炎可致甲状腺进一步肿大而压迫纵隔；③巨大甲状腺首选手术治疗；④青年人应尽量避免放射碘治疗，但非绝对禁忌；生育期患者接受^{131}I 治疗后的 6 ~12 个月禁忌妊娠；⑤其他，如有严重肝、肾疾病；WBC 计数小于 3 000/mm^{3}者；重度甲亢；结节性肿伴甲亢而扫描提示结节呈“冷结节”者。

3）RAI 治疗的预后：RAI 治疗后 70% ~90% 有效，疗效出现在 3 ~4 周后，3 ~4 个月乃至 6 个月后可达正常水平。其中 2/3 的患者经一次治疗后即可痊愈，约 1/3 需 2 次或 3 次治疗。甲减是 RAI 治疗的主要并发症，第一年发生甲减的可能性为 5% ~10%，以后每年增加 2% ~3%，10 年后可达 30% ~70%。然而，现在不再认为甲低是^{131}I 治疗的并发症，而是 GD 甲亢治疗中可接受的最终结果。

因为 RAI 治疗后甲状腺激素和自身抗原会大量释放，加用抗甲状腺药物并避免刺激与感染以防甲亢危象。RAI 是发生和加重眼病的危险因素，抗甲状腺药物如甲巯咪唑以及短期应用糖皮质激素［0.5 mg/（kg · d）］2 ~3 个月可减少眼病的加重。15% 眼病加重者可进行眼眶照射和大剂量糖皮质激素治疗。经^{131}I 治疗后出现甲低的患者中，眼病恶化者的比例远低于那些持续甲亢而需要重复^{131}I 治疗者。此外，有人认为 GD 眼病和甲亢的临床表现一样，都有一个初发到逐渐加重并稳定于一定水平，以后逐渐缓解的自然过程。^{131}I 治疗可使甲亢很快控制，而眼病继续按上述过程进展，因而被误认为是^{131}I 治疗所致。研究表明：^{131}I 治疗并不会引起新的眼病发生，但可使已存在的活动性突眼加重，对这类患者同时使用糖皮质激素可有效地预防其恶化。因此目前认为 GD 甲亢伴有突眼者也不是^{131}I 治疗的禁忌证，同时使用糖皮质激素，及时纠正甲低等措施可有效地预防其对眼病的不利影响。

（10）血管栓塞：是近年应用于临床治疗 GD 的一种新方法。1994 年 Calkin 等进行了首例报道，我国 1997 年开始也在临床应用。方法是在数字减影 X 线监视下，采用 Seldinger 技术，经股动脉将导管送入甲状腺上动脉，缓慢注入与造影剂相混合的栓塞剂（聚乙烯醇、白及粉或吸收性明胶海绵），直至血流基本停止，可放置螺圈以防复发；栓塞完毕后再注入造影剂，若造影剂明显受阻即表示栓塞成功。若甲状腺下动脉明显增粗，也一并栓塞。因此，该疗法的甲状腺栓塞体积可达 80% ~90%，与手术切除的甲状腺量相似。综合国内外初步的应用经验，栓塞治疗后其甲亢症状明显缓解，T_3、T_4 逐渐恢复正常，甲状腺也逐渐缩小，部分病例甚至可缩小至不可触及。

GD 介入栓塞治疗的病理研究：在栓塞后近期内主要表现为腺体急性缺血坏死。然后表现为慢性炎症持续地灶性变性坏死、纤维组织增生明显、血管网减少、滤泡减少萎缩、部分滤泡增生被纤维组织包裹不能形成完整的腺小叶结构，这是微循环栓塞治疗 GD 中远期疗效的病理基础。

二、结节性甲状腺肿伴甲亢

本病又称 Plummer 病，属于继发性甲亢，先发生结节性甲状腺肿多年，然后逐渐出现功能亢进，其发病原因仍然不明。在 1970 年前无辅助诊断设备时，临床上容易将继发性甲亢与原发甲亢相混淆。随着科技发展，碘扫描及彩色多普勒超声对甲状腺诊断技术的应用，很多高功能甲状腺结节得以发现，提高了继发性甲亢的诊断率。

该病多发生于单纯性甲状腺肿流行地区，由结节性甲状腺肿继发而来。近 20 年来结节性甲状腺肿的检出率呈上升趋势，发现毒性甲状腺肿、结节性甲状腺肿检出率与饮用低碘水和碘盐供给时间明显相关，补碘后毒性甲状腺肿发病率升高。自主功能结节学说认为其发病机制是患者的甲状腺长期缺碘后形成自主性功能结节。“自主性”是指甲状腺细胞的功能活动对 TSH 的不依赖性，结节越大摄入碘越多者，愈易发生甲亢。另有学者认为之所以发生甲亢是免疫缺陷，其病理基础是结节性甲状腺肿的甲状腺细胞在补碘后逐渐突变为功能自主性细胞，累积到一定数量，就会导致甲亢。此外，部分结节性甲状腺肿伴发甲亢的患者原本就是 GD，由于生活在严重缺碘地区，甲状腺激素合成的原料不足，合成激素水平低而缺乏特征性的临床症状，补以足量的碘以后，激素合成显著增加，才出现甲亢症状。所以，无论是功能自主性结节还是 GD，都属于甲状腺自身免疫性疾病。还有学者从基因水平分析发现，其发病与 TSH 受体基因突变有关。因此其发病有一定的遗传因素。这些学说分别为临床治疗提供了相应的依据。

该病多见于中老年人，由于甲状腺素的分泌增多，加强了对腺垂体的反馈抑制作用，突眼罕见。症状较 GD 轻，但可突出于某一器官，尤其是心血管系统。消耗和乏力较明显，可伴有畏食如无力型甲亢。扪诊时甲状腺并不明显肿大，但可触及单个或多个结节。甲状腺功能检查诊断 Plummer 病的可靠性不如 GD，甲状腺功能常在临界范围。TRH 兴奋试验在老年患者中较 T_3 抑制试验更为安全。同位素扫描提示摄碘不均且不浓聚于结节。

Plummer 病一般采用手术治疗，多发结节的癌变率为 10.0%，因甲亢患者尚有 2.5% ~7.0% 并发甲状腺癌。因此，应积极选择手术治疗。此外，放射性核素治疗并不能根除结节，尤其是巨大结节有压迫症状、怀疑恶变、不宜药物治疗者以及不愿接受放疗的患者更应手术治疗。须注意的是，对于巨大、多发性甲状腺结节（100 g 以上）患者行^{131}I放射治疗的剂量是 GD 的 4 倍。所以，手术治疗可作为结节性甲状腺肿继发甲亢的首选方法特别是疑有甲状腺癌可能的病例。对于切除范围，因为有的结节高功能，有的结节因有囊性变，为胶状体，功能就不一定相同，所以要全面考虑，对结节多的一侧行腺叶全切。

对伴有严重的心、肾或肺部疾患不能耐受手术的患者，也可考虑作同位素治疗，也有学者将 RAI 治疗列为首选，但所需剂量较大，为治疗 GD 的 5 ~ 10 倍。

三、自主性高功能甲状腺腺瘤

自主性高功能甲状腺腺瘤指甲状腺体内有单个（少见多发）的不受脑垂体控制的自主性高功能腺瘤，而其周围甲状腺组织则因 TSH 受反馈抑制呈相对萎缩状态。发病机制不明。发病年龄多为中年以后，甲亢症状一般较轻，某些仅有心动过速、消瘦、乏力和腹泻。不引起突眼。

早期摄^{131}I率正常或轻度升高，但 T_3 抑制试验提示摄^{131}I率不受外源性 T_3 所抑制，TRH 兴奋试验无反应。T_3、T_4 测定对诊断有帮助，特别是 T_3。因为此病易表现为 T_3 型甲亢，TRAb、TSAb 多为阴性有助于与 GD 鉴别。同位素扫描可显示热结节，周围组织仅部分显示或不显示（给予外源性 TSH 10 IU 后能重新显示，以鉴别先天性一叶甲状腺）。毒性甲状腺腺瘤也有恶性可能应行手术治疗，术前准备同 GD，但腺体切除的范围可以缩小，做病变一侧的腺叶切除即可。RAI 治疗剂量应较大。

（时米波）

第二节　单纯性甲状腺肿

单纯性甲状腺肿是一类仅有甲状腺肿大而无甲状腺功能改变的非炎症、非肿瘤性疾病，又称无毒性甲状腺肿。其发病是由体内碘含量异常或碘代谢异常所致。按其流行特点，通常可分为地方性和散发性两种。

一、病因

1. 碘缺乏

居住环境中碘缺乏是引起地方性甲状腺肿的主要原因。地方性甲状腺肿又称缺碘性甲状腺肿，是由于居民居住的环境中缺碘，饮食中摄入的碘不足而使体内碘含量下降所致。世界上约 1/3 的人口受到该病的威胁，尤其是不发达国家可能更为严重，而该病患者可能超过 2 亿。根据 WHO 的标准，弥漫性或局限性甲状腺肿大的人数超过总人口数 10% 的地区称为地方性甲状腺肿流行区。流行区大多远离河海，以山区、丘陵地带为主。东南亚地区中以印度、印尼、中国比较严重。欧洲国家中以意大利、西班牙、波兰、匈牙利和前南联盟国家为主。我国地方性甲状腺肿的流行范围比较广泛，在高原地区和各省的山区如云南、贵州、广西、四川、山西、河南、河北、陕西、青海和甘肃，甚至山东、浙江、福建等都有流行。

碘是合成甲状腺激素的主要原料，主要来源于饮水和膳食中。在缺碘地区，土壤、饮水和食物中碘含量很低，碘摄入量不足，使甲状腺激素合成减少，出现甲状腺功能低下。机体通过反馈机制使脑垂体促甲状腺激素（TSH）分泌增加，促使甲状腺滤泡上皮增生，甲状腺代偿性肿大，以加强其摄碘功能，甲状腺合成和分泌甲状腺激素的能力则得以提高，使血中激素的水平达到正常状态。这种代偿是通过垂体—甲状腺轴系统的自身调节来实现的。此时若能供应充分的碘，甲状腺肿则会逐渐消退，甲状腺滤泡复原。如果长期缺碘，甲状腺将进一步增生，甲状腺不同部位的摄碘功能及其分泌速率出现差异，而且各滤泡的增生和复原也因不均衡而出现结节。

2. 生理原因

青春发育期、妊娠期和绝经期的妇女对甲状腺激素的需求量增加，也可发生弥漫性甲状腺肿，但程度较轻，多可自行消退。

3. 致甲状腺肿物质

流行区的食物中含有的致甲状腺肿物质，也是造成地方性甲状腺肿的原因，如萝卜、木薯、卷心菜等，如摄入过多，也可产生地方性甲状腺肿。

4. 水污染

水中的含硫物质、农药和废水污染等也可引起甲状腺肿大。饮水中锰、钙、镁、氟含量增高或钴含量降低可引起甲状腺肿。钙和镁可以抑制碘的吸收。氟和碘在人体中有拮抗作用，锰可抑制碘在甲状腺中的蓄积，故上述元素均能促发甲状腺肿大。铜、铁、铝和锂也是致甲状腺肿物质，可能与抑制甲状腺激素分泌有关。

5. 药物

长期服用硫尿嘧啶、硫氰酸盐、对氨基水杨酸钠、维生素 B_1、过氯酸钾等也可能诱发甲状腺肿。

6. 高碘

长期饮用含碘高的水或使用含碘高的食物可引起血碘升高，也可以出现甲状腺肿，如日本的海岸性甲状腺肿和中国沿海高碘地区的甲状腺肿。其原因一是过氧化物功能基被过多占用，影响酪氨酸氧化，使碘有机化受阻；二是甲状腺吸碘量过多，类胶质产生过多而使甲状腺滤泡增多和滤泡腔扩大。

二、病理

无论地方性或散发性甲状腺肿，其发展过程的病理变化均分为 3 个时相，早期为弥漫性滤泡上皮增生，中期为甲状腺滤泡内类胶质积聚，后期为滤泡间纤维化结节形成。病灶往往呈多源性，且同一甲状腺内可同时有不同时相的变化。

1. 弥漫增生性甲状腺肿

甲状腺呈弥漫性、对称性肿大，质软，饱满感，边界不清，表面光滑。镜检下见甲状腺上皮细胞由扁平变为立方形，或呈低柱形、圆形或类圆形滤泡样排列。新生的滤泡排列紧密，可见小乳头突入滤泡腔，腔内胶质少。滤泡间血管增多，纤维组织增多不明显。

2. 弥漫胶样甲状腺肿

该阶段主要是因为缺碘时间较长，代偿性增生的滤泡上皮不能持续维持增生，进而发生复旧和退化，而滤泡内胶质在上皮复退后不能吸收而潴留积聚。甲状腺弥漫性肿大更加明显，表面可有轻度隆起和粘连，切面可见腺肿区与正常甲状腺边界清晰，呈棕黄色或棕褐色，甚至为半透明胶冻样，这是胶性甲状腺肿名称的由来。腺肿滤泡高度扩大，呈细小蜂房样，有些滤泡则扩大呈囊性，囊腔内充满胶质。无明显的结节形成。镜下见滤泡普遍性扩大，滤泡腔内充满类胶质，腺上皮变得扁平。细胞核变小而深染，位于基底部。囊腔壁上可见幼稚立方上皮，有时还可见乳头样生长。间质内血管明显增多，扩张和充血，纤维组织增生明显。

3. 结节性甲状腺肿

是病变继续发展的结果。扩张的滤泡相互聚集，形成大小不一的结节。这些结节进一步压迫结节间血管，使结节血供不足而发生变性、坏死、出血囊性变。肉眼观甲状腺增大呈不对称性，表面结节样，质地软硬不一，剖面上可见大小不一的结节和囊肿。结节无完整包膜，可见灰白色纤维分割带，可有钙化和骨化。显微镜下呈大小不一的结节样结构，不同结节内滤泡密度、发育成熟度、胶质含量很不一致。而同一结节内差异不大。滤泡上皮可呈立方样、扁平样或柱状，滤泡内含类胶质潴留物，有些滤泡内有出血、泡沫细胞、含铁血黄素等。滤泡腔内还可以见到小乳头结构。滤泡之间可以看到宽窄不同的纤维组织增生。除上述变化外，结节性甲状腺肿可以并发淋巴细胞性甲状腺炎，可伴有甲亢，还可伴有腺瘤形成。以前的研究认为，甲状腺肿可以癌变。近年有研究认为，结节性甲状腺肿为多克隆性质，属于瘤样增生性疾病，与癌肿的发生无关。而腺瘤为单克隆性质，与滤泡性腺癌在分子遗传谱学表型上有一致性。这种观点尚需进一步研究证实。

三、临床表现

单纯性甲状腺肿除了甲状腺肿大及由此产生的症状外，多无甲状腺功能的改变。甲状腺不同程度肿大的结节对周围器官的压迫引发主要症状。国际上通常将甲状腺肿大的程度分为四度：Ⅰ度是头部正常位时可看到甲状腺肿大；Ⅱ度是颈部肿块使颈部明显变粗（脖根粗）；Ⅲ度是甲状腺失去正常形态，凸起或凹陷（颈变形），并伴结节形成；Ⅳ度是甲状腺大于本人一拳头，有多个结节。早期甲状腺为弥漫性肿大，随病情发展，可变为结节性增大。此时甲状腺表面可高低不平，可触及大小不等的结节，软硬度也不一致。结节可随吞咽动作而上下活动。囊性变的结节如果囊内出血，短期内可迅速增大。有些患者的甲状腺巨大，可如儿头样大小，悬垂于颈部前方。可向胸骨后延伸，形成胸骨后甲状腺肿。过大的甲状腺压迫周围器官组织，可出现压迫症状。气管受压，可出现呼吸困难，胸骨后甲状腺肿更易导致压迫，长期压迫可使气管弯曲、软化、狭窄、移位。食管受压可以出现吞咽困难。胸骨后甲状腺肿可以压迫颈静脉和上腔静脉，使静脉回流障碍，出现头面部及上肢瘀血水肿。少数患者压迫喉返神经引起声音嘶哑，压迫颈交感神经引起霍纳综合征等。

影像学检查方面，对弥漫性甲状腺肿进行 B 超和 CT 检查均显示甲状腺弥漫性增大。而对有结节样改变者，B 超检查显示甲状腺两叶内有多发性结节，大小不等，数毫米至数厘米不等，结节呈实质性、囊性和混合性，可有钙化。血管阻力指数 RI 可无明显变化。CT 检查可见甲状腺增大变形，内有多个大小不等的低密度结节病灶，增强扫描无强化。病灶为实质性、囊性和混合性，可有钙化或骨化。严重患者可以看到气管受压，推移、狭窄，还可看到胸骨后甲状腺肿及异位甲状腺肿。

四、诊断

单纯性甲状腺肿的临床特点是早期除了甲状腺肿大外多无其他症状，开始为弥漫性肿大，以后可以发展为结节性肿大，部分患者后期甲状腺变得巨大，出现邻近器官组织受压的现象。根据上述特点诊断多无困难。当患者的甲状腺肿大具有地方流行性、双侧性、结节为多发性、结节性质不均一性等特点，可以做出临床诊断，进而选择一些辅助检查以帮助确诊。对于结节性甲状腺肿，影像学检查往往提示甲状腺内多发低密度病灶，呈实性、囊性和混合性等不均一改变。甲状腺功能检查多数正常。早期可有 T_4 下降，但 T_3 正常或有升高，TSH 升高。后期 T_3、T_4 和 TSH 都降低。核素扫描示甲状腺增大、变形，甲状腺内有多个大小不等、功能状况不一的结节。在诊断时除与其他甲状腺疾病如甲状腺腺瘤、甲状腺癌、淋巴细胞性甲状腺炎鉴别外，还要注意与上述疾病并发存在的可能。甲状腺结节细针穿刺细胞学检查对甲状腺肿的诊断价值可能不是很大，但对于排除其他疾病则有实际意义。

五、治疗

本病流行地区的居民长期补充碘剂能预防地方性甲状腺肿的发生。一般可采取两种方法：一是补充加碘盐，每 10 ~ 20 kg 食盐中加入碘化钾或碘化钠 1 g，可满足每日需求量；二是肌内注射碘油。碘油吸收缓慢，在体内形成一个碘库，可以根据身体需碘情况随时调节，一般每 3 ~ 5 年肌内注射 1 mL。但对碘过敏者禁忌，操作时碘油不能注射到血管内。

已经诊断为甲状腺肿的患者应根据病因采取不同的治疗方法。对于生理性的甲状腺肿大，可以多食含碘丰富的食物，如海带、紫菜等。对于青少年单纯甲状腺肿、成人弥漫性甲状腺肿以及无并发症的结节性甲状腺肿可以口服甲状腺制剂，以抑制腺垂体 TSH 的分泌，减少其对甲状腺的刺激作用。常用药物为甲状腺干燥片，每天 40 ~ 80 mg。另一常用药物为左甲状腺素片，每天口服 50 ~ 100 μg。治疗期间定期复查甲状腺功能，根据 T_3、T_4 和 TSH 的浓度调整用药剂量。对于因摄入过多致甲状腺肿物质、药物、膳食、高碘饮食的患者应限制其摄入量。对于结节性甲状腺肿出现下列情况时应列为手术适应证：①伴有气管、食管或喉返神经压迫症状；②胸骨后甲状腺肿；③巨大的甲状腺肿影响生活、工作和美观；④继发甲状腺功能亢进；⑤疑为恶性或已经证实为恶性病变。

手术患者要做好充分术前准备，尤其是并发甲亢者更应按要求进行准备。至于采取何种手术方式，目前并无统一模式，每种方式都有其优势和不足。根据不同情况可以选择下列手术方式。

1. 两叶大部切除术

由于该术式保留了甲状腺背侧部分，因此喉返神经损伤和甲状旁腺功能低下的并发症较少。但对于保留多少甲状腺很难掌握，切除过多容易造成甲状腺功能低下，切除过少又容易造成结节残留。将来一旦复发，再手术致喉返神经损伤和甲状旁腺功能低下的机会大大增加。

2. 单侧腺叶切除和对侧大部切除

由于单侧腺叶切除，杜绝了本侧病灶残留的机会和复发的机会。对侧部分腺体保留，有利于保护甲状旁腺，从而减少了甲状旁腺全切的可能。手术中先行双侧腺叶探查，将病变较严重的一侧腺叶切除，保留对侧相对正常的甲状腺。

3. 甲状腺全切或近全切术

本术式的优点是治疗彻底和不存在将来复发的可能。但喉返神经损伤，尤其是甲状旁腺功能低下的发生率较高。因此该术式仅在特定情况下采用，操作时应仔细解剖，正确辨认甲状旁腺并对其确切保护十分重要。术中如发现甲状旁腺血供不良应先将其切除，然后切成细小颗粒状，种植到同侧胸锁乳突肌内。应仔细检查切除的甲状腺，如有甲状旁腺被误切，也应按前述方法处理。

选择保留部分甲状腺的术式时，切除的标本应当做冰冻切片检查，以排除恶性病变。一旦证实为恶性，应切除残留的甲状腺并按甲状腺癌的治疗原则处理。

对于甲状腺全切的患者，尤其是巨大甲状腺肿，应注意是否有气管软化，必要时做预防性气管切开，以免发生术后窒息。

对于术后出现暂时性手脚和口唇麻木甚至抽搐的患者，应及时补充维生素 D 和钙剂，并监测血钙浓度和甲状旁腺激素浓度。多数患者在 1 ~2 周内症状缓解。不能缓解者需终身服用维生素 D 和钙制剂。甲状旁腺移植是最好的解决方法。

术后患者甲状腺功能多有不足，即使双侧大部切除也会如此。因此应服用甲状腺制剂，其目的一是激素替代治疗，二是抑制腺垂体 TSH 的分泌。服用剂量应根据甲状腺功能进行调节。

（时米波）

第三节　甲状腺腺瘤

甲状腺腺瘤是最常见的甲状腺良性肿瘤。各个年龄段都可发生，但多发生于 30 ~45 岁，以女性为多，男女之比为 1 ：（2 ~6）。多数为单发性，有时为多发性，可累及两叶。右叶稍多于左叶，下极最多。

一、病理

传统上将甲状腺腺瘤分为滤泡性腺瘤和乳头状腺瘤。2004 年 WHO 的肿瘤分类及诊断标准中已经取消了乳头状腺瘤这一类别。多数学者认为，真正的乳头状腺瘤不存在，肿瘤滤泡中有乳头状增生形态者多称为伴有乳头状增生的滤泡性腺瘤，这种情况主要发生在儿童。常伴出血囊性变。组织学特征为包膜完整、由滤泡组成、伴有宽大乳头状结构、细胞核深染且不具备诸如毛玻璃样核、核沟、核内假包涵体等乳头状癌的特征。

滤泡性腺瘤是甲状腺腺瘤的主要组织学类型。肉眼观肿瘤呈圆形或椭圆形，大多为实质性肿块，表面光滑，质韧，有完整包膜，大小为数毫米至数厘米不等。如果发生退行性变，可变为囊性，并可有出血，囊腔内可有黯红色或咖啡色液体，完全囊性变的腺瘤仅为一纤维性囊壁。除了囊性变外，肿瘤还可以纤维化、钙化甚至骨化。显微镜下观察，其组织学结构和细胞学特征与周围腺体不同，整个肿瘤结构一致。滤泡性腺瘤有一些亚型，分别是嗜酸细胞型、乳头状增生的滤泡型、胎儿型、印戒样细胞型、黏液细胞型、透明细胞型、毒性（高功能型）和不典型等。这些腺瘤共有的特征是：①具有完整的包膜；②肿瘤和甲状腺组织结构不同；③肿瘤组织结构相对一致；④肿瘤组织压迫包膜外的甲状腺组织。

二、临床表现

多数患者往往无意中或参加健康体检时发现颈前肿物，一般无明显自觉症状。肿瘤生长缓慢，可保持多年无变化。但如肿瘤内突然出血，肿块可迅速增大，并可伴局部疼痛和压痛。体积较大的肿瘤可引起气管压迫和移位，局部可有压迫或哽噎感。多数肿瘤为无功能性，不合成和分泌甲状腺激素。少数肿瘤为功能自主性，能够合成和分泌甲状腺素，并且不受垂体 TSH 的制约，因此又称高功能性腺瘤或甲状腺毒性腺瘤，此型患者可出现甲亢症状。体检时直径大于 1 cm 的肿瘤多可扪及，多为单发性肿块，呈圆形或椭圆形，表面光滑，质韧，边界清楚，无压痛，可随吞咽而活动。如果肿瘤质地变硬，活动受限或固定，出现声音嘶哑、呼吸困难等压迫症状，要考虑肿瘤发生恶变的可能。B 超检查可见甲状腺内有圆形或类圆形低回声结节，有完整包膜，周围甲状腺有晕环，并可鉴别肿瘤为囊性或是实性。如肿瘤内有细小钙化，应警惕恶变的可能。颈部薄层增强 CT 检查可见甲状腺内有包膜完整的低密度圆形或类圆形占位病灶，并可观察有无颈部淋巴结肿大。^{131}I 核素扫描可见肿瘤呈温结节，囊性变者为冷结节，高功能腺瘤表现为热结节，周围甲状腺组织显影或不显影。无功能性腺瘤甲状腺功能多数正常，而高功能性腺瘤 T_3、T_4 水平可以升高，TSH 水平下降。

三、诊断

20～45 岁青壮年尤其是女性患者出现的颈前无症状肿块，应首先考虑甲状腺腺瘤的可能性。根据肿块的临床特点和做必要的辅助检查如 B 超等，多数能做出诊断。细针穿刺细胞学检查对甲状腺腺瘤的诊断价值不大，但有助于排除恶性肿瘤。而^{131}I 扫描有助于高功能性腺瘤的诊断。该病应当注意与结节性甲状腺肿、慢性甲状腺炎和甲状腺腺癌鉴别。结节性甲状腺肿多为双侧性、多发性和结节性质不均一性，无包膜，可有地方流行性。而慢性甲状腺炎细针穿刺可见到大量的淋巴细胞，且抗甲状腺球蛋白抗体和微粒体抗体多数升高。与早期的甲状腺乳头状癌术前鉴别比较困难，如果肿瘤质地坚硬、形状不规则，颈部可及肿大淋巴结、肿瘤内有细小钙化，应考虑恶性的可能。应当注意的是甲状腺腺瘤有恶变倾向，癌变率可达 10% 左右。故对甲状腺“结节”的诊断应给予全面分析，治疗上要采取积极态度。

四、治疗

甲状腺腺瘤虽然为良性肿瘤，但约有 10% 可发生恶变，且与早期甲状腺癌术前鉴别比较困难，因此一旦诊断，即应采取积极态度，尽早行手术治疗。对局限于一叶的肿瘤最合理的手术方法是甲状腺腺叶切除术。切除的标本即刻行冰冻切片病理检查，一旦诊断为甲状腺癌，应当按照其处理原则进一步治疗。虽然术前检查多可明确肿瘤的部位和病灶数目，但术中仍应当仔细探查对侧腺体，以免遗漏。必要时还要探查同侧腺叶周围的淋巴结，发现异常时需作病理切片检查，以防遗漏转移性淋巴结。目前临床上腺瘤摘除或部分腺叶切除术，仍被广泛采用。但常遇到两个问题：一是术中冰冻病理切片虽然是良性，而随后的石蜡切片结果可能为癌；二是残余的甲状腺存在腺瘤复发的可能。上述两种情况都需要进行再次手术，而再次手术所引起的并发症尤其是喉返神经损伤的机会大大增加。鉴于此，除非有特殊禁忌证，甲状腺腺瘤的术式原则上应考虑行患侧腺叶切除术。而对于涉及两叶的多发性腺瘤，处理意见尚不统一。有下列 3 种方法：①行双侧腺叶大部切除；②对主要病变侧行腺叶切除术，对侧作腺瘤摘除或大部切除；③行甲状腺全切术。凡保留部分甲状腺者，都需对切除的标本做冰冻病理切片检查，排除恶性肿瘤。对甲状腺全切术要采取谨慎态度，术中应当尽力保护甲状旁腺和喉返神经。切除超过一叶范围可能会造成术后甲状腺功能低下，应当给甲状腺激素替代治疗，并根据甲状腺功能测定情况调整用药剂量。

对于伴有甲亢症状的功能自主性甲状腺腺瘤应给予适当术前准备，以防术后甲状腺危象的发生。手术方式为腺叶切除术。对于呈热结节而周围甲状腺组织不显影的功能自主性甲状腺腺瘤，有人主张放射性碘治疗，可望破坏瘤体组织，但治疗效果无手术治疗确切。

（刘　轩）

第四节　甲状腺癌

甲状腺癌约占全部甲状腺肿瘤的10%，但它是人体内分泌系统最常见的恶性肿瘤，在美国是女性排位第7的恶性肿瘤，在亚太地区也已排入女性最常见十大肿瘤之列，应当引起临床医师的重视。

一、流行病学

随着人们生活水平的提高，医学知识的普及，甲状腺癌的发病率不断提高。夏威夷Filipino族人是世界上发病率最高的，男性6.6/10万，女性24.2/10万；希腊人发病率是最低的，男性仅0.4/10万，女性1.5/10万。由于大多数甲状腺癌是分化性甲状腺癌，即乳头状癌与滤泡样癌，其恶性程度低，发展较慢，甚至可以在死亡前仍未出现任何甲状腺的异常表现，Harach报道一组芬兰尸检结果，其甲状腺隐癌的发生率高达34.5%，同样日本组报道甲状腺隐癌的尸检检出率28%。甲状腺癌好发于女性，通常男女的比例为1∶（3～4），不同类型的甲状腺癌发病年龄不同，乳头状癌多见于30～39岁，滤泡样癌多见于30～49岁，而未分化癌多见于60岁以上的老年患者。甲状腺癌的死亡率较之其他恶性肿瘤是比较低的，在美国占全部恶性肿瘤死亡率的0.2%。上海20世纪90年代甲状腺的死亡率为男性0.4/10万，女性0.9/10万，甲状腺癌的死亡率与年龄有关，年龄越大死亡率越高，病理类型也是影响死亡率的重要因素之一，其中致死性最大的是未分化癌，一旦明确诊断后，大多数患者1年内死亡，其次为髓样癌。

二、病因

甲状腺癌的病因至今尚不明确，已知有些髓样癌有家庭遗传史，部分未分化癌可能来自分化性甲状腺癌，有些甲状腺淋巴瘤可能是淋巴细胞性甲状腺炎（桥本甲状腺炎）恶变。

1. 电离辐射

早在1950年Doniach试验发现用放射线诱发鼠甲状腺癌，小剂量（5 μci）即可致癌，最大剂量为30 μci，再大剂量100 μci则抑制。儿童期有头颈部接受放射治疗史的患者所诱发的甲状腺癌的发病率更高。儿童甲状腺对放射线更敏感，乌克兰·切尔诺贝利核泄漏所造成的核污染，该地区儿童甲状腺癌发生率比污染前高15倍，放射线所诱发的甲状腺肿瘤常为双侧性的，一般潜伏期为10～15年。

2. 缺碘与高碘

20世纪初，有人提出缺碘可致甲状腺肿瘤的发生，在芬兰地方性甲状腺肿流行区，甲状腺癌的发病率为2.8/10万，而非流行区为0.9/10万。其致病原因可能是缺碘引发甲状腺滤泡的过度增生而致癌变，其所诱发的甲状腺癌以滤泡样癌和未分化癌为主。流行病学研究发现，高碘饮食也是甲状腺癌的高发诱因。我国东部沿海地区是高碘饮食地区，也是我国甲状腺癌高发地区，高碘所诱发的甲状腺癌主要以乳头状癌为主，它的致病原因可能是长期高碘刺激甲状腺滤泡上皮而致突变所产生癌变。

3. 癌基因与生长因子

许多人类肿瘤的发生与原来基因序列的过度表达，突变或缺失有关，目前有关甲状腺癌的分子病理学研究重点有癌基因与抑癌基因，在报道从甲状腺乳头状癌细胞中分离出 RET/PTC 癌基因，认为是序列的突变。H-ras、K-ras 及 N-ras 等癌基因的突变形式已被发现在多种甲状腺肿瘤中。此外，也发现 c-myc 及 c-fos 癌基因的异常表现在各种甲状腺癌组织中，c-erb-B 癌基因过度表达在甲状腺乳头状癌中被检出。P^{53}是一种典型的抑癌基因，突变的 P^{53}不仅失去了正常野生型 P^{53}的生长抑制作用，而且能刺激细胞生长，促进肿瘤发展，分化性甲状腺癌组织中 P^{53}基因蛋白也呈高表达现象。近年来认为至少 50% 的甲状腺乳头状癌发生染色体结构异常，多为 10 号染色体长臂受累，其中大多为原癌基因 RET 的染色体内反转。癌基因常因 ras 变异和错位而被激活，约 40% 可见此种现象。

4. 性别与雌激素

甲状腺癌发病性别差异较大，女性明显高于男性。近年研究显示，雌激素可影响甲状腺的生长，主要是促进垂体释放 TSH 而作用于甲状腺，因而当血清雌激素水平升高时，TSH 水平也升高。采用 PCR 方法检测各类甲状腺疾病中雌激素受体及孕激素受体，结果以乳头状癌组织中 ER 及 PRT 阳性率最高，表明甲状腺癌组织对女性激素具有较活跃的亲和性。

5. 遗传因素

在一些甲状腺癌患者中，常可见到一个家族中一个以上成员同患甲状腺癌，文献报道家族性甲状腺乳头状癌发生率在 5% ~10%。10% 的甲状腺髓样癌有明显家族史，其 10 号染色体 RET 突变的基因检测有助于家族中基因携带者的诊断。

三、病理

甲状腺癌主要有乳头状癌、滤泡样癌（两者又称分化性甲状腺癌）、髓样癌和未分化癌 4 个病理类型。

1. 乳头状癌

属于微小癌，肿瘤最大直径≤1 cm，分为腺内型、腺外型，是临床最常见的病理类型，约占全部甲状腺癌的 75% ~85%，病灶可以单发，也可多发，可发生在一侧叶，也可发生在两叶、峡部或锥体叶。近年来，对甲状腺乳头状癌的病理组织学诊断标准，大多学者已逐步取得较为一致的意见，即乳头状癌的病理组织中，虽常伴有滤泡样癌成分，有时甚至占较大比重，但只要查见浸润性生长且具有磨砂玻璃样的乳头状癌结构，不论其所占成分多少，均应诊断为乳头状癌。因本病的生物学行为特性，主要取决于是否有乳头状癌成分的存在，甲状腺乳头状癌主要通过区域淋巴结转移，其颈淋巴结转移率可高达 60% 以上。

2. 滤泡样癌（包括 Hürthle 细胞癌）

是另一种分化好的甲状腺癌，约占甲状腺癌的 10%，根据 WHO 组织病理分类，将嗜酸细胞癌归入滤泡样癌，其占滤泡样癌的 15% ~20%，可以单发，少数可多灶性或双侧病变，较少发生淋巴转移，一般为20%～30%，主要通过血行转移，大多转移至肺、骨。

3. 髓样癌

髓样癌为发自甲状腺滤泡旁细胞，也称C细胞的恶性肿瘤，属中等恶性肿瘤，C细胞为神经内分泌细胞，该细胞的主要特征分泌降钙素以及多种物质，包括癌胚抗原，并产生淀粉样物，本病占甲状腺癌的3%～10%，临床分散发型与家族型，国内主要以散发型为主，约占80%以上，家族型髓样癌根据临床特征又分为3个亚型，即：①多发内分泌瘤2A型（MEN 2A），本征较多并发嗜铬细胞瘤及甲旁亢；②多发内分泌瘤2B型（MEN 2B），本型多含嗜铬细胞瘤及多发神经节瘤综合征，包括舌背或眼结膜神经瘤及胃肠道多发神经节瘤；③不伴内分泌征的家族型髓样癌，甲状腺髓样癌易发生淋巴转移，尤其在前上纵隔。

4. 未分化癌

此类癌占甲状腺癌的3%～5%，是一种临床高度恶性的肿瘤。大多数患者首次就诊时病灶已广泛浸润或远处转移，大多不宜手术治疗。好发老年患者，病程可快速进展，绝大多数甲状腺未分化癌首次就诊时已失去了治愈机会。

四、诊断

1. 病史与体检

病史与体检是临床诊断最基础的工作，通过病史的询问、认真的体检可以得出初步的诊断，当患者主诉颈前区有肿块，伴有声音嘶哑、进食梗阻或呼吸困难，体检发现肿块边界不清，活动度差，质硬，颈侧区有异常肿大的淋巴结时，则需要考虑甲状腺癌的可能。

2. 超声检查

超声检查是甲状腺肿瘤辅助诊断最有用的方法之一，通过超声诊断可以了解肿瘤的大小、多少、部位、囊实性、有无包膜、形态是否规则、有无细小钙化、血供情况，当肿瘤出现无包膜、形态不规则、血供丰富伴细小钙化时，应考虑癌症可能性大。

3. 细针穿刺检查

是一项较成熟的诊断技术，操作简单，损伤小，诊断率高，价格低廉，其准确率可高达90%，对颈部转移淋巴结的诊断也有很高的价值。但此技术有一定的局限性，对较小的肿瘤不易取到标本，对滤泡样癌无法做出正确诊断。

4. 实验室检查

对临床鉴别诊断和术后随访有重要意义，通过T_3、T_4、TSH的检查可以了解甲状腺功能，当全甲状腺切除后，TG的持续性升高，应怀疑肿瘤有复发与转移的可能。同样，降钙素的异常升高，应考虑甲状腺髓样癌的可能，术后降钙素的持续性升高也是髓样癌转移的佐证。

5. 同位素核素检查

可以了解甲状腺功能。^{99m}TC（V）-DMSA是目前公认最好的甲状腺髓样癌显像剂，其灵敏度、特异性可达84%～100%。同样根据甲状腺对放射线同位素摄取的情况分为热结节、温结节、凉结节与冷结节，后两者有癌变的可能。

6. 影像学检查

目前主要的影像学检查有X线、CT、MRI、PET-CT等。通过这些检查，可以了解肿瘤的部位、外侵情况、有无气管、食管的侵犯、气管是否有狭窄或移位、颈侧部淋巴结是否有转移及可以了解转移淋巴结与周围组织的关系。

五、治疗

甲状腺癌的治疗以手术为主，一旦诊断明确，如无手术禁忌证应及时手术，对原发病灶和颈淋巴结的清扫术，目前仍有不同处理意见。

1. 原发病灶的切除范围

行甲状腺全切除术还是行腺叶切除术至今仍有不同意见，欧美、日本主张采用全甲状腺切除术或近全甲状腺切除术，其理论基础是：①甲状腺癌常表现为多灶性，尤其是乳头状癌，所以只有切除全部甲状腺，才能保证肿瘤的彻底清除；②残留在腺体内的微小病变可以转化成低分化癌，造成临床处理的困难或成为转移病灶的源泉；③有利于监控肿瘤的复发与转移，主要通过对甲状腺球蛋白（TG）的检测，可以预测肿瘤的复发与转移；④有利于术后核素的治疗。由于全甲状腺切除术容易产生较多的手术并发症，除了甲减之外，主要是低钙血症及增大了喉返神经损伤的概率，所以目前国内外有不少学者主张对原发病灶行甲状腺腺叶切除＋峡部切除术，其理论基础是：①在残留的甲状腺中，真正有临床意义的复发率远低于病理检测出的微小癌，国内报道仅为3%～4%；②分化性甲状腺癌转移成低分化癌的概率极低；③大多回顾性研究证实，全甲状腺切除术与腺叶切除＋峡部切除术的10年生存率相似，差异无统计学意义，但腺叶切除＋峡部切除术的生存质量明显好于全甲切除术者；④在随访期间，如残留甲状腺出现肿瘤，再行手术并不增加手术的难度与手术并发症，复旦大学附属肿瘤医院对 T_1～T_3 的甲状腺癌行腺叶切除＋峡部切除术，其10年生存率达91.9%，对 T_4 的患者由于肿瘤已侵犯邻近器官，外科手术往往不能彻底清除病灶，常需术后进一步治疗，如同位素^{131}I或外放疗。为了有利于进一步治疗，主张全甲状腺切除术，有远处转移者应行全甲状腺切除术，为^{131}I治疗创造条件，位于峡部的甲状腺癌可行峡部切除＋双侧甲状腺次全切除术，双侧甲状腺癌则应行全甲状腺切除术。

2. 颈淋巴结清扫术的指征

甲状腺癌治疗的另一个热点是颈淋巴结清扫术的指征，对临床颈侧区淋巴结阳性的患者应根据颈淋巴结的状况行根治性、改良性，或功能性颈淋巴结清扫术，对临床颈淋巴结阴性的患者是否行选择性颈淋巴结清扫术目前意见尚不一致，坚持做选择性颈淋巴结清扫术者认为：①甲状腺癌，尤其是乳头状癌其颈淋巴结的转移率可高达60%，故应行颈淋巴结清扫术；②淋巴结转移是影响预后的主要因素之一；③功能性颈淋巴结清扫术对患者破坏较小。而不做颈淋巴结清扫术者认为：①滤泡样癌主要以血行转移为主，无须行颈淋巴结清扫术；②乳头状癌虽然有较高的颈淋巴结转移率，但真正有临床意义的仅10%，可以长期观察，在随访期间，一旦出现颈淋巴结转移，再行颈淋巴结清扫术，并不影响预后，也不增加手术危险性。复旦大学附属肿瘤医院的经验是，对临床颈淋巴结阴性的患者，不行选择性颈淋巴结清扫术，可以长期随访，但在处理甲状腺原发病灶时应同时清扫中央区淋巴结。因甲状腺癌淋巴结转移第一站往往在中央区，所以中央区淋巴结清扫术对甲状腺癌的治疗显得尤为重要。该手术的特点是：既可保留颈部的功能与外形，又可达到根治疾病的目的。即使在随访期间出现了颈淋巴结转移，再实施手术，也可避免再次行中央区淋巴结清扫术时因组织反应而致喉返神经损伤。由于甲状腺髓样癌属中度恶性肿瘤，颈淋巴结阴性的患者选择性颈淋巴结清扫术指征可以适度放宽，同时要注意对气管前，前上纵隔淋巴结的清扫。

3. 甲状腺癌的综合治疗

甲状腺癌对放疗、化疗均不敏感，故术后无须常规放疗或化疗，对术中有肿瘤残留的患者可行外放疗，仅对无法手术或未分化癌患者可行化疗，常用药物为阿霉素，氟尿嘧啶（5-Fu）等，对有远处转移者可行同位素^{131}I治疗。

六、预后

大多数分化性甲状腺癌预后良好，10年生存率可高达92%，髓样癌的10年生存率为60%，而未分化癌，一旦诊断明确绝大多数1年内死亡。

七、随访

由于甲状腺癌术后大多能长期生存，术后定期随访非常重要，通过随访，可以了解患者术后有无复发，转移，药物使用剂量是否合适。以往认为术后甲状腺素的使用应达到临床轻度甲亢的标准，而现在认为由于甲状腺素对心脏有毒性作用，并且会造成脱钙现象。甲状腺癌大多发生在中青年，长期处于甲亢状况会影响患者的生存质量，故提倡甲状腺素服用的剂量使TSH值处于正常范围的下限即可，术后第1年，每3个月随访1次，术后第2年起可以每6个月随访1次。随访的主要内容有体检、超声检查，甲状腺功能每6个月检查1次，每年应做1次X线胸部检查，必要时可行全身骨扫描，排除远处转移的可能。

（刘　轩）

第五节　甲状旁腺功能亢进症

甲状旁腺功能亢进症（以下简称甲旁亢）可分为原发性、继发性和三发性等类型。原发性甲旁亢是由于甲状旁腺本身病变引起的甲状旁腺素（PTH）合成、分泌过多；继发性甲旁亢是由于各种原因所致的低钙血症，刺激甲状旁腺增生肥大，分泌过多的PTH；三发性甲旁亢是在继发性甲旁亢的基础上，由于腺体受到持久和强烈的刺激，部分增生组织转变为腺瘤，自主地分泌过多的PTH。部分原发性甲旁亢为多发性内分泌肿瘤（MEN）-Ⅰ型或MEN-Ⅱ型中的组成部分。原发性甲旁亢在欧美国家多见，是一种仅次于糖尿病和甲状腺功能亢进症的常见内分泌疾病，自20世纪70年代以来，随着血钙筛查的普及，大多数患者被检出时无症状。在国内少见，我国的血钙水平筛查尚不十分普遍，大多数原发性甲旁亢患者有明显的临床表现。

一、解剖与生理

甲状旁腺位于甲状腺左右两叶的背面，一般为上下两对4枚；少数人只有3枚，或可多于4枚甲状旁腺。上甲状旁腺的位置相对固定，多数位于甲状腺侧叶后缘上、中1/3交界处，相当于环状软骨下缘水平；下甲状旁腺靠近甲状腺下动脉与喉返神经相交处水平。上甲状旁腺与甲状腺共同起源于第4对咽囊，而下甲状旁腺与胸腺共同起源于第3对咽囊，在下降过程中，下甲状旁腺胚原基可中途停止或随胸腺胚原基继续下降至纵隔。即使发生位置变异，上甲状旁腺总是位于甲状腺的邻近，下甲状旁腺可位于甲状腺内、胸腺内、纵隔内、颈动脉分叉或甲状腺下极外侧的疏松组织内。正常甲状旁腺可呈卵圆、盘状、叶片或球形，约 0.5 cm×0.3 cm×0.3 cm，重 30～50 mg，呈褐黄色或棕红色，质地柔软。

绝大多数甲状旁腺血供来自甲状腺下动脉，仅少数上甲状旁腺的血供来自甲状腺上动脉或甲状腺上、下动脉的吻合支，但下降至纵隔的下甲状旁腺可由乳内动脉或主动脉分支供血。

甲状旁腺分泌甲状旁腺素（PTH），其主要功能是调节人体钙的代谢和维持体内钙、磷的平衡。①促进近侧肾小管对钙的重吸收，减少尿钙而增加血钙；抑制近侧肾小管对磷的吸收，增加尿磷而减少血磷，使之钙、磷体内平衡。②促进破骨细胞的脱钙作用，使磷酸钙从骨质中脱出，提高血钙。③通过维生素 D 的羟化作用生成 1，25－$(OH)_2D_3$ 而促进肠道对钙的吸收。PTH 与血钙之间呈负反馈关系，即血钙过低可刺激 PTH 的合成和释放，使血钙上升；血钙过高则抑制 PTH 的合成和释放，使血钙下降。

二、病因

甲旁亢分原发性、继发性、三发性和多发性内分泌肿瘤甲旁亢 4 类，以原发性最多见。

1. 原发性甲旁亢

主要由甲状旁腺腺瘤（占 80%）和增生（15%）引起，0.5%～3% 可由甲状旁腺癌引起。可有自主性分泌 PTH 过多，后者不受血钙的反馈作用而致血钙持续升高。

2. 继发性甲旁亢

多由于体内存在刺激甲状旁腺的因素，特别是血钙、血镁过低和血磷过高，腺体受刺激后不断增生和肥大，由此分泌过多的 PTH。本症多见于慢性肾功能不全、维生素 D 缺乏（包括胃肠、肝胆胰系疾病的维生素吸收不良）、骨软化症、长期低磷血症等。慢性肾功能衰竭是继发性甲旁亢的主要原因，尿毒症患者肾脏排泌磷障碍导致的高磷血症，合成障碍引起的 1，25－$(OH)_2D_3$ 减少和低钙血症是引起肾性继发性甲旁亢发病的三个主要因素。目前我国慢性肾功能衰竭患者只有极少数人能进行肾移植手术，绝大多数患者只能依赖透析进行肾替代治疗。随着血液透析技术的不断发展及其广泛应用，这些患者的生存期明显延长，继发性甲旁亢的发病率也随之升高。

3. 三发性甲旁亢

是在继发性甲旁亢的基础上发展起来的，甲状旁腺对各种刺激因素反应过度或受到持续刺激而不断增生肥大，其中 1～2 个腺体可由增生转变为腺瘤，出现自主性分泌，当刺激因素消除后，甲旁亢现象仍存在。主要见于肾功能衰竭者。

4. 多发性内分泌肿瘤（MEN）甲旁亢

MEN 为少见病，属家族性常染色体显性遗传疾病，其中 MEN－Ⅰ型主要累及甲状旁腺、垂体前叶和胰腺内分泌系统，MEN－Ⅱ型累及甲状腺 C 细胞、肾上腺嗜铬细胞和甲状旁腺。约 90% MEN－Ⅰ型病例有甲旁亢症状，且常是首发表现，患者多为 20～40 岁，其表现与散发的原发性甲旁亢相似。MEN－Ⅱ型中甲旁亢的发病率较低，症状也轻，发病年龄比 MEN－Ⅰ型大。其病理多为甲状旁腺增生，少数为腺瘤。

三、病理

正常的甲状旁腺组织含有主细胞、嗜酸性粒细胞和透明细胞。主细胞呈圆形或多边形，细胞质多含有脂肪，正常时仅20%处于活动状态。PTH由主细胞合成分泌。嗜酸细胞存在于主细胞之间，胞体较大，细胞质中含有大量的嗜酸性颗粒，嗜酸细胞从青春期前后开始逐渐增加。透明细胞的细胞质多，不着色，由于含过量的糖原，正常时数量少，增生时增多。在主细胞发生代谢改变时出现形态变异，主细胞的细胞质内充满嗜酸颗粒时便成为嗜酸细胞，含过量糖原时即成为透明细胞。

1. 甲状旁腺腺瘤

一般为单个，仅10%为多个，多位于下位甲状旁腺。Hodback分析896例甲状旁腺腺瘤，平均重1.30 g（0.075～18.3 g），腺瘤的重量与患者的病死率呈正相关（$P<0.001$）。腺瘤有完整包膜，包膜外一圈有正常的甲状旁腺组织，这是与增生的主要区别。肿瘤较大时，可见出血、囊性变、坏死、纤维化或钙化；肿瘤较小时，周围绕有一层棕黄色的正常组织，此时需与增生仔细鉴别。镜下分成主细胞型、透明细胞型和嗜酸细胞型，后者少见，多属无功能性腺瘤。Rasbach将肿瘤直径<6 mm的定为微小腺瘤，细胞活跃，一旦漏诊，是顽固性高钙血症的原因。由于胚胎发育异常，腺瘤偶可见于纵隔、甲状腺内或食管后的异位甲状旁腺，约占全部病例的4%。

2. 甲状旁腺增生

常累及4个腺体，病变弥漫，无包膜。有的腺体仅比正常略大，有时1个增生特别明显。外形不规则，重达150 mg～20 g。由于增生区周围有压缩的组织而形成假包膜，勿误为腺瘤。镜下以主细胞增生居多，透明细胞增生罕见。

3. 其他罕见病变

甲旁亢中甲状旁腺癌仅占0.5%～5%，甲状旁腺癌的病理特点为：侵犯包膜或血管，与周围组织粘连，有纤维包膜并可伸入肿瘤内形成小梁，核分裂象较多，以及玫瑰花样细胞结构的特点。甲状旁腺癌的症状一般较重，1/3患者有颈淋巴结或远处转移。甲状旁腺囊肿（伴甲旁亢时囊液呈血性）、脂肪腺瘤（又名错构瘤）更为少见。

四、临床表现与诊断

甲旁亢包括症状型及无症状型两类。我国目前已有明显症状的甲旁亢为多见。但欧美患者以无症状为多，常在普查时因血清钙增高而被确诊。

症状型甲旁亢的临床表现又可分为骨骼系统、泌尿系统症状和高血钙综合征三大类，可单独出现或并发存在。骨骼系统主要表现为骨关节的疼痛，伴明显压痛。起初为腰腿痛，逐渐发展为全身骨及关节难以忍受的疼痛，严重时活动受限，不能触碰。易发生病理性骨折和骨畸形。可表现为纤维囊性骨炎、囊肿形成，囊样改变的骨骼常呈局限性膨隆并有压痛，好发于颌骨、肋骨、锁骨外1/3端及长骨。泌尿系统主要表现为烦渴、多饮、多尿，可反复发生尿路结石，表现为肾绞痛、尿路感染、血尿乃至肾功能衰竭。高血钙综合征由血钙增高引起，可影响多个系统。常见的症状有淡漠、烦躁、消沉、疲劳、衰弱、无力、抑郁、反应迟钝、记忆丧失、性格改变，食欲丧失、腹胀、恶心、呕吐、便秘、腹痛和瘙痒，胃十二指肠溃疡、胰腺炎，心悸、心律失常、心力衰竭和高血压等。按症状可将甲旁亢分为三型：Ⅰ型以骨病为主，Ⅱ型以肾结石为主，Ⅲ型为两者兼有。

甲亢临床表现呈多样性，早期常被误诊而延误治疗。对有高钙血症伴肾绞痛、骨痛、关节痛或溃疡病等胃肠道症状者，要考虑甲旁亢的可能，对慢性肾功能不全患者尤要注意。应作血清钙、无机磷和甲状旁腺激素（PTH）测定。血清钙正常值为2.20～2.58 mmol/L，重复3次均高于2.60 mmol/L方有诊断价值。PTH只影响游离钙，临床测定值还包括蛋白结合钙部分，应同时测定血浆蛋白，只有在后者正常时，血清钙水平升高才有诊断意义，但血清游离钙的测定较血清总钙测定更可靠。血清无机磷正常值为0.80～1.60 mmol/L，原发性甲旁亢时血清无机磷降低，在持续低于0.80 mmol/L时才有诊断意义，当然还可看血钙水平。血清无机磷浓度还受血糖的影响，故应同时测定血糖。慢性肾功能不全继发甲旁亢时血清无机磷值升高或在正常范围。血清PTH正常值（全端包被法）<55pg/mL，甲旁亢时可升高。上述测定符合甲旁亢可能时再做进一步定位检查。

五、治疗

1. 原发性甲旁亢

肿瘤和增生引起的原发性甲旁亢均以手术切除为主。甲状旁腺腺瘤切除后效果良好。原发性甲旁亢中单发腺瘤约占90%，且术前B超检查、核素扫描定位诊断准确率高，目前多数主张采用单侧探查术，由于少数腺瘤可以是多发的，仍有主张以双侧探查为宜，以免遗漏病变，但过多的盲目探查，可能造成甲状旁腺血供受损，加重术后甲状旁腺功能不足造成的低钙血症。甲状旁腺增生者应切除3个半甲状旁腺，留下半个甲状旁腺以防功能低下（甲旁减症），留多了易致症状复发。也可将增生甲状旁腺全切除，同时取部分甲状旁腺组织切成小薄片作自体移植，可移植于胸锁乳突肌或前臂肌肉内。

近年来随着微创外科技术的发展，微创甲状旁腺切除术已逐渐进入了临床应用。1996年，Gagner成功进行了第一例内镜下甲状旁腺切除术。目前甲状旁腺微创手术可分为放射性引导小切口甲状旁腺切除术和内镜下微创甲状旁腺切除术两类。现主要适用于术前有B超、核素扫描准确定位的单个甲状旁腺腺瘤。手术成功率接近常规开放性手术，疗效满意。放射性引导小切口甲状旁腺切除术就是在将开始手术时静脉内注射放射性同位素，术中利用一个同位素探测器定位病变腺体，直接在病变所在部位做一小切口，就能切除腺瘤。有条件单位可同时应用术中快速PTH测定，若下降50%以上，可进一步保证肿瘤切除的彻底性。手术可在局部麻醉下进行，创伤小，并发症少。随着内镜技术逐渐成熟，在不少国家内镜下微创甲状旁腺切除术占甲状旁腺单发腺瘤手术的比例在逐渐增加。相信甲状旁腺微创手术将逐渐成为治疗甲状旁腺单发腺瘤的主要手术方式。

如患者一般情况不好而无法立即进行手术，可试用药物治疗以暂时缓解症状，鼓励患者多饮水，以利于钙排出体外。口服磷盐可以降低血钙。雌激素可以拮抗PTH介导的骨吸收，尤对绝经后妇女患者更为理想。二磷酸盐可用于控制甲旁亢危象，活性维生素D-1，25 $(OH)_2D_3$可抑制甲状旁腺功能。以上治疗均有暂时治疗作用。

甲状旁腺癌早期可做整块切除，伴淋巴结转移者加做根治性淋巴结清扫术。切除范围应包括患侧甲状腺、颈前肌群、气管前和同侧动静脉鞘附近淋巴结。如肿瘤难以切净，化疗药物又不能阻止肿瘤生长，可用抑制骨骼释放钙以及增加尿钙排出的方法治疗。光辉霉素有抑制破骨细胞作用，可用于治疗有远处转移的晚期甲状旁腺癌的高钙血症。

2. 继发性甲旁亢

若早期患者能及时去除血钙、血镁过低和血磷过高等原发因素，病情多可控制。慢性肾功能衰竭引起磷排泄减少，导致高磷血症和血钙浓度下降，虽经口服磷结合剂以及补充维生

素 D_3 等措施，仍有5%～10%患者的甲旁亢症状持续存在，内科治疗无效，需外科手术治疗。严重的慢性肾功能衰竭继发甲旁亢符合下列指征者，应及时进行手术治疗：①严重的高PTH血症，血全段PTH（iPTH）＞800 pg/mL；②临床症状严重，如严重的骨痛、行走困难、身材变矮及皮肤瘙痒等；③影像学检查B超或核素扫描显示有肿大的甲状旁腺；④内科治疗无效。

手术方式有以下3种。①甲状旁腺次全切除术，此方法较早被采用，但究竟保留多少甲状旁腺组织的量适宜，较难掌握，要确保残留甲状旁腺组织的良好血供也有一定的难度，该术式术后复发率较高，且复发后在颈部再次手术难度较大，现已较少采用。②甲状旁腺全切除加前臂自体移植术，此手术方法安全、有效，复发率低，若复发后在前臂进行二次手术切除，手术也较简便。是采用较多的术式。③甲状旁腺全切除术，此方法起初被提出时，因操作者担心术后会发生严重的低钙血症、代谢性骨病而未被采用。近来研究发现，在甲状旁腺全切除术后的部分患者血中还能检测到微量的PTH，有学者推测可能是由于手术中脱落的甲状旁腺细胞种植所致。而且术后需进行常规血液透析，通过透析液的调整，术后低钙血症可以纠正，也无代谢性骨病等严重并发症发生，且复发率低，故现也有学者主张选用此术式。

对药物治疗失败、又不能耐受甲状旁腺切除手术者，可采用超声引导下甲状旁腺内酒精或1，25－$(OH)_2D_3$ 溶液注射治疗，也能取得一定的疗效。

随着糖尿病、高血压患病率的增高，继发于糖尿病、高血压的慢性肾功能衰竭病例的增多，慢性肾功能衰竭的发病率也逐渐增高。目前我国只有极少数慢性肾功能衰竭患者能进行肾移植手术，绝大多数患者只能依赖透析进行肾替代治疗。而随着血液透析技术的进步，尿毒症患者的生存期明显延长，肾性继发性甲旁亢的发病率也随之升高，同时需要外科手术治疗的患者也逐渐增多。近10多年来，对符合上述手术指征的肾性继发性甲旁亢患者进行了外科手术治疗，采用的手术方式是甲状旁腺全切除加前臂自体移植术。有人认为此术式比较合理，甲状旁腺全切除能避免术后颈部复发，自体移植成活，能避免甲状旁腺功能低下，若前臂移植物过度增生复发，在前臂行二次手术也较简便。文献记载，甲状旁腺全切除加前臂自体移植术治疗肾性继发性甲旁亢，患者术后临床症状得到明显改善，血钙维持在正常范围，术后复发率低，疗效满意，手术安全，无喉返神经损伤等严重并发症发生。通过这项临床工作实践，有以下5点体会。①部分肾性继发性甲旁亢患者到外科就诊时，临床症状已非常严重，早期未能得到及时的诊断和治疗。因此，需要广大临床医师对该疾病有充分的认识和足够的重视。②甲状旁腺残留是造成复发的主要原因之一，做到甲状旁腺全切除是减少术后复发的关键。如何做到甲状旁腺全切除，术前定位诊断非常重要。B超检查和核素扫描联合应用，可提高定位诊断准确率。文献报道核素扫描有较高的应用价值，但主要是针对甲状旁腺腺瘤，而对增生性病变优势不明显。而有文献报道的病例资料显示，B超检查对本病也有较高的检出率，可达96.2%，手术医师术前参与B超检查定位，能使术中寻找病灶更为简便、准确。术中仔细探查也非常重要，能检出定位诊断遗漏的病灶。有条件单位可同时应用术中快速PTH测定，可进一步保证做到甲状旁腺全切除。③对内科治疗无效，临床症状严重，定位诊断又只能发现少于4枚甲状旁腺的肾性继发性甲旁亢患者，手术的时机较难确定。此类患者手术很难做到甲状旁腺全切除，从而导致术后复发。④术后复发的另一个重要原因是由移植物过度增生引起的。结节状增生的组织更易致功能亢进，应选取弥漫性增生的组织作为移植物。⑤甲状旁腺全切除术后可发生“骨饥饿”综合征，表现为严重的低钙血症和抽搐，术中、术后要严密监测血钙并及时补钙，以避免发生该综合征。术中应每切除1枚甲状旁腺组织后检测1次血钙，若手术顺利，手术时间不是很长，术中血钙一般不会低于正常值，术中不需要常规补钙。术后应常规静脉补钙，术后每天的补钙量根据切除的甲状旁腺组织的总重量推算，每1 g甲状旁腺组织约补1 g元素钙，1 g元素钙相当于补葡萄糖酸钙11 g。术后每4小时监测1次血钙，根据血钙水平，调整补钙用量。血钙水平稳定可延长监测间隔，并可逐渐过渡到口服补钙。

3. 三发性甲旁亢

肾功能恢复或肾移植后甲状旁腺增生不见复旧，甲旁亢症状依然存在，Goar称此为三发性甲旁亢，治疗以手术为主。施行甲状旁腺全切除和自身腺体移植，移植重量为80～100 mg，一般置于胸锁乳突肌或前臂肌肉内，自身移植至前臂皮下组织或肌肉对肾性甲旁亢的治疗是同样有效的。

4. MEN中的甲旁亢

术式有保留半个腺体的甲状旁腺次全切除或甲状旁腺全切除加自体腺体移植术。在MEN-Ⅱ型的嗜铬细胞瘤所致的高血压症状严重甚或出现危象者，以先行肾上腺手术为宜。

（王 贺）

第六节 桥本甲状腺炎

本病为自身免疫性甲状腺炎，也称淋巴细胞性甲状腺肿、慢性淋巴细胞性甲状腺炎，由桥本在1912年首先描述。桥本描述4例甲状腺肿时，甲状腺的组织学特征是弥漫性淋巴细胞浸润、实质细胞萎缩、纤维化、部分实质细胞有嗜伊红的嗜酸性改变等。这些描述现仍最为常见，但也有些与桥本当初的描述不尽相同的变异。一般认为，桥本甲状腺炎多于年轻或中年女性中发生，表现为无痛性、弥漫性甲状腺肿，称为甲状腺肿型桥本甲状腺炎，通常在常规体检时被意外发现。萎缩型桥本甲状腺炎较少见，这些患者的血清甲状腺抗体阳性，甲状腺功能减退症（甲减），甲状腺的大小正常或较小。血清甲状腺抗体主要是高滴度的抗甲状腺过氧化物酶抗体，其次是抗甲状腺球蛋白抗体。确实也有少数桥本甲状腺炎患者的抗体为阴性，但甲状腺超声检查显示不均匀的声像图。

在碘营养充足的国家和地区，桥本甲状腺炎是引起甲状腺肿、甲减及甲状腺抗体水平升高的最常见原因。自身免疫性甲状腺炎的发病率在过去三代人中增高，可能因为西方国家增加了碘摄取。在10%的美国人群中，以及25%年龄>60岁的美国女性中，可以发现血清甲状腺抗体浓度增高。大约45%的老年女性，甲状腺中有淋巴细胞浸润。自身免疫性甲状腺炎多见于女性，女：男发病比为（5∶1）～（9∶1）。

一、发病机制

已经确认桥本甲状腺炎为自身免疫性疾病，但对自身免疫过程的性质仍有争议。桥本甲状腺炎有家族聚集倾向，已发现与其相关的基因。在绝无仅有的高加索人队列研究中发现，人类白细胞抗原（HLA）-DR3，HLA-DR4和HLA-DR5与桥本甲状腺炎有关。HLA基因在桥本甲状腺炎的发展过程中很重要，但两者间的相关性还较弱，这清楚表明还有其他基因与桥本甲状腺炎相关，可能仍有很多与之相关的基因尚未被发现。吸烟在桥本甲状腺炎中的作用则相当有意思，它可能既是发生甲减的危险因素，同时也可能是避免甲减的保护因素。

免疫调节缺陷是时下争议的问题。人类T淋巴细胞病毒-1（HTLV-1）与自身免疫性疾病的相关性已有报道，对HTLV-1病毒携带者与对照者的研究发现，HTLV-1病毒携带者有更高的甲状腺抗体阳性率，桥本甲状腺炎的发病率也更高。还有人认为甲状腺细胞表达的Ⅰ类和Ⅱ类基因，就可以使甲状腺细胞提呈抗原，诱导自身免疫性甲状腺疾病。但已有证据表明，甲状腺细胞表达的这些基因促进细胞无功能化，从而避免发生自身免疫性甲状腺疾病。诸如巨噬细胞等抗原提呈细胞的抗原提呈基因缺陷可能最重要，以致不能完全激活特异性的调节性T淋巴细胞。因此，可能是免疫调节缺陷和下调免疫系统的环境因素的共同作用，干扰了免疫调节，导致自身免疫性甲状腺疾病的发生发展。

桥本甲状腺炎患者可以检出多种抗体。抗甲状腺过氧化物酶抗体是补体结合型抗体，抗甲状腺球蛋白抗体为非补体结合型抗体，在桥本甲状腺炎患者中，抗甲状腺过氧化物酶抗体的检出率约为90%，而抗甲状腺球蛋白抗体为20%～50%。促甲状腺素（TSH）受体抗体阻碍TSH的结合，降低甲状腺细胞功能而引起甲减，或者使甲减加重，是甲状腺腺体没有明显破坏的桥本甲状腺炎的临床表现。TSH受体抗体与TSH受体细胞外域的羧基端附近的位点结合，对应的是甲状腺刺激性抗体的结合位点在氨基端附近。在甲减的成年患者中，TSH受体封闭性抗体发生率约为10%。TSH受体封闭性抗体的滴度下降后，可以缓解部分桥本甲状腺炎患者的甲减。还可以检出针对胶质抗原、其他甲状腺自身抗原、T_4和T_3等的抗体，以及其他促进生长或抑制生长的抗体。

病理组织学的表现是T淋巴细胞和B淋巴细胞细胞浸润，且两者比例相同，形成生发中心。滤泡细胞转化为大且含有众多线粒体的嗜酸细胞，称为Hürthle细胞或Askanazy细胞，这些细胞代谢增高但不能有效地生成激素。甲状腺内有区域性或一侧腺叶甚至整个腺体的进行性纤维化，残留数量不等的甲状腺实质组织。通常诊断明确，但仍需与甲状腺淋巴瘤鉴别。

二、临床表现

桥本甲状腺炎可见于任何年龄，但以中年女性为多。常规体检时，意外发现甲状腺肿大是最多见的临床表现。多数没有症状，也有患者会感觉颈部肿胀。桥本甲状腺炎的病程常常是甲状腺经年累月的缓慢增大，偶尔也发生甲状腺的迅速增大，出现压迫症状，如呼吸困难、吞咽困难等。桥本甲状腺炎很少有疼痛表现，要注意与亚急性甲状腺炎鉴别（见后述）。虽然萎缩型桥本甲状腺炎中甲减的发生率略高，但是在诊断桥本甲状腺炎时，只有约20%的患者有甲减的全身表现，尽管桥本甲状腺炎是美国大部分甲减患者的病因。

体检时，桥本甲状腺炎大多表现为甲状腺肿大，呈分叶状，质硬，无触痛，常双侧对称，可触及锥状叶。有时可扪及肿大的颈淋巴结。桥本甲状腺炎也常表现为结节性甲状腺疾病，细针穿刺活检有助于鉴别其中同时存在的恶性单结节或多结节中主要的恶性结节。小部分桥本甲状腺炎患者有眼病的表现。还有证据表明，许多甲状腺功能正常的Graves眼病的患者有慢性自身免疫性甲状腺炎。

甲状腺抗体水平升高是桥本甲状腺炎的特征。在大部分甲状腺抗体水平升高的患者中，甲状腺功能正常。在甲状腺抗体升高的绝经后女性中，约10%表现为TSH水平升高，但仅有小部分（<0.5%）有明显的甲减表现。有研究表明，甲状腺抗体水平升高的女患者进展为明显甲减的概率是每年2%～4%。轻度甲状腺功能亢进症（桥本甲状腺功能亢进症）是少数桥本甲状腺炎患者起病时的表现，儿童尤多。有些桥本甲状腺炎的病程经过与散发静息性甲状腺炎或产后甲状腺炎（见后述）相似，提示不同疾病间的差别不过只是命名的不同。

检出抗甲状腺抗体即可确诊桥本甲状腺炎。血清 T_4 和TSH浓度随甲状腺功能障碍的程度而定，而且当桥本甲状腺炎引起甲减时，没有特异性的血清 T_4 和TSH的变化。除最严重的甲减患者外，患者血清 T_3 浓度可维持正常，因此血清 T_3 对诊断桥本甲状腺炎的临床意义不大。放射性碘摄取可以增多、正常或减少，对诊断帮助不大。甲状腺同位素扫描常显示不规则浓集的稀疏区，除了可以发现明显的甲状腺结节外，能提供的有用信息不多。甲状腺超声检查常可发现明显低回声区，并伴有可疑结节。

桥本甲状腺炎时影像学检查常可发现胸腺增大，这在桥本甲状腺炎的发病机制中是重要的。在胸腺和甲状腺都受累的患者及其亲属中，还可能有其他自身免疫性疾病，例如，胰岛素依赖型糖尿病、恶性贫血、艾迪生（Addison）病及白癜风等。甲状腺的淋巴瘤较少见，但桥本甲状腺炎患者患淋巴瘤的风险较高。如果桥本甲状腺炎的细针穿刺活检标本没有典型的组织病理学改变，要确定淋巴细胞分类。

三、治疗

桥本甲状腺炎的治疗，主要是在甲减时用甲状腺激素替代治疗。左旋甲状腺素的药效稳定而持久，可用于激素替代治疗。左旋甲状腺素钠的替代治疗量在成人平均为每日112 μg/60 kg。对于健康的年轻患者，通常在治疗开始时就足量替代治疗。甲状腺素的半衰期长达7天，调整剂量4～6周后才是新的激素浓度稳定状态。再次评估血清TSH浓度至少要间隔6～8周。甲状腺素替代治疗的目的是维持TSH值在正常范围内，治疗过度时，TSH受抑制而成为亚正常状态，将导致骨丢失，特别是对绝经后女性，以及最常见的房颤等心功能障碍。对依从性较差的年轻患者可以进行周疗，即将每周的左旋甲状腺素用量累积后单次服用，是安全、有效且耐受性好的方案。但对于年龄>60岁的患者，应该以较小剂量开始治疗，例如，左旋甲状腺素钠25 μg/d，以免加重潜在或未知的心脏病。在并发内科或外科疾病时，可能会禁止口服药物，从而中断定期的每日甲状腺素用量。缺失数天的激素替代治疗，不至于严重影响代谢。但如果必须更长期地中断口服药物时，可改用静脉注射左旋甲状腺素，并将用量降至口服量的25%～50%。

对于没有症状的甲状腺功能正常的患者，治疗尚不清楚；对没有 T_4 相应降低的轻度TSH升高患者的治疗，专家建议存在分歧。甲状腺激素除了用于替代治疗以外，也可以用于血清TSH正常的患者，目的是减小甲状腺肿的体积，或作为防止发生甲减的预防措施。但在左旋甲状腺素治疗后，甲状腺肿的退缩通常不明显，即使是在疾病早期和纤维化发生前的患者也不明显。左旋甲状腺素抑制治疗的目的是将血清TSH降低至亚正常状态。因而对左旋甲状腺素抑制治疗的患者，要定期重新评估，若甲状腺肿的退缩不明显，应减量或停用左旋甲状腺素。对甲状腺肿压迫而导致局部阻塞症状的患者，应手术治疗。

（王　贺）

第七节　成年型甲状腺功能减退症

成年型甲状腺功能减低是在成年期发生的甲状腺功能低下，又称黏液性水肿。在临床上虽不如甲状腺功能亢进多见，但也并不罕见。黏液性水肿（myxedema）一词与成年型甲状腺功能减低不能等同。成人甲状腺功能减低中仅部分（约小于 50%）严重甲状腺功能减低患者才有黏液性水肿的表现。成年型甲状腺功能减低多为后天性，多见于甲状腺手术后、^{131}I 治疗后或药物治疗后，也可见于某些甲状腺疾病后。女性发病率较男性约高 4 倍。

一、病因

本病的基本病因是由于甲状腺功能不足。导致甲状腺功能不足的原因是多方面的，现归类如下。

1. 甲状腺组织的损伤

（1）甲状腺组织萎缩：自发性或原发性。

（2）甲状腺组织毁损：具体如下。

1）手术切除过多。

2）^{131}I 治疗过度。

3）急性化脓性甲状腺炎。

4）甲状腺肿瘤、结核。

（3）甲状腺病变：具体如下。

1）慢性甲状腺炎。

2）产后甲状腺炎。

3）甲状腺肿晚期。

2. 甲状腺功能减退

（1）甲状腺素合成障碍：具体如下。

1）使用抗甲状腺药过量。

2）缺碘过度。

（2）垂体功能衰退。

1）自发性甲状腺萎缩：多为自身免疫反应的结果，如亚急性甲状腺炎、淋巴细胞性甲状腺炎、产后甲状腺炎等未经治疗，任其发展，其终末状态则为甲状腺萎缩。甚至毒性甲状腺肿发展到晚期也可出现甲状腺萎缩，最终形成黏液性水肿。应该指出的是，甲状腺萎缩仅指其形态和结构方面的相对状态而言，实际上不少萎缩的甲状腺仍可以扪及，甚至可以稍显肿大。切片可见若干滤泡仍属正常，但其功能则处于衰退或衰竭状态。

2）继发性甲状腺功能不足：常继发于甲状腺手术后、^{131}I 治疗后，由于甲状腺切除过多或^{131}I 治疗剂量过大所致。其病程进展较自发性萎缩为快，且多伴有肌肉疼痛和皮肤感觉异常。也可以由于甲状腺癌、甲状腺结核、甲状腺梅毒、甲状腺真菌病等，病变毁损甲状腺组织而导致甲状腺功能不足。结节性甲状腺肿的晚期常并发甲状腺功能减低。

3）药物性甲状腺功能不足：抗甲状腺药服用过量，或时间过长，可以形成甲状腺功能不足。长期服用大剂量碘剂能导致甲状腺肿及功能不足，因为高浓度碘反而能抑制甲状腺对碘的摄、储功能。长期缺碘也能引起甲状腺功能不足，甚至发生黏液性水肿。

4）垂体性甲状腺功能不足：不论何种原因引起的垂体损伤或萎缩，都会导致各靶内分泌腺的功能衰退，主要是甲状腺、肾上腺和性腺。其中甲状腺功能不足的表现往往最为突出，称继发性（垂体性）黏液水肿。这种患者除甲状腺功能减低症状外，在一定程度上尚有其他内分泌激素缺乏表现，可以推断其基本病变在垂体。偶尔垂体的病变也可能单纯导致TSH分泌不足，因而形成纯粹的甲状腺功能不足。

二、病理

本病的病理基础是黏液性水肿。可能是由于甲状腺激素减少，血液循环中甲状腺激素量降低，促甲状腺激素分泌量增多，因而导致黏多糖在组织中的沉积，有时也可引起轻度的眼球突出和眼睑水肿。成年型甲状腺功能减低如情况不严重者，可不形成黏液水肿，但各种组织仍有类似而较轻的病变。各种组织的典型病变如下。

1. 甲状腺

滤泡小而细胞呈扁平状，滤泡间有致密的纤维组织，并有局灶性的淋巴细胞和浆细胞浸润，有时可见多核巨细胞。散在或成团的甲状腺细胞也有所见，其中有些为嗜伊红性，形成Hüthle细胞，也有的呈上皮样组织转化。

2. 垂体

黏液性水肿患者的垂体切片中，常可见许多可用醛复红（aldehyde fuchsin）染色法辨认的特殊细胞，称丫细胞、小颗粒嗜碱性细胞或双染（amphophiles）细胞。这种细胞可能源自嗜碱性粒细胞或拒染细胞，有活跃的促甲状腺激素分泌功能，而能分泌生长激素的嗜酸性细胞则同时减少。

3. 其他内分泌腺

肾上腺大致正常，或者偶尔有皮质萎缩现象，而肾上腺髓质则正常。甲状腺功能减低如同时伴有肾上腺皮质萎缩，称Schmidt综合征。卵巢一般无明显变化，但可能有排卵障碍，因此绝经前的妇女其子宫内膜可能有增生或萎缩现象。男性患者，未成年者其输精管壁可有玻璃样变，管壁细胞退化，管周围纤维组织增生；而成年以后发病者其输精管变化多不显著，仅偶尔可见上述病变。甲状旁腺一般正常，偶尔可有增生现象。皮肤变化显著，汗腺和毛囊常因表皮过度角化而被阻塞，真皮水肿，胶原纤维显得肿胀、分离和破碎。细胞外的间质和黏多糖大量增加。皮下血管及其周围可能有少量的单核细胞浸润。

4. 骨骼和肌肉

骨骼较致密，骨骼肌肿胀、苍白。镜下可无明显变化，有时肌横纹消失，肌细胞退化灶、肌纤维彼此分离明显，其间有嗜碱性物质浸润。

5. 脑、心、肝、肠

脑细胞可能萎缩，神经胶质亦然，有退化灶可见。心脏可能肥厚而扩大，间质水肿，有时有纤维组织增多现象，心肌细胞的变化似骨骼肌。肝脏可能正常或者略有水肿。肠壁组织中常有主细胞增多现象，间质中有黏液积存，肠壁的平滑肌细胞也有骨骼肌相似的变化。

6. 浆膜腔

含较多体液，其蛋白质含量正常或增加。

三、临床表现

由于甲状腺的潜力很大，仅小部分组织就能产生足量的内分泌激素以维持其功能，所以临床上往往在甲状腺损伤以后很长时间（若干月或年）才逐渐出现症状，患者往往不自觉。在甲状腺功能不足症状产生前，多数有先驱症状。但如系手术切除过多、^{131}I 治疗过量所致的甲状腺功能减低，则出现症状的时间较早。

一般基础代谢降至-20%左右则出现轻微症状。最普遍的症状是：出汗减少，不耐寒冷，喜居暖室，爱穿厚衣。性格习惯也有改变，患者显得性格柔和，反应迟钝，动作缓慢，身倦乏力，经常便秘或月经过多。失聪、脱发、语言粗重、面肿目眩、脸色苍白、体重增加都可能是起病初期的症状。

当基础代谢降至-30%以下时，体征和症状都将变得更加明显，其中最突出的是非凹陷性的黏液性水肿。黏液性水肿是甲状腺功能减低的典型症状，表示本病已发展到较重阶段。此时患者仍然可能自我感觉良好，脾气很好，从不发怒，但精力减退，日常很少工作，喜居暖室，特别在冬天常整天蛰居火旁，在盛暑却反觉舒适。如未经及时治疗，可进入本病的终末期，所谓黏液性水肿恶病质期。此时不仅患者的一般症状和体征都更加明显，而且由于组织生长缓慢，出现一系列特殊体征，如舌头变得厚而肿，皮肤粗糙，头发干枯，活动减少，反应迟钝。最终可因继发性感染（肺或肾），或衰竭过甚、昏迷而死亡。一般未经治疗的患者自症状开始至死亡可长达 10～15 年。不过，就目前医疗水平及医疗知识的普及，典型的自然过程已极为罕见。

成年型甲状腺功能减低在各系统、脏器的症状和体征表现如下。

1. 一般样貌

黏液性水肿多为颈项短粗而腹部膨隆的矮胖体型者，很少见到瘦长型的人。体重因体液增多而增加。头面部病变最为显著：面部水肿，形如满月，但不似肾炎患者明显。整个面部皮肤因水肿而显得厚实，又不像肢端肥大症那样肥厚。皮色苍白，略显微黄，呈老象牙色，面颊中部可呈粉红色。眼睑狭小，眼皮水肿，上睑下垂，下睑水肿似含有一包水样。眉毛外侧部分常稀疏。眼球可稍突出，但眼球运动一般无障碍。鼻子较阔，口唇较厚，耳垂较大，前额和鼻翼旁的皱纹较深。舌头明显肥大，常致运转不灵而言语不清，舌面光滑，舌色红润，与苍白的面色恰成对照。如患者贫血严重，舌色也可变白。

患者在静居时常面无表情，反应迟钝，动作缓慢，非常软弱，性格温婉，与人交谈常面露微笑，似小孩天真状。声音嘶哑、低沉，言语谨慎、缓慢，咬字不准、发音模糊，似醉汉，这多系舌头较大，口唇较厚，腭垂、鼻腔和咽喉的黏膜水肿所致。发音和语言方面的特殊表现，可视为本病特征。有经验的临床专家在听到患者讲话后，便能做出对本病的诊断。

2. 皮肤及其附件表现

皮肤寒冷而干燥，尤以四肢为明显。皮肤很少有汗腺和皮脂腺分泌，所以皮肤经常粗糙而有脱屑，并有细小皱纹。皮下组织很厚，皮肤移动度小，似有水肿而无压陷性，但下肢有时也可有压陷性水肿。皮下脂肪常有增加，甚至形成团块，尤以锁骨上部位为多。皮肤损伤后愈合能力差。手足因黏液性水肿而显得特别宽阔，但骨骼并无增大而可与肢端肥大症相区别。指甲厚而脆，生长缓慢。毛发干燥稀少、易折断，男性胡须很少。

3. 骨骼和肌肉表现

早期，肌肉可略显僵硬，甚至强直，稍感疼痛，用甲状腺制剂治疗后可迅速恢复。黏液性水肿患者可有肌肉的普遍肥大，同时有动作迟慢和易感疲倦现象，称为霍夫曼综合征。但不像真正的肌僵直症那样有典型的肌电图变化。

关节一般无变化，偶尔可有增生性关节炎，有时则可因关节软骨萎缩而有萎缩性关节炎。偶尔可有关节僵化和运动不灵现象，在口服甲状腺制剂后可迅速恢复正常。

4. 精神和神经表现

患者常面呈微笑，表情似很得意。回答问题缓慢，但理解力正常，答语正常。记忆力减退，注意力和思考能力下降，情绪和应激性降低，反应时间明显延长。少数患者有忧虑不安现象，在晚期病例可发生精神病态。

患者嗜睡，经常在火炉旁或暖室中瞌睡；易倦，往往常在不该睡的场合假寐。这表明黏液性水肿已达严重程度，或为黏液性昏迷的前兆，但真正昏迷者少见。

在神经方面，除软弱外，一般无典型的运动障碍，有时可出现共济失调、意向性震颤、眼球震颤以及更替性运动困难。也有小脑萎缩而致眩晕者。

感觉障碍少见。但麻木、刺感、异常的痛感较为普遍，特别在外科手术或^{131}I 治疗后的甲状腺功能减低患者较为常见，发病率可达 80%。由于皮下黏液水肿，可压迫周围神经发生麻痹现象，特别是腕部的正中神经压迫症状较为多见。可以发生耳聋或眩晕，但在应用甲状腺制剂治疗后可显著恢复。

5. 呼吸和循环表现

肺功能一般无明显减退，但每分钟呼吸量和肺灌注量都减少，对 CO_2 的刺激反应减弱，可产生 CO_2 滞留黏液性水肿性昏迷，可能就是 CO_2 中毒现象。一般甲状腺功能减低患者常感气急，并常有明显循环减退现象：体温降低，神经应激性减弱，心率减慢，周围血流量减少。黏液性水肿本身不致引起心脏病变，也不会引起心力衰竭，但黏液性水肿患者的心脏变化与充血性心力衰竭相似，心脏扩大，心包、胸膜和腹膜腔有渗液，心率和周围循环缓慢，心排血量减少，而血压大致正常。近代研究认为，单纯甲状腺功能减低不致引起心力衰竭，因此甲状腺功能减低患者如伴有心力衰竭症状，应疑有其他心脏病变同时存在。此时对黏液性水肿的治疗应极为慎重，因为用甲状腺制剂治疗后，新陈代谢迅速增加，有可能导致严重的心力衰竭，也可伴发心肌梗死和脑梗死。黏液性水肿患者易致动脉粥样硬化，大多数见于 60 岁左右的病例。甲状腺制剂治疗时较易发作心绞痛，需对其剂量进行个体化监测，每个患者有自己的耐受量（药阈）。

6. 消化系统表现

严重黏液性水肿患者，消化道可有显著变化。牙齿和牙龈受影响，舌头干燥、肥厚，口、舌、咽的黏膜经常异常干燥。胃肠道黏膜萎缩，肠壁苍白肥厚，缺乏弹性，形如柔软的皮革。肠道常胀气，特别是结肠有时明显胀大，甚至有误诊为巨结肠症而行盲肠造瘘术者。消化功能常处于抑制状态。患者食欲不振，胆囊活动受抑制，可胀大。

7. 泌尿生殖系统表现

因通常饮水不多，故尿少。肾功能可出现某些异常，肾血流量和肾小球滤过功能减退。

性功能减退，男性勃起功能障碍，女性月经失调。不论男女，因性欲减退常致不育。尚能怀孕分娩者，所生婴儿大都接近正常，有时骨骼发育仍较迟缓。成年以前，男性睾丸发育不全；成年以后，则睾丸的生精小管退化。女性患者绝经前月经过多，有时甚严重而屡屡需做刮宫手术。少数病可出现闭经，但在适当替代疗法后可恢复正常。

8. 血液系统表现

约半数的黏液性水肿患者可有贫血，为造血功能低下性贫血。但贫血程度不与基础代谢率成正比。其贫血的原因是由于代谢降低，血氧减少，骨髓受到抑制。少数黏液性水肿患者还可能并发艾迪生恶性贫血。

四、诊断

1. 病史

详细询问病史有助于诊断本病，如甲状腺手术、甲状腺功能亢进^{131}I 治疗；GD、桥本甲状腺炎病史和家族史等。

2. 临床表现

本病发病隐匿，病程较长，不少患者缺乏特异症状和体征。症状主要表现以代谢率减低和交感神经兴奋性下降为主，病情轻的早期患者可以没有特异症状。典型患者畏寒、乏力、手足肿胀感、嗜睡、记忆力迟钝、声音嘶哑、听力障碍，面色苍白、颜面和（或）眼睑水肿，唇厚舌大、常有齿痕，皮肤干燥、粗糙、脱屑，皮肤温度低、水肿，手脚掌皮肤可呈姜黄色，毛发稀疏干燥，跟腱反射时间延长，脉率缓慢。少数病例出现胫前黏液性水肿。本病累及心脏可以出现心包积液和心力衰竭。重症患者可以发生黏液性水肿昏迷。

3. 实验室检查

血清 TSH 和总 T_4（TT_4）、游离（FT_4）是诊断甲状腺功能减低的第一线指标。原发性甲状腺功能减低血清 TSH 增高，TT_4 和 FT_4 均降低。TSH 增高，TT_4 和 FT_4 降低的水平与病情程度相关。血清总 T_3（TT_3）早期正常，晚期减低。因为 T_3 主要来源于外周组织 T_4 的转换，所以不作为诊断原发性甲状腺功能减低的必备指标。亚临床甲状腺功能减低仅有 TSH 增高，TT_4 和 FT_4 正常。

甲状腺过氧化物酶抗体（TPOAb）、甲状腺球蛋白抗体（TgAb）是确定原发性甲状腺功能减低病因的重要指标和诊断自身免疫甲状腺炎（包括慢性淋巴细胞性甲状腺炎、萎缩性甲状腺炎）的主要指标。一般认为 TPOAb 的意义较为肯定。日本学者经甲状腺细针穿刺细胞学检查证实，TPOAb 阳性者的甲状腺均有淋巴细胞浸润。如果 TPOAb 阳性伴血清 TSH 水平增高，说明甲状腺细胞已经发生损伤。我国学者经过对甲状腺抗体阳性、甲状腺功能正常的个体随访 5 年发现，当初访时 TPOAb >50 IU/mL 和TgAb >40 IU/mL 者，临床甲状腺功能减低和亚临床甲状腺功能减低的发生率显著增高。

4. 其他检查

有轻中度贫血，血清总胆固醇、心肌酶谱可以升高，部分病例血清催乳素升高、蝶鞍增大，需要与垂体催乳素瘤鉴别。

甲状腺功能减低的诊断思路如图 2-1 所示。

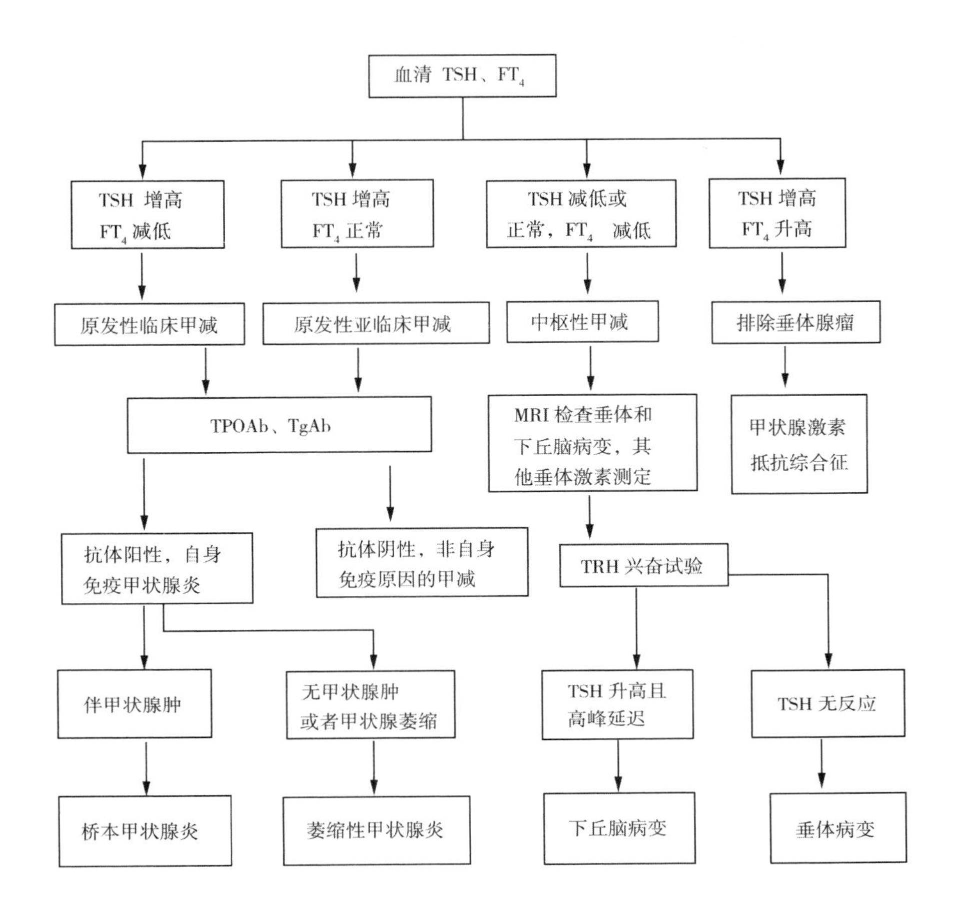

图 2-1 甲状腺功能减低的诊断思路

TSH：促甲状腺素；FT_4：游离 T_4；TPOAb：甲状腺过氧化物酶抗体；TgAb：甲状腺球蛋白抗体；TRH：促甲状腺素释放激素

根据临床表现及实验室检查结果，可将甲状腺功能减低分为严重甲状腺功能减低（黏液性水肿）、轻度甲状腺功能减低及亚临床甲状腺功能减低 3 级（表 2-1）。

表 2-1 各级甲状腺功能减低的临床表现及实验室检查结果

项目	临床表现	血清 TSH	TRH 试验	抗甲状腺抗体	血清 T_4	血清胆固醇	心电图
严重	＋＋	＋＋	＋＋	＋或 0	＋＋	＋＋	＋＋
轻度	＋	＋	＋	＋或 0	＋或 0	＋	＋
亚临床	0	＋	＋	＋或 0	0	＋或 0	＋或 0

五、鉴别诊断

最难区分的并非甲状腺功能减低而是神经质的患者。神经质患者一般为体形略胖的中年女性，经常有头晕、易倦、嗜睡、便秘、抑郁或神经质等表现，而在体格检查时无任何甲状腺功能减低的典型症状。患者 BMR 可能偏低，但 PBI 浓度、摄 ^{131}I 率、T_3 及 T_4 浓度正常。其他如慢性肾炎、恶性贫血病者也应与甲状腺功能减低进行鉴别。肾性水肿是全身性的，其皮肤紧张而具压陷性，虽血清胆固醇浓度也可较高，BMR 和 PBI 也可能较低，但摄^{131}I 率正常甚至偏高。恶性贫血患者常有舌痛、胃无酸现象。

继发性甲状腺功能减低与原发性甲状腺功能减低的鉴别诊断可以从以下 3 个方面考虑。

1. 病史

妇女的月经史非常重要。原发性甲状腺功能减低患者常月经过多。如青年妇女在分娩后不能泌乳，并随即有绝经现象（即所谓席汉综合征）是垂体损害的表现；如不伴一般的绝经期症状（面颊潮红、性情暴躁）者则更有可能；有难产产后大出血史，以后不能哺乳或伴有永久性停经、性欲减退现象者，也有垂体损害可能。无论男女，在头部受伤后有头痛、视力丧失者，表示蝶鞍有损伤可能，伤后有性欲减退亦是。黏液性水肿患者在施行甲状腺制剂替代治疗效果不显著或有不良反应者，也应疑为垂体性黏液性水肿。

2. 体格检查

垂体性黏液性水肿患者常有体重减轻。皮肤冷，但不干燥。颜面皱纹多，显得苍老。腋窝、阴部、颜面部毛发以及眼睫毛掉光，但剩余毛发并不粗糙反而显纤软。舌头不大，声音不浊，心影常缩小。女性的乳房、阴道黏膜、子宫以及男性的睾丸常有萎缩。血压一般偏低。

3. 实验室检查

垂体性黏液性水肿的各种甲状腺功能检查与原发性甲状腺功能减低同样是明显降低，BMR、PBI、摄入^{131}I 率也均降低，故鉴别意义不大。但原发性甲状腺功能减低 TSH 值常明显升高，而垂体性黏液性水肿患者的 TSH 较正常值为低。血清胆固醇，原发性者常增高，而垂体性者常降低。血糖测定，原发性者罕见降低，而继发性者明显降低。肾上腺皮质激素测定和生殖腺功能测定对两者的鉴别也常有帮助。如为垂体性黏液性水肿，“水盐”内分泌测定及血清钠、氯浓度均较低，做 Kepler 利尿试验和 Cutler-Power-Wilder 禁盐试验不正常，常有肾上腺皮质功能衰退的典型表现，尿中 17-羟皮质素含量测定几乎为 0。胰岛素耐受试验时，垂体性黏液性水肿患者常有胰岛素过敏和低血糖现象，小剂量的胰岛素注射也能导致血糖迅速而持续地下降，甚至有发生胰岛素休克和昏迷的危险。此外，卵巢促卵泡激素的尿排出量有时对诊断也有帮助。

对少数患者根据病史、体格检查及上述实验室检查仍不能鉴别时，TSH 刺激试验可能提供帮助。垂体性黏液性水肿患者，一般在连续 3 天肌内注射 10 U TSH 以后，应能使^{131}I 的吸收率恢复正常。而原发性甲状腺功能减低患者对此试验无反应。但值得注意的是，如垂体性甲状腺功能减低患者病期已久，其甲状腺已纤维化，TSH 试验可能无反应，而原发性甲状腺功能减低者有时也可能对 TSH 有反应，因其残余甲状腺组织可能尚有一定功能。

对垂体性黏液水肿患者与原发性黏液性水肿同时伴有肾上腺皮质功能不全者可通过做 ACTH 试验作鉴别。单纯性垂体性黏液性水肿患者，在 ACTH 注射后各种试验可发现其肾上腺皮质功能已有所改善，而同时伴有肾上腺皮质功能不全的原发性黏液性水肿患者则无任何反应。

六、治疗

1. 治疗目标

临床甲状腺功能减低症状和体征消失，TSH、TT_4、FT_4 值维持在正常范围。左甲状腺素

（$L-T_4$）是本病的主要替代治疗药物。一般需要终身替代；也有慢性淋巴细胞性甲状腺炎所致甲状腺功能减低自发缓解的报道。近年来一些学者提出应当将血清TSH的上限控制在<3.0 mIU/L。继发于下丘脑和垂体的甲状腺功能减低，不能把TSH作为治疗指标，而是把血清TT_4、FT_4达到正常范围作为治疗的目标。

2. 治疗剂量

治疗的剂量取决于患者的病情、年龄、体重和个体差异。成年患者$L-T_4$替代剂量50～200 μg/d，平均125 μg/d。按照体重计算的剂量是1.6～1.8 μg/（kg·d）；儿童需要较高的剂量，大约2.0 μg/（kg·d）；老年患者则需要较低的剂量，大约1.0 μg/（kg·d）；妊娠时的替代剂量需要增加30%～50%；甲状腺癌术后的患者需要剂量约2.2 μg/（kg·d），以抑制TSH在防止肿瘤复发需要的水平。T_4的半衰期是7天，所以可以每天早晨服药1次。甲状腺片是动物甲状腺的干制剂，因其甲状腺激素含量不稳定和T_3含量过高已很少使用。

3. 服药方法

起始的剂量和达到完全替代剂量所需时间要根据年龄、体重和心脏状态确定。年龄<50岁、既往无心脏病史患者可以尽快达到完全替代剂量；年龄>50岁患者服用$L-T_4$前要常规检查心脏状态，一般从25～50 μg/d开始，每天1次口服，每1～2周增加25 μg，直至达到治疗目标。患缺血性心脏病患者起始剂量宜小，调整剂量宜慢，防止诱发和加重心脏病。理想的$L-T_4$服药方法是在饭前服用，与其他药物的服用间隔应大于4小时，因为有些药物和食物会影响T_4的吸收和代谢，如肠道吸收不良及氢氧化铝、碳酸钙、硫糖铝、硫酸亚铁、食物纤维添加剂等均可影响小肠对$L-T_4$的吸收；苯巴比妥、苯妥英钠、卡马西平、利福平、异烟肼、洛伐他汀、胺碘酮、舍曲林、氯喹等药物可以加速$L-T_4$的清除。甲状腺功能减低患者同时服用这些药物时，需要增加$L-T_4$用量。

4. 监测指标

补充甲状腺激素，重新建立下丘脑—垂体—甲状腺轴的平衡一般需要4～6周的时间，所以治疗初期，每间隔4～6周测定相关激素指标。然后根据检查结果调整$L-T_4$剂量，直到达到治疗目标。治疗达标后，需要每6～12个月复查1次有关激素指标。

七、预防

碘摄入量与甲状腺功能减低的发生和发展显著相关。我国学者发现碘超足量［尿碘中位数（MUI）200～299 μg/L］和碘过量（MUI≥300 μg/L）可以导致自身免疫性甲状腺炎和亚临床甲状腺功能减低患病率和发病率的显著增加，促进甲状腺自身抗体阳性人群发生甲状腺功能减低；碘缺乏地区补碘至碘超足量可以促进亚临床甲状腺功能减低发展为临床甲状腺功能减低。所以，维持碘摄入量在尿碘100～199 μg/L安全范围是防治甲状腺功能减低的基础措施。特别是对于具有遗传背景、甲状腺自身抗体阳性和亚临床甲状腺功能减低等易感人群尤其重要。

掌握甲状腺手术中甲状腺的切除量是预防成人甲状腺功能减低的关键。一般而言，腺体增大越明显，保留的甲状腺组织可适当多一些；相反，甲状腺组织增大不明显而功能亢进症状又较严重者，保留的腺体要适当少一些。但切除量应个体化，这需要手术医师积累丰富的经验。甲状腺癌、结节性甲状腺手术时，要按甲状腺癌的术式原则进行，结节性甲状腺肿切除量亦比较多，故术后常规服用甲状腺片可以预防复发，还是预防术后甲状腺功能减低的主要措施。结节性甲状腺肿的本质是甲状腺功能不足，故术后常规服用甲状腺片不仅可以预防复发，且可避免术后甲状腺功能减低。在施行^{131}I治疗时，应按^{131}I治疗操作常规，剂量要掌握准确。对使用药物治疗甲状腺功能亢进者，其药物剂量要进行个体化定量，特别是维持量的确定要准确；服药治疗的时间也要十分注意，适时而止，既可避免复发或治疗不彻底，又可防止后续的甲状腺功能减低出现。当甲状腺手术后、^{131}I及药物治疗后患者有轻微的甲状腺功能减低表现，即应做T_3、T_4等有关检查，以便及时发现和治疗后续甲状腺功能减低，万不可等到患者发展到黏液性水肿才治疗。

（阿斯楞）

第八节　幼年型甲状腺功能减退症

发生在成熟前儿童期的甲状腺功能低下称幼年型甲状腺功能减退症（又称幼年型甲状腺功能减低）。本病发病年龄越早越像克汀病，发病年龄晚则像成年型甲状腺功能减低。

幼年型甲状腺功能减低病因复杂，可能是散发性克汀病患者早期处于甲状腺功能代偿状态，随年龄增长，甲状腺功能失去代偿而发病。也可能成年型甲状腺功能减低发病较早，在儿童期发生所致。故其病因与成年型甲状腺功能减低的病因类似。

本病的临床表现与起病的年龄和发育情况有密切的关系，幼儿发病者除体格发育迟缓和面容改变不如克汀病显著外，其余均和克汀病类似，有较明显的神经系统发育障碍。其主要临床表现为：智力低下，生长发育迟缓，身材矮小，牙齿萌出及更换较晚，面容幼稚，表情呆滞，多毛，反应迟钝，少语、声细，少动，少食，怕凉，体重迅速增加，皮肤粗糙，脱屑，性腺发育迟缓等。

2～3岁后中枢神经系统基本发育成熟，此后到青春发育期发病，大多数似成年型甲状腺功能减低，但智力偏低，发病年龄低越早越明显，伴有不同程度的生长阻滞和青春期延迟，偶见性早熟和乳汁分泌，可能和TRH促进催乳素分泌有关。垂体性甲状腺功能减低，一般病情较轻，部分有性腺发育不良或不发育。幼年型甲状腺功能减低的实验检查方法和结果与克汀病及成年型甲状腺功能减低相同。

幼年型甲状腺功能减低也应强调早期诊断和早期治疗，以免影响儿童的发育，治疗原则如克汀病和黏液水肿相同，一般患者智力发育影响较小，长期服药体格和性腺均可得到正常发育，预后较佳。

其具体治疗方法主要是补充甲状腺激素，用法同克汀病。一般用药半个月后症状便可得到改善，但神经系统症状恢复较慢，坚持长期服药，可恢复正常的体格发育，性腺发育也可以恢复。但要注意用药不可过量。

（阿斯楞）

第九节　克汀病

克汀病（Cretinism disease）是发生在胚胎期或新生儿期的甲状腺功能低下。因为此种患儿又矮又呆傻，又称呆小症，即Fagge病。此病分为地方性和散发性两种。地方性克汀病发生在地方性甲状腺肿的流行区，发生的主要原因是胚胎期和新生儿期严重缺碘。散发性克汀病发病地区是散发性的，主要原因是先天性甲状腺发育异常，多与遗传因素有关，有的是因为母亲妊娠期服用过多的抗甲状腺药或放射性碘，有的则是甲状腺本身病变所致。

一、临床表现

本病的典型表现是呆、小、聋、哑、瘫。克汀病患儿有独特面容：头大额低短，脸宽而苍白；眉间宽、眼裂狭窄，眼睛小；鼻梁下陷，鼻翼肥厚，鼻孔向前；唇厚，张口伸舌，舌体肥大，经常流涎；皮肤干燥，头发稀枯等。患儿智力发育障碍。轻者智力低下，仅能写简单数字，理解力差，动作迟钝，不能入学学习；重者为痴呆，饮食、大小便能自理，但无语言表达及劳动能力；最重者为白痴，生活完全不能自理，饮食，大小便，穿衣等均需他人照顾。患儿发育迟缓；听力减退，半聋或全聋；声音嘶哑，言语不清，半哑或全哑；可有瘫痪，爬行、步态不稳，行走如鸭步。

二、实验室检查

摄取^{131}I率低，呈“碘饥饿”状态；基础代谢率（BMR）下降；血浆蛋白结合碘测定减少；T_4偏低或降至正常以下；T_3有的降低，有的正常，有的可有代偿性增高；TSH一般增高，也可正常，当甲状腺功能减退明显时，血清TSH增高尤为明显。

三、诊断

在婴幼儿时期，本病诊断颇难，因各种症状不明显，各项检查也较为困难，故易漏诊。当年龄较大，临床表现典型者，则诊断并不困难。其诊断标准如下。

1. 必备条件

（1）出生、居住于低碘地方性甲状腺肿流行地区。

（2）有精神发育不全，主要表现为不同程度的智力低下。

2. 辅助条件

（1）神经系统症状。

1）不同程度的听力障碍。

2）不同程度的语言障碍。

3）不同程度的运动神经障碍。

（2）甲状腺功能减退症状。

1）不同程度的身体发育障碍。

2）不同程度的克汀病形象：如傻相、面宽、眼距宽、鼻梁塌、腹部膨隆等。

3）不同程度的甲状腺功能减低表现：如黏液性水肿，皮肤、毛发干燥，X线检查见骨龄落后和骨骺愈合延迟，PBI降低，血清T_4降低，TSH增高。

有上述的必备条件，再具有辅助条件中神经系统症状或甲状腺功能低下症状任何一项或一项以上，而又可排除分娩损伤，脑炎、脑膜炎及药物中毒等病史者，即可诊为地方性克汀病；如有上述必备条件，但又不能排除引起类似本病症状的其他疾病者，可诊断为可疑患者。

地方性克汀病治疗越早，疗效越好，因而早期诊断特别在婴幼儿时期的早期诊断十分重要。若能密切细致地观察婴幼儿的行为，并结合必要的体格检查和实验室检查，常能发现克汀病患儿。早期的诊断要点如下。

（1）行为：患儿常表现为异常安静，吸乳无力，笑声微弱、嘶哑，动作反应迟钝，不活泼，无表情，对周围事物淡漠，常有便秘。

（2）体格检查：患儿的发育落后于实际年龄，如抬头、颈部运动、坐、站及走均晚；前囟门闭合迟，出牙迟；全身肌肉张力低，尤其是肩部肌肉松弛；腹部膨隆，有时有脐疝；皮肤粗糙，常呈灰白或黄色。有人提出跟腱反射的半松弛时间的延长，可作为本病的早期诊断指标。

（3）实验室检查：X 线骨龄检查，尤其是新生儿应该有股骨远端的骨骺出现，若无则对此病的早期诊断有很大的价值。最有诊断意义的检查是新生儿及婴幼儿血清 T_4 及 TSH 的测定。T_4 低于正常值、TSH 高于正常值，甲状腺功能减低诊断即可成立。

四、鉴别诊断

首先应注意与散发性克汀病进行鉴别。散发性克汀病又称先天性甲状腺功能减退，首先是发生在非地方性甲状腺肿流行区，但在地方性甲状腺肿流行区也可以发生，故应与地方性克汀病鉴别。散发性克汀病患者的甲状腺变小或缺乏，30% ~70% 为异位甲状腺。其原因可能是先天性或自身免疫抗体或某些毒性物质破坏甲状腺组织所致。这类患者有明显的甲状腺功能减退，甲状腺摄 ^{131}I 率很低，甲状腺扫描甲状腺图形变小或缺如或有异位甲状腺。散发性克汀病智力低下不如地方性克汀病明显，甲状腺功能减低症状则明显，常有黏液性水肿，T_3、T_4、PBI 明显降低，TSH 增高；体格发育障碍，身体矮小，骨化中心生理迟缓，骨骺碎裂，骨骺延缓闭合等均明显；一般无聋哑，几乎没有地方性克汀病那些神经肌肉运动障碍。此外，尚须与 Pendred 综合征（先天性耳聋）、唐氏综合征、一般聋哑患者、垂体侏儒症、维生素 D 缺乏病（佝偻病）、苯丙酮尿症，劳蒙毕综合征（Laurence-Moon-Biedl）及脂质软骨营养障碍（Gargoylism 病）等鉴别。

五、治疗

对克汀病应早期治疗，治疗越早，效果越好。延误治疗会使神经系统受到损害，体格发育受到影响。

1. 补碘

其方法同地方性甲状腺肿。

2. 口服甲状腺片

为替代疗法，其常规用量见表 2-2。

表 2-2　克汀病甲状腺片（粉）常规用量

年龄	2 个月	4 个月	8 个月	12 个月	2 岁	5 岁	12 岁	14 岁	成人
甲状腺片用量（mg/d）	6	12	18	24 ~30	30 ~60	60 ~90	90 ~120	120 ~150	<240

开始用足量的 1/3，后逐渐增大，每 1 ~2 周增加 1 次。1 岁以下小儿每次增加 6 mg，1 岁以上每次增加剂量以 15 mg 为限，至症状显著改善。此剂量可为持续量长期服用，要注意剂量的个体化原则。

3. 左甲状腺素（L-T_4）治疗

80% T_4 被吸收，在外周组织中根据需要转化有代谢活性的三碘甲腺原氨酸（T_3）。T_4 的生物半衰期约7天。2～3天才显示作用，作用持续4周。为了确保左甲状腺素（优甲乐）吸收理想，宜在早餐前约30分钟空腹服用。开始剂量25 μg/d，后增至100～200 μg/d，作为长期治疗方案。如果单用左甲状腺素疗效不够，必要时可补充小剂量的L-T_3。80%～100%的T_3被吸收，收效较快，生物半衰期约1天，作用持续时间约10天。因为含T_3制剂导致血中非生理所需的T_3高浓度，所以现在只在例外情况下使用。通常替代疗法必须终身使用，原则上无禁忌证，预后极好。妊娠期机体对激素的需求增大40%，应对T_4剂量做相应调整。此外，妊娠期应补充碘100 mg/d，以预防婴儿缺碘。

4. 其他治疗

对16岁以上的女性患者，应加服己烯雌酚，口服1～2 mg/d，连服22天，停药1周，一般服用半年或1年，可使生殖腺发育成熟，月经来潮。对男性青年患者可用甲睾酮或丙酸睾酮，3次/日，口服每次5～10 mg。此外，要注意增加营养，补充维生素A、维生素B、维生素C和钙剂，多吃含蛋白质丰富的食物，对儿童的体格和智力发育是有益的。

六、预防

（1）在地方性甲状腺肿流行区，长期食用碘盐，或者给予其他补碘措施。积极防治地方性甲状腺肿，以防止新的典型克汀病的发生。

（2）对流行区的妊娠女性及哺乳期妇女，可口服碘化钾，还可以补充一定量的甲状腺激素，如口服甲状腺片。从小剂量开始，先给全量的1/4，密切观察，若无不适症状，脉搏<90次/分，连日加量，于2周内达到150～200 mg/d。从怀孕开始服用，直到哺乳结束。

（3）给孕妇肌内注射碘油。在流行区，给孕妇一次性肌内注射碘油2 mL。碘供应的有效期为3～5年，这2 mL碘油已足够怀孕期及哺乳期母亲以及胎儿、婴儿所需要的全部碘量。此法简便易行，特别适用于地广人稀的偏僻山区，是预防地方性克汀病的良好方法。

（何坤元）

第三章

乳腺癌

第一节　病因

一、诱发因素

1. 年龄

在女性中，乳腺癌发病率随着年龄的增长而上升，在月经初潮前罕见，20 岁前也少见，但 20 岁以后发病率迅速上升，45 ~ 50 岁较高，但呈相对的平坦，绝经后发病率继续上升，到 70 岁左右达最高峰。死亡率也随年龄增加而上升，在 25 岁以后死亡率逐步上升，直到老年时始终保持上升趋势。

2. 遗传与家族因素

有家族史的妇女中如有第一级直亲家族的乳腺癌史者，其乳腺癌的危险性明显增高，是正常人群的 2 ~ 3 倍；且这种危险性与绝经前后患病及双侧或单侧患病的关系密切。绝经前乳腺癌患者的一级亲属危险性增加 3 倍，绝经后增加 1. 5 倍；双侧乳腺癌患者一级亲属的危险性增加 5 倍；如果是绝经前妇女双侧乳腺癌，其一级亲属的危险性增加 9 倍，而同样情况对绝经后妇女的一级亲属危险性增加为 4 倍。乳腺癌家族史是一个重要危险因素，这可能是遗传易感性造成的，也可能是同一家族具有相同的生活环境所致。遗传异常的 BRCA1 或 BRCA2 基因突变也使乳腺癌发病危险性明显增高。

3. 其他乳房疾病史

有关乳腺癌发生的公认假设为持续数年的持续进展的细胞增殖改变：正常乳管→管内增生→不典型增生→导管原位癌→浸润性导管癌。在部分女性体内导管内细胞的增殖导致了导管增生，少部分进一步发展为小叶原位癌和导管原位癌；部分最终发展为恶性浸润性癌。现认为，不会增加癌变风险的良性乳腺疾病，包括腺病、乳腺导管扩张、单纯纤维腺瘤、纤维化、乳腺炎、轻度上皮增生、囊肿及大汗腺和鳞状上皮组织化生等。会轻度增加乳腺癌发病风险的良性乳腺疾病包括复杂性纤维腺瘤、中至重度典型或非典型上皮增生、硬化性腺病和乳头状瘤。而不典型导管或小叶增生则会使乳腺癌发病的风险升高 4 ~ 5 倍，如果同时伴有一级亲属患有乳腺癌，则可升高至 10 倍。

4. 月经初潮年龄、绝经年龄

初潮年龄 <12 岁，绝经年龄 >55 岁，行经年数 >35 年为各自独立的乳腺癌危险因素。

初潮年龄 <12 岁者乳腺癌发病的危险性为年龄 >17 岁者的 2.2 倍；而绝经年龄 >55 岁者比年龄 <45 岁的危险性也相应增加，绝经年龄越晚，乳腺癌的风险性越高；行经期大于 35 年比行经期小于 25 年的妇女发生乳腺癌的危险性增加 2 倍。

5. 初产年龄、生育次数、哺乳月数是 3 个密切相关的生育因素

首次妊娠年龄较晚、最后一次妊娠年龄较大都可增加患乳腺癌的危险度。生育次数增加则可降低乳腺癌发生的危险度。哺乳也可降低乳腺癌发生的危险性，随着哺乳时间的延长，乳腺癌发生的危险呈下降趋势，其机制可能与排卵周期的抑制而使雌激素水平下降，催乳素水平升高有关。

6. 口服避孕药和激素替代治疗

流行病学研究证实，乳腺癌发病危险增加与使用口服避孕药无关联或仅有轻微关联。但是，在某些特殊类型的女性中，使用口服避孕药会增加乳腺癌发生的危险度，包括一级亲属患有乳腺癌的女性和 BRCA1 基因携带者。并且，年龄较小时使用口服避孕药的女性和使用较早规格口服避孕药的女性发生乳腺癌的风险均较高。

绝经后妇女如长期服用雌激素或雌激素加孕激素替代治疗，可能会增加乳腺癌的危险性，特别是超过 5 年的长期治疗者。

7. 饮食与肥胖

长期高脂肪膳食的情况下，肠道内细菌状态发生改变，肠道细菌通过代谢可能将来自胆汁的类固醇类物质转变为致癌的雌激素。高热量膳食可使妇女月经初潮提前和肥胖增加，肥胖妇女可代谢雌烯二酮成为脂肪组织中的雌激素，其血清雌酮也增高。这些因素都可以增加乳腺癌的危险性。

8. 饮酒

近 20 年来的绝大多数流行病学研究均表明，饮酒和乳腺癌发病危险的增加有关。随着酒精消耗量的增加，乳腺癌发病相对危险度持续升高，但是效应量很小；与不饮酒者相比，每天平均饮酒 12 g 的女性（近似一个典型酒精饮料的量）乳腺癌发病的相对危险度为 1.1。

9. 吸烟

较早年龄开始主动吸烟的女性会使乳腺癌发病危险度轻度增加；未生育且平均每天吸烟量≥20 支的女性以及累计吸烟时间≥20 年的女性，乳腺癌发病的危险度明显增加。

10. 电离辐射

随着电离辐射暴露剂量增加，乳腺癌发病危险性升高。

11. 精神因素

性格内向，长期烦恼、悲伤、易怒、焦虑、紧张、疲倦等不良情绪，均可作为应激源刺激机体，产生一系列应激反应，通过心理→神经→内分泌→免疫轴的作用，导致机体免疫监视、杀伤功能降低，T 淋巴细胞减少，抑制抗癌瘤的免疫，在致癌因子参与下促使癌症的发生、发展。

12. 其他系统疾病

一些疾病如非胰岛素依赖型糖尿病会增加乳腺癌发病的危险性，而子痫、先兆子痫或妊娠期高血压疾病则会减少乳腺癌发病的危险性。

虽然许多乳腺癌危险因素具有很高的相对危险度，但是几乎没有一种乳腺癌的危险因素在人群中的影响高于 10% ~15% 。年龄是乳腺癌的最主要危险因素之一。美国女性浸润性

乳腺癌的发病率和年龄的关系、乳腺癌的常见危险因素及其相对危险度和归因危险度见表3-1。

表3-1　乳腺癌的传统危险因素及其相对危险度和人群归因危险度

危险因素	基线分类	危险分类	相对危险度	暴露率（%）	人群归因危险度
初潮年龄	16岁	<12岁	1.3	16	0.05
绝经年龄	45～54岁	>55岁	1.5	6	0.03
初产年龄	<20岁	没有生育或年龄>30岁	1.9	21	0.16
乳腺良性疾病	未行切检或针吸检查	任何良性疾病	1.5	15	0.07
		乳腺增生性疾病	2.0	4	0.04
		非典型增生	4.0	1	0.03
乳腺癌家族史	一级亲属无	母亲患乳腺癌	1.7	8	0.05
		两个一级亲属患乳腺癌	5.0	4	0.14

注：人群归因危险度＝［暴露率×（相对危险度－1）］÷｛［暴露率×（相对危险度－1）］+1｝。

二、发病机制

1. 遗传因素

Li（1988）报道，美国患有软组织恶性肿瘤的年轻人，其孩子有的患乳腺癌，这是乳腺癌综合征。研究证明了女性乳腺癌中有部分患者是由遗传基因的传递所致，即发病年龄越小，遗传倾向越大。随着遗传性乳腺癌发病机制的深入研究，将来可能会有一定的阐述。遗传性乳腺癌的特点：①发病年龄轻；②易双侧发病；③在绝经前患乳腺癌患者，其亲属也易在绝经前发病。

2. 基因突变

癌基因可有两种协同的阶段但又有区别，即启动阶段和促发阶段。目前对癌基因及其产物与乳腺癌发生和发展的关系，已得出结论：有数种癌基因参与乳腺癌的形成；正常细胞第1次引入癌基因不一定发生肿瘤，可能涉及多次才发生；癌基因不仅在启动阶段参与细胞突变，而且在乳腺癌形成后仍起作用；在正常乳腺上皮细胞—增生—癌变过程中，可能有不同基因参与。诱因如下。

（1）放射线照射可引起基因损伤，使染色体突变，导致乳腺癌发生。

（2）内分泌激素对乳腺上皮细胞有刺激增生作用。动物实验表明，雌激素主要作用于癌形成的促发阶段，而正常女性内分泌激素处于动态平衡中，故乳腺癌的发生与内分泌紊乱有直接关系。

雌激素、黄体酮、催乳素、雄激素和甲状腺激素等与乳腺癌的发生发展均有关系。乳腺中的雌激素水平比血液中雌激素水平高若干倍。乳腺中的胆固醇及其氧化产物，即胆固醇环氧化物可诱发乳腺上皮细胞增生，且胆固醇环氧化物本身便是一种致突变、致癌、有细胞毒性的化合物。

（3）外源性激素：如口服避孕药，治疗用雌激素、雄激素等，都可引起体内上述内分泌激素平衡失调，产生相应的效应。

（4）饮食成分和某些代谢产物如脂肪与乳腺癌的关系：由动、植物油引起的高脂血症的小鼠乳腺肿瘤发生率增加。在致癌剂对小鼠致癌作用的始动阶段，增加脂肪量不起作用，但在促发作用阶段，脂肪喂量增加，肿瘤增长迅速加快。

3. 机体免疫功能下降

机体免疫力下降，不能及时清除致癌物质和致癌物诱发的突变细胞，是乳腺癌发生的宿主方面的重要因素之一。随着年龄的增长，机体的免疫功能尤其是细胞免疫功能下降，这是大多数肿瘤包括乳腺癌易发生于中老年的原因之一。

4. 神经功能状况

乳腺癌患者不少在发病前有过精神创伤，表明高级神经系统过度紧张，可能为致癌剂的诱发突变提供有利条件。

（刘海峰）

第二节　组织学分类

一、非浸润性癌

（一）导管原位癌（DCIS）

肿瘤细胞仅限于导管内，没有间质浸润。导管内的癌细胞可排列成实性、筛状、乳头状、低乳头状、匍匐状等。依据核异型程度，结合管腔内坏死、核分裂及钙化等，通常将 DCIS 分为三级。当见到不同级别的 DCIS 混合存在或在同一活检组织或同一管腔中存在不同的 DCIS 结构，尽可能提示各级别 DCIS 所占的比例。

（二）小叶原位癌（LCIS）

病变位于终末导管小叶单位，75% 的病例可见伴有末梢导管的派杰扩展。低倍镜下见小叶结构存在，一个或多个小叶的腺泡由于细胞的增殖导致不同程度扩张。常见类型（经典型）的增殖细胞单一、体积小，核圆形、大小均匀，核仁不清楚，染色质均匀分布，胞质稀少，细胞轮廓不清，排列松散，坏死、钙化及核分裂象均少见。变异型是指大腺泡、多形细胞、印戒细胞、大汗腺细胞、粉刺型等。

（三）乳头派杰病（Paget′s 病）

在乳头、乳晕鳞状上皮内出现恶性腺上皮细胞，其下方常伴有导管内癌。当伴有显著的浸润性癌，则按浸润性癌的组织学类型进行分类，并注明伴发乳头派杰病。

二、微浸润性癌

指在原位癌的背景上，在小叶间间质内出现一个或几个镜下明确分离的微小浸润灶。当不能确定是浸润时，应诊断为原位癌。

三、浸润性癌

（一）浸润性导管癌

1. 非特殊型

非特殊型浸润性导管癌是最大的一组浸润性乳腺癌，由于缺乏典型特征，不能像小叶癌或小管癌那样被单分为一种特殊的组织学类型。当浸润性导管癌伴广泛的导管原位癌成分时（指导管内癌成分占整个癌组织的4/5以上），提倡在诊断为非特殊型浸润性导管癌同时，注明导管内癌所占比例。

2. 混合型

根据取材的切片，超过50%的肿瘤区域表现为非特殊型形态者，诊断为非特殊型浸润性导管癌。否则将其归入混合型，并提倡标注出伴有的特殊型癌分类及比例。

3. 多形性癌

多形性癌是高分级的非特殊型浸润性导管癌的一种罕见变型，以奇异的多形性肿瘤巨细胞占肿瘤细胞的50%以上为特征，背景多为腺癌或腺癌伴梭形或鳞状分化。

4. 伴有破骨巨细胞的癌

肿瘤间质中可见破骨细胞样巨细胞，并伴有炎细胞浸润、纤维母细胞增生、血管增生，可见外渗的红细胞、淋巴细胞、单核细胞，与组织细胞排列在一起，其中一些组织细胞含有含铁血黄素。巨细胞大小不一，围绕在上皮成分周围或位于由癌细胞构成的腔隙内，含有数目不等的细胞核。此型肿瘤中的癌组织部分常为高至中等分化的浸润性导管癌，但其他所有类型的癌均可出现，特别是浸润性筛状癌、小管癌、黏液癌、乳头状癌、小叶癌、鳞癌和其他化生性癌。

5. 伴有绒癌特征的癌

非特殊型浸润性导管癌的患者血浆中β-绒毛膜促性腺激素（β-HCG）可升高，60%的病例可找到β-HCG阳性细胞。伴有绒癌特征癌的病例极少，仅有个别报道，均发生在女性，年龄为50～70岁。

6. 伴有黑色素瘤特征的癌

有些发生于乳腺实质的罕见肿瘤，表现出导管癌和恶性黑色素瘤共同的特征，有的还可见一种细胞向另一种细胞过渡的现象。

（二）浸润性小叶癌

浸润性小叶癌的组织形态学可分为经典型和变异型。经典型的癌细胞常单个散在，弥漫浸润于乳腺小叶外的纤维间质中或呈单行线状排列；也可围绕乳腺导管呈同心圆样靶环状排列。癌细胞体积较小，均匀一致，彼此之间缺乏黏附性。细胞核呈圆形或不规则的卵圆形，核分裂象少见。细胞质少，位于细胞边缘，细胞内偶见黏液。肿瘤背景结构紊乱，宿主反应较轻。大多数经典型浸润性小叶癌伴有小叶原位癌成分。变异型中较为常见的有实性型、腺泡型和多形型三种。

（三）小管癌

一种特殊类型的乳腺癌，预后良好，其特征是具有高分化的小管结构，小管由单层上皮细胞组成。

（四）浸润性筛状癌

一种预后良好的浸润性癌，其组织形态类似筛状导管内癌，可混合部分（小于50%）小管癌成分。

（五）髓样癌

髓样癌是一种特殊类型的乳腺癌，其形态学特征为肿瘤边界清楚、癌细胞呈合体样、异型明显、呈大片块状分布、缺乏腺样结构、间质成分少，伴有大量淋巴细胞浸润。

（六）分泌黏液的癌

以产生丰富的细胞内和/或细胞外黏液为特征的乳腺癌，包括黏液癌、黏液性囊腺癌、柱状细胞黏液癌和印戒细胞癌。

（七）原发性神经内分泌肿瘤

是一组形态学特征与发生在胃肠道和肺部的神经内分泌肿瘤相同的肿瘤，肿瘤中有50%以上的癌细胞表达神经内分泌标志物。本组肿瘤不包括神经内分泌标志染色有散在或局部阳性细胞的非特殊型乳腺癌。

（八）浸润性乳头状癌

浸润性乳头状癌大部分发生于绝经后妇女。镜下可见浸润性乳头状癌呈膨胀性生长、边界清楚、有纤细或钝的乳头状突起。癌细胞胞浆呈典型的双染性，可见顶部突起。核中度异型，肿瘤间质不丰富。

（九）浸润性微乳头状癌

浸润性微乳头状癌临床上通常表现为实性肿块，有约70%的病例在发现乳腺肿物时即有腋下淋巴结转移征象。镜下特征：肿瘤细胞排列成小的细胞簇，形成微乳头或微腺管，位于类似于脉管的间质裂隙中。纯型浸润性微乳头状癌罕见，多为混合型。浸润性微乳头状癌特殊的生长方式与其伴有的脉管浸润和淋巴结转移有关，其淋巴结转移率明显高于非特殊型浸润型导管癌，预后差。因此，镜下发现浸润性微乳头状癌成分即诊断，并标出所占比例。

（十）大汗腺癌

90%以上的肿瘤细胞显示大汗腺细胞的细胞学和免疫组化特征。

（十一）化生性癌

是以腺癌成分伴有明显的梭形细胞分化、鳞化和（或）间叶分化（伴骨化生的癌、伴软骨化生的癌、产生基质的癌、癌肉瘤）的一组异质性癌。化生的梭形细胞癌和鳞状细胞癌可不伴有腺癌成分而单独存在。化生性癌可依据肿瘤成分分成许多亚型。

（十二）富脂质癌

90%的肿瘤细胞胞质内含有丰富中性脂质的乳腺癌。

（十三）分泌性癌

一种罕见的低级别恶性肿瘤，伴有实性、微囊状和小管结构，肿瘤细胞可产生丰富的胞内和胞外抗淀粉酶消化的PAS染色阳性物质。

（十四）嗜酸性细胞癌

由70%以上嗜酸性细胞构成的乳腺癌。

（十五）腺样囊性癌

一种具有低度侵袭潜能的恶性肿瘤，组织学特征与唾液腺同类肿瘤相似。

（十六）腺泡细胞癌

是一类显示腺泡细胞（浆液性）分化的肿瘤。

（十七）富糖原透明细胞癌

富糖原透明细胞癌是一种特殊类型的乳腺癌，其形态学特点为超过 90% 的癌细胞胞浆透明，其内富含糖原。

（十八）皮脂腺癌

形态学上具有皮肤附件皮脂腺分化特征的一种原发性乳腺癌。目前尚无证据表明其来源于乳腺皮肤的皮脂腺。

（十九）炎性乳腺癌

因癌细胞侵犯淋巴管导致淋巴回流受阻，是有特异临床表现的一种特殊形式的乳腺癌。绝大多数病例的皮肤淋巴管明显受累。炎性乳腺癌属于局部晚期乳腺癌，临床分期为 T_{4d}。仅有皮肤淋巴管癌栓，但缺乏临床表现的病例不能被诊断为炎性乳腺癌。

（刘海峰）

第三节　临床表现与辅助检查

一、临床表现

要做到乳腺癌的早期发现和早期诊断，必须系统地了解和掌握乳腺癌的临床表现，特别是早期乳腺癌的临床表现，如乳腺局限性腺体增厚、乳头溢液、乳头糜烂、乳头轻度回缩、局部皮肤轻度凹陷、乳晕轻度水肿及绝经后乳房疼痛等。

1. 乳腺肿块

乳腺肿块是乳腺癌患者最常见的临床表现，80% 的乳腺癌患者以乳腺肿块为主诉就诊。乳房肿块多由患者或其配偶无意中发现，但随着肿瘤知识的普及和防癌普查的开展，患者行乳腺自我检查和医师常规查体发现的乳房肿物比例逐渐增加。发现乳腺肿块后应注意其所具有的特征。

（1）部位：经过乳头划一条横线和一条竖线，两条垂直线将乳房分成 4 个象限，分别为外上象限、内上象限、内下象限、外下象限。以乳头为圆心，以乳晕外 2 cm 为半径画一个圆，圆内的部分称为中央区。临床研究发现，乳房外上象限是乳腺癌的好发部位，1/3 以上的乳腺癌原发于外上象限。

（2）数目：乳腺癌以单侧乳房的单发肿块为常见，偶尔也见单侧多发肿块及原发双侧乳腺癌。

（3）大小：乳房肿块就诊时的大小有明显的地区差异，这与民族习俗及医疗保健水平有关。以往因就诊较晚，直径 5 cm 左右较大的肿块多见。近年随着乳腺自我检查的普及和肿瘤普查的开展，直径≤2 cm 肿块的比例明显增多，且不少为临床 T_0 癌。T_3 期乳腺癌逐渐减少。

（4）形态及边界：乳腺癌一般为不规则的球形块，边界欠清。有的也可呈扁片状，表面结节感，无清楚边界。应当注意的是，肿瘤越小，上述特征越不明显，有时可表现为表面光滑，边界比较清楚，很像良性肿块。即使较大的肿块，如有些特殊型癌，因浸润较轻，也可表现为边界较清楚、活动度良好。

（5）硬度：乳腺癌肿块大多为实性，较硬，有的似石样硬，但富于细胞的髓样癌也可稍软，甚至个别浸润性导管癌临床也可表现为囊样感。少数发生在脂肪型乳腺（多为老年人）的小肿块，因被脂肪组织包绕，触诊时可有表面柔软的感觉。

（6）活动度：肿块较小时，活动度较大。但值得注意的是，这种活动的特点是肿块及其周围的软组织一起活动，与腺维瘤可广泛推动性不同。在双手用力掐腰使胸大肌收缩时，如肿瘤侵犯胸大肌筋膜，则活动性减少；如果累及胸肌，则活动性消失。晚期肿瘤累及胸壁时，完全固定。

（7）伴发症状：乳腺癌的肿块通常是无痛性肿块，乳腺肿块无伴发疼痛是乳腺癌延迟就诊的主要原因。仅不到10%的病例自述患处有轻微不适。少数病例，即使肿块很小，癌瘤区域也可出现疼痛。

2. 乳头溢液

乳头溢液有生理性与病理性之分，生理性的乳头溢液主要包括：①妊娠期和哺乳期的乳汁分泌现象；②口服避孕药物、镇静剂、三环类抗抑郁药以及多潘立酮等引起的溢液；③绝经前后女性可有少量溢液。病理性乳头溢液是指非生理状态下的乳腺导管泌液。临床所说乳头溢液仅指后者。病理性乳头溢液是易引起患者注意的乳腺疾病的临床表现，患者常以此为主诉就诊。乳头溢液可因多种乳腺疾病所引发，发生率仅次于乳腺肿块和乳房疼痛，是乳腺疾病常见症状之一。

溢液可为血性（血色或棕色液）、血清样、浆液性、水样、脓性或乳样溢液等，其中浆液性、水样和乳样溢液较为常见，血性液多见于老年妇女；乳样液多见于年轻妇女；浆液性、水样液和脓性液则与年龄无明显的相关性。病变位于大导管时，溢液多呈血性；位于较小导管，可为淡血性或浆液性；如血液在乳管内停留过久，可呈黯褐色；病变并发感染时，分泌液可混有脓汁；坏死组织液化可呈水样、乳样或棕色液等。尽管乳腺癌时血性溢液较浆液性溢液常见，但血性溢液多由良性病变引起。生理性乳头溢液多为双侧性，其分泌液常呈乳汁样或水样液。

乳头溢液原因可分为两大类，即全身性系统性原因（乳外因素）和乳腺自身病变（乳内因素）。①乳外因素：催乳素刺激乳腺腺体分泌所致。催乳素主要由垂体的催乳素细胞产生，人催乳素细胞受到由垂体门脉系统释放出来的一些因子的长期遏制。下丘脑—垂体功能异常及一些外源性因素可引起非产妇的血催乳素过多，引发乳头溢液。严重的产后出血造成的垂体坏死（席汉综合征）可造成持续性的溢乳。垂体和下丘脑的病变（如垂体的催乳素瘤、原发性甲状腺功能低下和库欣综合征）可伴发乳头溢液。胸壁损伤包括胸廓切开术、胸神经疱疹感染可引起乳头溢液，这是由于来自胸神经的刺激，像婴儿吸吮一样，促进催乳素的分泌。许多药物可导致血催乳素过多并产生乳头溢液。这些药物有吩噻嗪类药物、三环类抗抑郁药、口服避孕药、利血平和甲基多巴等。此外，持续的机械刺激，如长期反复的吸吮乳头或长期反复的乳房揉摸均可引发乳头溢液。血催乳素过多引起的乳头溢液多为双侧性，溢液为乳汁样、浆液性或水样。细胞学检查可见泡沫细胞、脂滴和丰富的蛋白背景。②乳内因素：非妊娠、哺育期乳腺作为一个功能器官，可以持续产生并回收分泌液。分泌液中的蛋白水解酶降解脱落的导管及小叶上皮细胞，使之通过导管静脉丛重吸收。乳管开口下数毫米处的括约肌阻止正常情况下分泌液的溢出。各种乳腺自身疾病只要干扰了分泌与重吸收的平衡，使导管内压力超过了括约肌的约束力，就可出现乳头溢液。引起乳头溢液的乳腺疾病有外伤、炎症、退化性病变、增生性病变、良性和恶性肿瘤等。在引起乳头溢液的各种乳腺疾病中，导管内乳头状瘤、囊性增生症和乳腺癌占异常溢液的主因，约占75%以上。此外，也可见于大导管肉芽肿、腺纤维瘤、叶状囊肉瘤、乳腺结核和浆细胞性乳腺炎等。

乳腺导管内乳头状瘤（癌）引起的乳头溢液最常见，溢液性质多为血性、浆液性，偶可表现为清水样，大多为单孔溢液。乳管内乳头状瘤多发于乳晕区的Ⅱ、Ⅲ级乳管，瘤体较大时可于乳晕部扪及小结节，挤压结节乳头出现溢液，结节缩小。乳管内乳头状瘤病多发生于末梢乳管，可在乳腺周围区域扪及边界不清、质地不均的肿块。乳腺导管内乳头状瘤在病变早期，导管内的乳头状突起<1 mm，超声难以发现，或仅见乳晕区导管扩张，病程较长瘤体较大者，采用高分辨率的超声仪和10～20 MHz的高频探头，可发现在扩张的导管内壁有实性低至中回声向腔内隆起，有蒂与管壁相连，但导管内壁连续性好，无中断或被侵蚀的征象。乳腺导管造影可见单发或多发的圆形、椭圆形或分叶状充盈缺损，可有近端或远端导管扩张，或出现导管梗阻，梗阻处呈弧形杯口状，管壁光滑、完整，无浸润现象。乳管内镜下表现为导管内红色或红黄白相间的实质性占位，可呈球形、椭圆形、草莓状或桑葚状，表面呈小颗粒状，而周围管壁光滑有弹性，多有蒂，可在管腔内小范围移动。

乳腺癌时肿瘤侵蚀导管，肿瘤内部的出血，坏死和分泌液潴留，癌周扩张的乳腺导管腔内分泌物的潴留，黏液腺癌的黏液湖与导管相通，是乳腺癌发生乳头溢液的病理基础。溢液性质多为血性，少数表现为清水样、浆液性，多为单侧乳头溢液。其高危险因素包括：年龄>50岁；血性乳头溢液；单侧甚或单一导管溢液；伴有明显肿块者。乳头溢液对乳腺癌的早期诊断具有重要价值，乳腺癌早期，当乳房超声和钼靶X线片所显示的恶性征象不典型，而患者出现乳头溢液时，采用乳头溢液细胞学检查、乳腺导管造影、乳管内镜、乳头溢液CEA测定，可以提高早期乳腺癌的诊断率。乳头溢液细胞学检查的阳性率约为60%。乳腺导管造影可见虫蚀征、鼠尾征、断续征、潭湖征以及肿瘤堵塞导管扩张等征象。乳管内镜下可见沿管腔内壁纵向伸展的灰白色不规则隆起，瘤体扁平，常较乳头状瘤大，直径>2 mm，基底部较宽，无蒂，管壁僵硬，弹性差，有时可见质脆的桥氏结构，癌先露部常伴有出血。乳头溢液CEA测定诊断乳腺癌的阳性阈值为100 ng/mL，良性乳头溢液一般CEA<30 ng/mL，乳腺癌或癌前变大多>100 ng/mL。同时，乳房超声和钼靶X线片这些基础检查也不容忽视。

综合文献资料，可将乳头溢液的病例分为患乳腺癌的高危人群和低危人群。伴有以下因素者为高危人群：①患者年龄≥40岁，特别是≥60岁；②溢液为血性；③单侧或单导管溢液；④伴发乳房肿物。低危人群则为：①患者年龄<40岁；②乳样、绿色或脓性液；③双侧性溢液；④无乳房肿物伴发。

3. 乳腺局限性腺体增厚

乳腺局限性腺体增厚指乳腺局部有较正常腺体增厚区，触诊为“片膜状”肿块，边界不清，肿块的范围难以准确测量。乳腺局限性腺体增厚是临床甚为常见但常被忽略的体征，由于该类病变临床检查无明显的恶性特征，大多数被诊断为乳腺增生症。值得注意的是，在一些增厚的腺体中有隐藏着癌的可能性。

4. 乳房皮肤改变

乳腺癌表面皮肤的改变与肿瘤部位深浅和侵犯程度有关，癌瘤初期或肿瘤位于乳腺组织的深部时，表面皮肤多正常。随着肿瘤的发展，乳房皮肤可出现不同的改变。

（1）皮肤粘连：肿瘤侵犯腺体和皮肤之间的Cooper韧带，使之短缩，牵拉皮肤，肿瘤部位的皮肤发生凹陷，状如酒窝，称为酒窝征。发生在末端导管和腺泡上皮的乳腺癌，与皮肤较近，较易出现这种现象，可为乳腺癌的早期临床表现之一。当肿瘤较小时，引起极轻微的皮肤粘连，如不仔细检查，有时不易察觉，检查应在良好的采光条件下，检查者轻轻托起患者的乳房，使乳房皮肤的张力增加。然后轻轻推动乳房肿块，随着乳房的移动，常可见到肿块表面的皮肤有轻微的牵拉、皱缩和紧张现象，这种早期的轻微的皮肤粘连现象的存在，是鉴别乳腺良、恶性肿瘤的重要体征之一。

（2）皮肤浅表静脉曲张：生长较快或肿瘤体积较大的乳腺肿瘤，肿瘤表面的皮肤菲薄，其下浅表血管，特别是静脉常可曲张。这种征象乳腺癌少见，多见于乳腺的巨纤维腺瘤及叶状囊肉瘤。

（3）皮肤红肿：乳腺皮肤红肿和局部皮温升高常见于急性和亚急性乳腺炎，但也可见于乳腺癌，典型的是炎性乳腺癌。其皮下淋巴管中充满了癌栓，皮下的癌性淋巴管炎可使皮肤呈炎性改变，颜色由淡红到深红，开始比较局限，随着病情进展，可扩展到大部分乳房皮肤，同时伴有皮肤水肿。触诊时，在其边界线可感到皮肤增厚、粗糙和表面温度升高，其范围常比肿块的边界范围要大。

（4）皮肤水肿：乳房皮肤水肿是因各种原因引起的乳房皮下淋巴管回流受阻所致。乳腺癌的皮肤水肿是由于乳房皮下的淋巴管为癌细胞所阻塞，或位于乳腺中央区的肿瘤浸润使乳房浅淋巴液回流受阻所致。由于皮肤与皮下组织的连结在毛囊部位最为紧密，因而在毛囊处形成许多点状小孔，使皮肤呈橘皮样，这一体征被称为橘皮样变。乳腺癌的皮肤凹陷并非均为晚期表现，但淋巴水肿所致的橘皮样变却属典型的晚期表现。肥胖而下垂的乳房，常在外下方有轻度皮肤水肿及皮肤的移动性减少，如双侧对称，由于局部循环障碍所致；如为单侧发生，则要慎重查明原因，不可遗漏癌瘤。

（5）皮肤溃疡：乳房皮肤溃疡形成是典型的晚期乳腺癌直接侵犯皮肤的临床表现，现已不常见到。皮肤溃疡的形成过程多先是皮肤红晕发亮或呈黯红色，继之直接浸出皮肤，形成累及皮肤的肿块，肿块进一步增大破溃形成溃疡。有时大的肿块表面形成多个小溃疡灶，有时形成一个大的溃疡。大溃疡的边缘往往高出皮面，基底凹陷、高低不平，覆以坏死组织，可有不同程度的渗血和出血，多合并细菌感染，发生异样气味。

（6）皮肤卫星结节：乳腺癌晚期，癌细胞沿淋巴管、腺管或纤维组织直接浸润到皮内并生长，在主癌灶周围的皮肤形成散在分布的质硬结节，即皮肤卫星结节。结节的数目常为数个至十几个，直径数毫米，色红或黯红。复发性乳腺癌因淋巴回流受阻，淋巴管内癌栓逆行扩散所引发的皮肤广泛结节常出现在术区瘢痕周围，也可表现为大片状结节，伴皮肤红肿。

5. 乳房疼痛

疼痛不是乳腺肿瘤的常见症状，乳腺良性肿瘤和乳腺癌通常是无痛性肿物，但肿瘤部位的疼痛偶尔是早期乳腺癌的唯一症状，可在临床查到乳腺肿块之前出现。有报道，绝经后妇女出现乳房疼痛，尤其是伴有腺体增厚者，乳腺癌的发病率升高。尽管乳腺癌性肿块很少伴有疼痛，但乳腺轻度不适却不少见，患者可有牵拉感，向患侧卧位时尤甚。晚期乳腺癌的疼痛常是肿瘤直接侵犯神经所致。

6. 乳头改变

乳腺癌的乳头异常改变主要有乳头脱屑、糜烂、回缩及固定。

（1）乳头脱屑、糜烂：为乳头湿疹样癌的特有表现，常伴有瘙痒感，约2/3患者伴有乳晕附近或乳腺的其他部位肿块。病初，绝大多数表现为乳头表皮脱屑或发生小裂隙，随后可伴有乳房肿块；部分患者可先发生乳腺肿块，而后出现乳头病变；有的还伴有乳头血性或浆血性溢液。乳头脱屑常伴有少量分泌物并结痂，揭去痂皮可见鲜红的糜烂面，经久不愈。糜烂逐渐向周围蔓延，除乳头外，还可累及乳晕，甚至乳房大部分皮肤。在病变进展过程中，乳头可回缩或固定，常见乳头部分或全部溃烂。

（2）乳头回缩、固定：乳头回缩并非均为病理性，部分可为先天发育不良造成，乳头可以深陷，但可用手指拉出，无固定现象，多见于无哺乳史的妇女，乳腺慢性炎症及乳管扩张症亦可引起乳头回缩。成年女性发生的乳头回缩并逐渐加重和固定，常为乳腺癌的表现，此时乳头常较健侧升高。因肿瘤病灶距乳头的远近，乳头回缩既可为乳腺癌的早期体征，又可为晚期体征之一。当癌瘤位于乳头深面或与乳头甚为接近，早期即可造成乳头回缩；癌瘤位于乳腺的边缘区域或位于深部乳腺组织内，因癌侵犯大乳管或管周围的淋巴管，使大导管硬化、抽缩，造成乳头上升、下降、扭向、回缩乃至固定，此为晚期乳腺癌的表现。

7. 同侧腋淋巴结转移的表现

乳腺癌最多见的淋巴结转移部位为同侧腋窝淋巴结，其次为同侧内乳区淋巴结。表现为转移部位淋巴结肿大、质硬，甚至融合成团、固定。腋窝淋巴结转移的晚期，可压迫腋静脉，影响上肢的淋巴回流而致上肢水肿。小的胸骨旁淋巴结转移灶临床不易发现和查出，晚期可有胸骨旁隆起的肿物，质硬（是转移肿瘤顶起肋软骨所致），边界不清。

8. 锁骨上淋巴结转移的表现

乳腺癌可发生同侧锁骨上淋巴结转移，甚至转移至对侧锁骨上淋巴结。锁骨上淋巴结转移者多有同侧腋窝淋巴结转移，也有锁骨上淋巴结转移症状及体征出现早于腋窝淋巴结转移者。锁骨上淋巴结转移常表现为锁骨上大窝处扪及数个散在或融合成团的肿块，直径在0.3～5.0 cm不等。转移的初期淋巴结小而硬，触诊时有沙粒样感觉。部分锁骨上淋巴结转移病例触不到明显的肿物，仅有锁骨上窝饱满。以锁骨上淋巴结转移为首发症状的隐性乳腺癌少见，但以锁骨上淋巴结肿大就诊而发现的乳腺癌病例不少见。这种病例多是患者对自己身体的变化反应比较迟钝，锁骨上病变是由他人发现而促其就诊。左文述等曾前瞻性地研究了可手术乳腺癌锁骨上淋巴结的隐性转移情况，研究结果表明，在临床无锁骨上淋巴结转移征象的可手术乳腺癌患者，锁上淋巴结隐性转移率达13.0%（6/46）。可见，术后较早期锁骨上淋巴结的区域复发多是在手术治疗前即发生而仅于术后一段时间内得以表现而已。因此，乳腺癌的治疗前，应对锁骨上淋巴结进行细致的检查，对可疑的病例，必要时需行锁骨上淋巴结活检。

9. 远处转移的表现

癌细胞通过血行转移至远处组织或器官时，可出现相应的症状及体征。远处转移是乳腺癌的主要致死原因。常见的转移部位是胸内脏器、骨、肝和脑。

（1）对侧腋窝淋巴结转移：文献报道，一侧乳腺癌发生对侧淋巴结转移者占4%～6%，多发生在晚期病例。其转移途径可能是通过前胸壁及内乳淋巴网的相互交通。以对侧腋窝淋巴结转移为首发症状的乳腺癌是罕见的。

（2）胸内脏器转移：胸内脏器转移占有远处转移乳腺癌病例的50%左右。血行及淋巴途径均可引起胸膜转移，转移的初期可有胸部疼痛，以吸气为著。晚期可引起胸腔积液，有气促、呼吸困难、呼吸动度减低、气管向对侧移位、胸部叩诊实音及呼吸音减低等胸腔积液的临床表现与体征。乳腺癌的肺实质转移常见，多为血行转移所致。转移的早期多无临床表现，仅在常规胸部乳房X线平片发现单发或多发的结节阴影，以双肺多发为多。转移的晚期才出现胸痛及干咳等症状。痰中带血为转移瘤侵犯较大的支气管的症状。乳腺癌的晚期可有肺门或纵隔淋巴结转移，初期多无症状，仅在乳房X线平片上表现为纵隔增宽。晚期可有呼吸困难及进食阻挡感等压迫症状。少数病例可因肿瘤压迫喉返神经而引起声嘶。

（3）骨转移：占乳腺癌血行转移的第2位，有些患者是以骨转移症状（如压缩性骨折）就诊而发现乳腺癌。骨转移以多灶发生为多见。常见的转移部位依次是骶骨、胸椎及腰椎、肋骨、骨盆和长骨。骨转移的初期多无症状，晚期可有转移部位的疼痛、压痛、压缩性骨折甚至截瘫等临床表现。部分病例骨转移发展的特别迅速，短期内突发性全身多处骨转移，很快出现各种功能障碍，预后恶劣。

（4）肝转移：血行或淋巴途径均可转移到肝脏。肝转移多发生在晚期病例，占临床统计资料的10%～20%。转移的初期无任何症状和体征，在出现肝区疼痛的临床表现和肝肿大、肝功能障碍、黄疸及腹腔积液等体征时，往往伴有全身的广泛转移。

（5）脑转移：占临床统计的乳腺癌病例的5%左右。以脑膜转移较常见。以脑占位症状为首发症状的乳腺癌病例罕见。

（6）卵巢转移：单发的乳腺癌卵巢转移并不多见，占临床统计资料的2%左右。但不伴有腹腔广泛转移的单发卵巢转移的特殊现象确实存在，这种特殊现象可能是乳腺癌细胞与性激素依赖性器官的特殊“亲和性”有关，即“种子—土壤”学说。卵巢转移的初期无任何症状和体征，在有卵巢占位的临床表现和体征时，往往伴有腹腔的广泛转移。

二、辅助检查

1. 乳房X线检查

（1）肿块型：最多见，大于70%的乳腺癌属于此型。乳房X线检查主要表现为大小不等的肿块：密度较高、形态不规则、分叶状、毛刺状为恶性征象。肿块内外可有钙化，呈簇状分布，钙化多呈泥沙样或混合小杆状、曲线分支状。肿块并发簇状微细钙化可作为定性诊断。较表浅而具有毛刺的肿块常并发局部皮肤增厚、酒窝征及乳头乳晕等改变。

（2）片状浸润型：8%～10%的乳腺癌在乳房X线检查上表现为局部或弥漫的致密浸润阴影，呈片状、小片状，无明确肿块轮廓可见。约1/3浸润灶有沿乳导管向乳头方向蔓延之势，此型较易并发有皮肤广泛增厚、乳头内陷及钙化。钙化的数目较多，范围较广泛。部分病灶浸润边缘有较粗毛刺呈牛角状、伪足状突起，诊断不难。早期乳腺癌可表现为新出现的小灶致密影，应引起重视。单纯片状浸润灶尤其发生在致密型乳腺中，乳房X线检查诊断困难，可借助B超检查。

（3）钙化型：乳房X线平片以钙化表现为主，无明显肿块、致密阴影等改变，乳腺癌中约7%属于此型。钙化可较密集遍布于乳腺的1/4～1/2范围，也可只表现为小范围簇状分布的微小钙化，需仔细搜寻极易漏诊。单纯钙化可以是早期乳腺癌唯一的乳房X线征象。

2. B 超检查

（1）形态：乳腺恶性肿块形态多不规则，常为虫蚀样或蟹足样向周围组织浸润性生长，占 70%。

（2）边界：多数乳腺恶性肿块边界不清晰。

（3）边缘：肿块周边厚薄不均的强回声晕环为恶性肿瘤的特征性表现，占 23.3%。据有关文献报道不规则强回声晕在病理上与癌组织浸润及周围纤维组织反应性增生有关；而肿瘤周边无恶性晕环者则多与淋巴细胞浸润有关。

（4）纵横比：恶性肿瘤纵径多数大于横径，占 56.7%。

（5）内部回声：多数乳腺恶性肿块内部回声为弱回声或低回声。

（6）病灶后方回声：恶性肿瘤后方回声可增强、无变化或衰减，其中后方回声衰减为恶性肿瘤特征之一，占 13.3%；无变化，占 46.7%；衰减，占 40.0%。部分病例侧壁见声影。

（7）微小钙化灶：细砂粒样钙化为乳腺癌特征之一，占 16.7%。乳腺恶性肿瘤的微小钙化属于营养不良性钙化，是恶性肿瘤组织变性坏死和钙盐沉着所致。粗大钙化则多见于良性肿瘤。

（8）彩色多普勒表现：多数乳腺恶性肿瘤内部和或周边探及丰富血流信号，多数阻力指数 >0.7，占 83.3%。穿入型血流为乳腺癌表现之一。肿瘤内血流的分布及肿瘤滋养血管的内径多不规则。肿块大小、分化程度及患者年龄对血流丰富程度有显著影响，其中以肿块大小对血流丰富程度影响最大，患者年龄对血流丰富程度影响最小。肿瘤越大，血流越丰富；组织分级增高，血流越丰富；患者年龄越大，血流越不丰富。

（9）淋巴结转移：晚期病例于腋窝、锁骨上扫查发现肿大淋巴结，约占 40%。表现为腋窝圆形或椭圆形低回声结节，髓质偏心或消失，大多数淋巴结血流丰富。

3. MRI 检查

MRI 对乳腺疾病的检查始自 20 世纪 80 年代初，特别是造影剂（Gd DTPA）的广泛应用，使 MRI 对乳腺良恶性病变的鉴别更具特点。一般情况下，良性病变为均匀强化且边界清楚，而乳腺癌多出现强化不均，特别是边缘不整且较中心增强明显，另外，用时间增强曲线反映出乳腺良恶性病变在注射造影剂后不同的动态变化：乳腺癌在增强后 2 分钟内信号强度迅速增高，而良性病变的信号强度则明显较低。乳腺肿物 MRI 图像表现：一般情况下，乳腺癌往往在 T_1 及 T_2 加权像呈现较低的信号，而部分良性病变，特别是囊性病变在 T_2 加权像信号较高，可与乳腺癌相鉴别。乳腺癌边缘不光滑，出现毛刺征为乳腺癌的诊断提供了重要依据，这一特征在早期乳腺癌也可以见到，尤其在脂肪抑制成像中更加清楚，约 87.5% 的病例可以观察到毛刺征。乳腺癌的另一个特征是其内部信号不均匀，约 70.8% 的病例呈现出网眼或岛状表现。良性病变一般边界清楚且光滑，其内部信号也较均匀。

造影后病变增强效果的动态观察：快速静脉推注 Gd DTPA 后测定 2 分钟内病变的 MRI 信号强度，乳腺癌在增强后 2 分钟内 MRI 信号强度均显著高于良性病变，差异有显著意义（$P<0.01$），同时对病变的增强效果进行动态观察，并绘出时间增强曲线，乳腺癌在 2 分钟内 MRI 信号迅速增强，形成高圆形曲线，而良性病变则为低平或低平上升曲线。

4. CT 检查

乳腺癌的 CT 表现：大部分肿块形状不规则或呈分叶状，少数呈椭圆形或圆形，边缘不光滑或部分光滑，可见分布不均匀、长短不一的毛刺；多数肿块密度较腺体高或略高，少数密度相仿；肿块内可见条索状、丛状、颗粒样钙化，较大肿块的中央可出现低密度坏死区、高密度出血灶；累及皮肤可见皮肤增厚，呈橘皮样改变，脂肪层模糊、消失；累及胸壁可见乳房后间隙消失，局部肌肉受侵犯，肋骨骨质破坏；乳晕区的乳腺癌可见乳头内陷；Cooper韧带受累，见其增粗、扭曲、收缩，局部皮肤凹陷；如有淋巴结转移，可见腋窝、内乳及纵隔淋巴结肿大；肺转移，可见肺内结节状转移灶。较少见的炎性乳腺癌，呈片状或大片状病灶，密度高或略高于乳腺，边界不清，无明确局灶性块影，边缘可见长短、粗细不一的毛刺，导管腺体结构紊乱、消失。增强扫描表现为病灶均匀或不均匀的明显强化，较大肿块内的低密度坏死区、高密度出血灶不强化。一般认为增强前后 CT 值增高到 50 Hu 或更大，则认为诊断为乳腺癌的可能性更大；增强前后 CT 值增高小于 20 Hu 或更小，则诊断为乳腺良性病变的可能性更大。

5. 乳腺活组织病理检查

用于乳腺癌诊断的活组织病理检查方法有切取活检、切除活检、影像引导下空芯针穿刺活检、真空辅助活检、溃疡病灶的咬取活检和乳管内镜咬检等。文献报道，通过乳房 X 线检查发现而临床不可触及的乳腺病变（NPBL）呈逐年上升的趋势，有 20% ~30% 为乳腺癌，随着乳房 X 线检查等筛检设备的广泛应用，使得大量影像学异常而体检未扪及肿块的亚临床病灶被检出并需要行活检来明确性质。微创活检技术已成为乳腺疾病，尤其为亚临床病灶活检的趋势。

（1）指征：临床发现下列问题需要进行乳腺活检。①不能肯定性质的乳腺肿块、长期存在或有扩大趋势的局限性腺体增厚，特别是绝经后伴有乳腺癌易感因素者。②乳头及乳晕部的溃疡、糜烂或湿疹样改变，乳头轻度回缩，局部皮肤轻度凹陷、乳晕轻度水肿等可疑为早期乳腺癌症状者。③乳腺 X 线检查表现为可疑肿块，成簇的微小钙化、结构扭曲区域等早期乳腺癌的影像；尤其 BI - RADS 分级为低到中度可疑（2% ~50%）和高度怀疑（50% ~80%）病灶。④乳腺高频彩色 B 超、高频钼钯 X 片及 MRI 影像学异常而体检未扪及肿块的乳腺亚临床病灶。⑤乳头溢液，伴有或不伴有乳腺肿块。⑥非炎症性乳腺皮肤红肿、增厚等。

（2）方法：具体如下。

1）切取活检：切取部分病变组织进行组织学检查的方法。适用于较大的肿瘤性病变（直径 >3 cm）；术中基本确定为乳腺增生性病变等。切取活检有促进肿瘤转移的可能，除非肿瘤很大，尽量避免行切取活检。对术中疑为癌的病例，在没有进行即可手术治疗的情况下，一般不做肿瘤的切取活检，否则，切口缝合后，局部因渗血等原因而压力升高，有促进癌细胞进入血管、淋巴管的可能性。

切取病变时，切忌挤压瘤体，要用锋利的手术刀，不用剪刀。切取的组织最好带有一定量的正常组织。乳腺癌切取活检应取足够大的组织以便同时行激素受体等免疫组化测定。

2）切除活检：自肿瘤缘外一定距离，将肿瘤及其周围部分乳腺组织一并切除的活检方法。如果肿物小而浅，良性病变或良性肿瘤的可能性大，可于门诊手术室局部麻醉下进行。如果肿物稍大而深，或考虑恶性可能性较大时，则以住院手术为妥，采用一步法或二步法处理。

手术活检和根治手术在一次手术中完成的做法，称为一步处理法。切除活检和根治性手术分两次进行的做法称为两步处理法。由于常规病理诊断组织学类型及分级、DNA 倍体测定及 S 期比例、受体状况和肿瘤有否广泛的导管内癌成分等分析，对治疗方案的确定、手术方式（是切除乳房还是保留乳房等）的选择等有重要意义，美国国立卫生研究院推荐在大多数病例中，应采用诊断性活检与决定性治疗分开施行的二步处理法。国内则多采用切除活组织冰冻切片病理检查、根治性手术一期进行的一步处理法。两步处理法的安全性一直存在争议，但目前取得了较一致的共识，即切除活检后 8 周内行根治性手术，对预后无不良影响。

切除活检应注意的事项有：①年龄≥30 岁的患者切除活检前应行双乳 X 线检查，以便确定有无须行切检的多灶病变；②切除范围要将肿块连同周围少许正常乳腺组织一并切除；③术中疑为癌的病例，切除标本应同时送部分组织做激素受体等免疫组化测定；④对于瘤体较小的病例，手术医师应对切除标本的病变定位标记，为病理科医师标明标本的方位；⑤术中应严密止血，一般不要采用放置引流条的引流方式；⑥对于术中诊断为良性病变不需行进一步手术的病例，乳腺组织最好用可吸收线缝合，对于切取组织大，残腔大的患者，为预防术后乳房变形，可在严密止血的前提下不缝合残腔，必要时在乳房下弧线的隐蔽点戳孔放置细管引流；⑦病理科医师在取材前，应用印度墨汁或其他标记溶液涂擦其表面，以准确地观察所有切缘。对于要求保留乳房治疗的乳腺癌患者，如活检切缘无癌残留，则原发部位无须再行切除。

3）钩针定位下的手术活检：无论是针定位下的手术活检还是空心针穿刺活检，乳腺亚临床病灶的活检都需要定位装置来引导穿刺和活检，定位准确与否是决定穿刺活检能否成功的关键因素。目前，常用的病灶定位针定位下的手术活检（NLBB）系统有计算机辅助 X 线立体定位系统、B 超定位系统和 MRI 引导定位系统 3 种。其中以立体定向钼靶摄片引导下的活检（SNCB）最为普及。

计算机辅助 X 线立体定位系统是通过将乳腺 X 线摄片后的影像（一般为 3 张从不同角度曝光的图像）通过数字化处理后输入计算机，经电脑运算后自动设定病灶的三维方位以及穿刺针的进针点和进针深度。该装置的优点是：①计算机辅助处理数据和定位，操作简便；②图像清晰直观，可随意调节病灶与周围组织的对比度。缺点是：①为避免过度暴露于放射线而无法对定位穿刺和活检过程进行动态跟踪；②患者在活检过程中必须固定体位，稍一移动便会导致定位不准确。

B 超定位系统引导的穿刺活检适用于超声检查发现的乳腺亚临床病灶，而且由于其能够实现动态实时显像以及具有安全、操作灵活和不压迫乳房等优点，因而成为诊断此类病灶的首选措施。它的缺点是对操作者的技术要求相对较高；而对于大量 B 超无法发现的乳腺亚临床病灶，如乳腺的微小钙化灶，只能借助于 X 线立体定位活检。

乳腺 X 线检查检出的临床触不到肿块的乳腺病变，如成簇的微小钙化、可疑肿块、乳腺组织致密或结构扭曲区域，切检证实导管内癌占 20% ~50%。高频彩超显示可疑结节及结构紊乱伴血流丰富的病变，及 MRI 检测到 X 线、B 超未能检测到的病变，最初对这些微小病变的切检主要依靠染料注射或插入细针作为标志进行乳腺腺叶或象限切除，这不仅可因过多切除了正常的乳腺组织而造成的乳房畸形，更重要的是容易遗漏肿瘤。随着乳腺定位穿刺系统的建立，可以确定病变的精确位置。几乎在乳房的任何部位，定位金属丝均可安放在距离病灶≤1 cm 的位置，大于 90% 的病变可以定位在≤0.5 cm，减少了正常乳腺组织的切除量，大大提高了切检的准确性。

切检在局部麻醉下进行。在靠近金属丝入口处做皮肤切口，沿其到达病变所在的深部。通常切2～3 cm直径的标本，标本切下后立即拍标本的X线片，与术前片比较，了解病灶是否确已切除，再送病理检查，以免遗漏。对活检诊断为非癌性的患者，术后2～3个月内应行随访性乳腺X线检查。

4）影像引导下空芯针穿刺活检：采用NLBB来确诊亚临床病灶，结果发现有60%～90%为乳腺的良性病变，所以广泛开展手术活检会造成医疗成本与效益的失衡。影像导向下空芯针穿刺活检（CNB）与传统的金属丝定位切除活检相比，患者的痛苦小，对乳腺组织结构的破坏不明显，其诊断和术后病理确诊的一致性高达84%，尤其对于高级别病变的诊断。此外CNB还具有经济省时的特点，国外统计显示，粗针穿刺较手术活检可节省77%的费用，并且省去了术前准备、术后复查等复杂过程，对于多发性病灶的活检，穿刺的优越性就更加显著。

影像导向下的经皮活检术（SCNB）：患者俯卧位，乳房通过一开口向下悬垂，取样的操作在下方进行，采用一个带切割功能的大孔径针头，经B超或X线立体定位引导，通过皮肤戳孔对乳腺病变穿刺切割取样，一般需多次穿刺取得标本送病理组织学检查。近年来SCNB的操作已经有了很多标准可循，包括采用14号的粗针、俯卧位、数字化显像设备、穿刺前后的定位摄片、钙化样本的扫描、对比影像学和组织学两种结果的一致性等，从而使误诊率大大降低。在空芯针活检的同时将一个惰性材料制成的定位夹置入切除的病灶部位，不仅可为手术活检做定位，而且也便于随访。

目前一致认为，影像学诊断BI-RADS分级为低到中度可疑（2%～50%）和高度怀疑（50%～80%）病灶行SCNB意义较大，而恶性可能性为2%～20%的病灶从中获益最大。X线检查有以下表现为SNCB的适应证：①主要表现成簇状细小钙化伴或不伴肿块；②局限性致密影或结构紊乱区；③孤立的肿块影或结节；④放射状毛刺或星芒状影；⑤局部腺体边界缺损凹陷；⑥两侧乳腺不对称致密，随访病变有所增大。但是某些特定病变的结果仍有组织学低估的发生，它仍不能鉴别乳腺非典型增生（ADH）和导管内癌（DCIS），也不能鉴别DCIS和浸润性癌，穿刺活检要取得明确的诊断一般需获取5块以上的标本，因而需进行多次乳腺穿刺操作。

5）真空辅助活检：Mammotome是在B超或X线引导下的真空辅助活检系统。该系统可安置3种型号旋切针（8、11、14 gugue），常用为11号，其获取组织量3倍于14号针。皮肤切口处局部浸润麻醉，超声引导下将Mammatome旋切刀穿刺到病灶深面，固定旋切刀不动，用真空吸引将组织吸入针槽内，旋转切割刀截取标本，经探针套管取出标本。可旋转旋切刀方向多次旋切，对较小的病灶，可将病灶完全切除，超声探测无残留。利用纤维软管通过旋切刀套管，将标记夹置入在已被活检的组织周边。

Mammotome具有准确性高、标本量足和并发症少的特点，定位准确性与立体定位自动核芯活检枪、导丝定位活检等方法无差异，但Mammotome可在B超或X线引导下进行，设备更具灵活性，一次穿刺即可获得足量标本，足量的标本保证了病理确诊的准确性，而核芯活检枪需反复多次穿刺。且组织病理学检查的准确性明显高于细针穿刺细胞学检查。Mammotome一次穿刺即可完成操作，旋切刀的自动传输装置使取样标本从探针内移到体外减少了针道种植肿瘤的机会。

乳腺亚临床病灶的空芯针活检有可能将病灶完全切除。特别是由于近年来越来越多的直径<1 mm的病灶被发现以及采用真空辅助乳腺活检（VABB），使得这种情况的发生率增加。尽管完全切除标本可能会减少组织学低估的发生，但它却影响了进一步手术的定位以及行保留乳房手术时病灶边缘的确定。

目前，无论是标准的SCNB还是定向真空辅助空芯针活检都不可能完全取代手术活检。推荐的补充手术活检的指征包括：①穿刺活检提示高危病灶（如ADH）或DCIS；②标本量不足或穿刺结果提示为正常乳腺、皮肤和脂肪等组织；③穿刺结果与X线影像学诊断极不相符；④随访中，若X线发现病灶增大或钙化点增多应该建议再次活检。

6）咬取活检：适用于已破溃的肿瘤。一般在肿瘤破溃的边缘咬取部分肿瘤组织进行组织学检查及受体等免疫组化测定。咬检钳要锋利，取材时切忌挤压肿瘤组织，同时要避开坏死区，以免影响诊断。

7）乳管内镜咬取活组织检查：乳管内镜是一种微型内镜系统，可直观乳管内病变，定位定性准确，运用乳腺定位钩针在乳管镜协助下将乳腺定位针通过溢液乳孔放置在病灶处，并用钩针钩住病灶部位，定位针固定后不易移动，乳管内镜检查对乳管肿瘤诊断的准确性可达95%，特别是对DCIS的诊断，54%由乳管内镜发现。乳管内镜有助于手术定位，还可进行乳管内活检和一些相关的治疗。乳管内镜可确定病变的准确位置和性状，特别是从乳管开口部到病变部位的距离，通过内镜咬取组织活检，不仅提供准确的术前诊断，而且能对乳腺癌病例确认病变乳头侧乳管内浸润的情况，为施行保留乳头的乳腺癌根治术或保留乳房手术提供可靠的组织学依据。

6. 肿瘤标志物检查

（1）癌胚抗原（CEA）：是位于细胞表面的糖蛋白，1965年由Gold和Freeman在人胎儿结肠组织中发现，应用于乳腺癌已近30年。CEA是一种酸性糖蛋白，基因编码于19号染色体上。早期认为CEA是结肠癌的标志物（60%～90%患者升高），但以后发现胃癌及乳腺癌（60%）等多数腺癌也有较高表达。CEA水平可反映乳腺癌的进展程度。Ⅰ、Ⅱ期乳腺癌阳性率为13%～24%，而Ⅲ、Ⅵ期乳腺癌阳性率则为40%～73%，有转移的患者尤其是有骨转移的乳腺癌，CEA明显升高。有研究发现，CEA水平还能反映治疗效果。因其灵敏性和特异性不高，不适宜用于筛选和诊断。

（2）CA15-3：CA15-3是乳腺细胞上皮表面糖蛋白的变异体，即是糖链抗原，并由癌细胞释放在血液循环中的多形上皮黏蛋白，存在于多种腺癌中。乳腺癌患者Ⅰ、Ⅱ期阳性率为0～36%，Ⅲ、Ⅵ期阳性率为29%～92%，对乳腺癌诊断特异性为85%～100%。其血清水平与乳腺癌的进展呈正相关，与治疗效果呈负相关，可作为监测指标，因其灵敏性及特异性相对较高，有取代CEA的趋势。

（3）CA125：1984年由美国学者Bast发现，是从卵巢癌中提出的一种高分子糖蛋白抗原。CA125单独不能用于早期诊断和反映病程，但与CA15-3联合，或再加上CEA显著提高灵敏性，但特异性下降，三者均阳性者可视为晚期乳腺癌，对选择必要的辅助治疗有应用价值。

（杨　婷）

第四节 鉴别诊断

一、乳腺纤维囊性增生

乳腺纤维囊性增生可表现为乳腺局限增厚或整个乳房腺体结节感，特别是局限性、硬化性腺病质地较韧、硬，需与乳腺癌相鉴别。乳腺囊性增生症多好发于40岁前的妇女，多为双侧，多伴有不同程度的疼痛，并可放射到肩背部，月经来潮前明显；而乳腺癌一般无疼痛，即使有疼痛，也常为胀痛、刺痛，与月经周期无明显关系；囊性增生症伴乳头溢液者，多为双侧多孔的浆液性溢液，而乳腺癌多为单孔溢液。乳腺增生症扪诊常为散在、结节或增厚，囊肿病时可扪及局限性肿块，有时边界不清；而乳腺癌多为边界不清，质地坚硬，活动性差的肿块。并且有时伴有皮肤及乳头的改变。乳腺囊性增生症乳房X线检查中表现为散在斑片状或高密度增高影，密度不均，边缘模糊，形似云团或棉花样，B超检查多无实质占位、可有结构不良表现，不均质的光斑回声增多，囊肿病可见大小不一的椭圆或圆形致密影，密度均匀，边界清楚，B超检查可见椭圆形病变，边界清楚完整，后壁有回声增强效应。而乳腺癌的X线片和B超具有与此不同的特殊征象。对高危人群而临床可疑者以及局限性腺病，仍须作针吸活检或切除活检。

二、乳腺导管扩张症

常表现为边界不清、质地较硬的包块，可伴有皮肤粘连及橘皮样变，也可出现乳头内陷及腋窝淋巴结肿大等酷似乳腺癌的症状。因此常被误诊为乳腺癌，石松魁等报道术前本病约有30%被误诊为乳腺癌。乳腺导管扩张症急性期常有疼痛，或出现乳腺炎的表现，但对抗感染治疗反应较差。肿大腋窝淋巴结可随病程延长而缩小，而乳腺疼痛较轻，腋窝淋巴结随病程延长逐渐长大加重，穿刺细胞学检查是较好的鉴别方法，可查到炎性细胞浸润，乳腺癌可查到癌细胞。

三、乳腺结核

常表现为乳房局部肿块，质硬，边界不清，常伴疼痛。可穿破皮肤形成窦道或溃疡，可有腋窝淋巴结肿大，乳腺乳房X线片可出现患部皮肤增厚，呈片状，边缘模糊的密度增高区，或伴有钙化等与乳腺癌相似的影像。乳腺结核约5%可并发乳腺癌。该病多见于中青年妇女，常继发于肺、颈淋巴及肋骨结核等其他部位结核，可有全身结核中毒症状，抗结核治疗病灶及腋窝淋巴结缩小。而乳腺癌多发生于中老年，无全身结核中毒症状，抗结核治疗无效。确诊困难者需经针吸活检或切除活检予以鉴别。

四、乳腺纤维腺瘤

好发于18～25岁的妇女，乳腺肿块呈圆形或椭圆形，有时为分叶状，边界清楚，表面光滑，质地韧，活动度好。生长较慢。B超显示为边界清楚、回声均匀的实性占位病变。本病需要与边界清楚的乳腺癌鉴别。不过乳腺癌肿块有时虽然边界较清楚，但是其活动度差，质地坚硬，生长较快，并且可以有腋窝淋巴结肿大。本病确诊仍需粗针穿刺活检或切除活检。

五、急性乳腺炎

好发于哺乳期妇女，先为乳房胀痛，后出现压痛性肿块，皮肤渐红肿，皮温升高，可伴腋窝淋巴结肿大，需要与炎性乳腺癌鉴别。前者发病较急，疼痛明显，常同时伴有全身感染中毒表现，脓肿形成时可扪及波动感，血常规检查白细胞（WBC）升高，B 超检查可发现液性占位，边界不规则，穿刺抽出脓液；而炎性乳腺癌皮肤可呈红色或紫红色，皮肤厚而韧，常伴橘皮样变或卫星结节，无全身感染中毒表现，无疼痛或轻微胀痛，年龄偏大，40 岁以上多见。针吸活检可明确诊断。

六、脂肪坏死

好发于中老年，以乳房肿块为主要表现，肿块硬，边界不清，活动差，可伴有皮肤发红并与皮肤粘连，少数可有触痛，乳腺乳房 X 线片表现为带毛刺的包块，点状或棒状钙化及皮肤肿厚等似乳腺癌样改变。但脂肪坏死可有乳腺外伤的病史，乳腺肿块较长时间无变化或有缩小，而后者肿块会逐渐长大，确诊靠针吸活检或切除活检。

七、积乳囊肿

好发于 30 岁左右或哺乳期妇女，表现为乳腺肿块，并发感染者可有疼痛，触诊可扪及界清光滑的活动肿块，如并发感染则边界不清。乳房 X 线片可见界清密度均匀的肿块影。B 超显示囊性占位，囊壁光滑。穿刺抽得乳汁即确诊。

八、导管内乳头状瘤

乳头溢液为该病的主要临床表现，溢液多为血性，其部位主要位于大导管，多数仅有溢液，较少扪及肿块，即使可扪及肿块，多在乳晕附近，一般直径 <1 cm。而有乳头溢液的乳腺癌多数在溢液的同时可扪及肿块，特别是 ≥ 50 岁妇女有乳头溢液伴有肿块者应首先考虑为乳腺癌。可借助导管造影，溢液涂片细胞学检查或内镜检查进行鉴别诊断。

九、腋窝淋巴结肿大

其他部位原发癌转移或炎性肿块（如慢性淋巴结炎）等常可表现为腋窝淋巴结肿大，隐性乳腺癌的首发症状也常为腋窝淋巴结肿大，因此需要仔细鉴别。如为其他部位的转移癌，可有原发病灶的相应表现，必要时可借助病理或特殊免疫组化检查进行鉴别。慢性腋窝淋巴结炎一般局部可有压痛，肿块质地相对较软。

十、乳房湿疹

乳房湿疹与湿疹样癌均发生于乳头乳晕区，应鉴别。前者为乳房皮肤过敏性炎症病变，多为双侧，表现为乳房皮肤瘙痒、脱屑、糜烂，结痂或皮肤肥厚，破裂，一般病变较轻，多数不累及乳晕及乳头，不形成溃疡。外用氟轻松等皮质激素药物效果好。而湿疹样癌为单侧，皮肤上可有增厚隆起，也可溃烂发红。后期乳头可变平或消失，常可在乳晕下扪及肿块，创面印片细胞学检查，可发现特征性派杰细胞。

（杨　婷）

第五节 手术治疗

乳腺癌应采用综合治疗，根据肿瘤的生物学行为和患者的身体状况，联合运用多种治疗手段，兼顾局部治疗和全身治疗，以提高疗效和改善患者的生活质量。手术治疗是乳腺癌综合治疗的重要组成部分，手术方式的选择和手术是否规范直接影响后续的治疗策略。近年来，乳腺癌手术治疗的发展趋势是越来越多地考虑如何在保证疗效的基础上，降低外科治疗对患者生活质量的影响。乳腺癌的手术治疗正在朝着切除范围不断缩小、切除与修复相结合的方向发展，其中比较有代表性是保乳手术、前哨淋巴结活检技术以及肿瘤整形修复技术的广泛开展。同时，针对不同生物学类型及不同分期的乳腺癌采取及时、规范化的手术治疗，是提高患者生存率、改善生活质量的保证。

一、非浸润性癌

美国《国际综合癌症网络乳腺癌临床实践指南》中指出单纯非浸润性癌的治疗目的在于预防浸润性癌的发生，或在病灶仍局限在乳腺内时发现其浸润成分。对于通过病理复审或在再次切除、全乳切除以及腋窝淋巴结分期时发现存在浸润性癌（即使是微浸润）的患者，应当按照相应浸润性癌的指南接受治疗。

（一）小叶原位癌（LCIS）

1941 年，Foote 和 Stewart 首次提出了小叶原位癌的概念，认为这是一种起源于小叶和终末导管的非浸润性病变。1978 年 Haagensen 等提出了小叶肿瘤的概念，包括从不典型小叶增生到 LCIS 在内的全部小叶增生性病变，认为 LCIS 与不典型性小叶增生一样，本质上属于良性病变。

目前，普遍的观点是 LCIS 是浸润性乳腺癌高险因素之一。Page 等研究发现，LCIS 患者继发浸润性乳腺癌的风险是正常人群的 8～10 倍。长期随访资料显示具有 LCIS 病史的女性，累积浸润性乳腺癌的发生率不断升高，平均每年约增加 1%，终身患浸润性癌的风险为 30%～40%。临床上 LCIS 通常没有明确的症状和影像学表现，隐匿存在，常由于其他原因需要进行乳腺活检时被偶然发现；病理组织学检查显示 LCIS 具有多灶性、多中心性和双侧乳腺发生的特性。目前 LCIS 诊断后常选择随访观察，哪些患者需要接受双侧乳房预防性切除治疗仍有争议。

1. 随访观察

切除活检诊断为单纯 LCIS 的患者，由于出现浸润性乳腺癌的风险很低（15 年内约为 21%），首选的治疗策略是随访观察。美国国家外科辅助乳腺癌和肠癌计划（NSABP）P-01 试验的研究结果显示，应用他莫昔芬治疗 5 年可使 LCIS 局部切除治疗后继发浸润性乳腺癌的风险降低约 46%（风险比 0.54；95% CI 0.27～1.02）。NSABP 他莫昔芬和雷洛昔芬预防试验（STAR）的结果显示，雷洛昔芬作为降低绝经后 LCIS 患者发生浸润性乳腺癌风险的措施，其效果与他莫昔芬相同。基于以上结果，对于选择随访观察的 LCIS 患者，绝经前妇女可考虑选用他莫昔芬、绝经后妇女可考虑选用他莫昔芬/雷洛昔芬以降低发生浸润性乳腺癌的风险。另外，观察期间需定期接受临床检查和乳房 X 线（或超声）检查。对于乳房 X 线（或超声）检查发现的 BI-RADS Ⅳ～Ⅴ级病变均需进行病理组织学活检，首选粗针穿刺活检，根据活检病理结果选择相应的处理措施。

2. 双侧乳房预防性切除

一般来说，LCIS 不需要手术治疗。有 LCIS 的女性发生 IBC 的风险虽高于一般人群，但多数患者终生都不会出现 IBC。当存在 LCIS 病变时，双侧乳腺发生浸润性癌的危险性相同。因此，如果选择手术治疗作为降低风险的策略，则需要切除双侧乳腺以使风险降到最低。由于患有 LCIS 的妇女无论接受随访观察还是双侧乳房切除治疗，其预后都非常好，因此对没有其他危险因素的 LCIS 患者不推荐进行乳房切除术。对于有 BRCA1/2 突变或有明确乳腺癌家族史的妇女，可考虑行双侧乳房切除术。接受双侧乳房切除的妇女可以进行乳房重建手术。

3. 与 LCIS 相关的其他治疗问题

（1）空芯针活检（CNB）发现 LCIS 的后续处理：空芯针活检发现导管上皮不典型增生（ADH）或导管原位癌（DCIS）时需要进一步手术切除已经成为推荐的标准做法，同样的原则是否也适用于 LCIS 仍存在争议。一些研究建议对 CNB 诊断的 LCIS 进行常规手术切除。O'Driscoll D 等进行的研究中，749 例因乳腺乳房 X 线检查异常而接受 CNB 的患者，共发现 7 例 LCIS，全部 7 例患者接受进一步手术活检后发现，1 例伴有浸润性小叶癌（ILC），2 例伴有 DCIS，1 例可能伴有灶性浸润性导管癌；3 例 CNB 和手术切除活检均为 LCIS。而 Liberman 等研究后认为 CNB 诊断 LCIS 后，下列几种情况应考虑进一步的手术切除：①病理组织学检查诊断为 LCIS，而影像学检查结果提示其他类型乳腺疾病，两者不一致时；②CNB诊断 LCIS 和 DCIS 不易区分或二者病理组织学特征交叠时；③LCIS 伴有其他高危病变时，如放射状瘢痕或 ADH。对于有更强侵袭性的 LCIS 变异型（如多形性 LCIS）也应考虑常规后续切除活检以便进一步组织学评价。

（2）同时有 LCIS 存在的浸润性癌的保乳治疗：由于小叶原位癌具有多灶性、多中心性和双侧乳腺发生的特性，其与浸润性癌共存时保留乳房治疗的安全性受到质疑。多数研究结果显示，同时有 LCIS 存在的 IBC 保乳治疗后同侧乳房内乳腺癌复发的危险性未见升高，LCIS 的范围不影响局部复发的风险，且同一侧乳腺内 LCIS 的病变范围大小同样不影响对侧乳腺癌和远处转移的风险。哈弗联合放射治疗中心的 Abner 等研究发现，119 例癌旁伴 LCIS 的 IBC 保乳治疗后 8 年局部复发率为 13%，而 1 062 例不伴 LCIS 者为 12%，两者差异没有统计学意义。然而，来自 Fox Chase 癌症中心的研究显示了不同的结果，同时有 LCIS 存在的 IBC 保乳治疗后同侧乳腺内肿瘤复发（IBTR）的风险明显升高，在不伴 LCIS 的患者中同侧乳腺内肿瘤 10 年累计发生率为 6%，而伴有 LCIS 者为 29%（$P=0.0003$）；在伴有 LCIS 的患者中给予他莫昔芬治疗后，IBTR 降低至 8%。有人推荐当这类患者保乳治疗治疗时，应考虑服用他莫昔芬以降低 IBTR。

（二）导管原位癌

关于导管原位癌（DCIS）的治疗争议较多，治疗的标准仍未明确统一。局部治疗选择包括全乳切除术加或不加乳房重建、保乳手术加全乳放疗以及单纯肿块切除术。虽然以上 3 种治疗方案在局部复发率上有差异，但没有证据表明其在生存率上有明显的统计学差异。在考虑局部治疗时必须选择对患者明确有益的治疗方案，既要避免手术范围扩大，又要避免因治疗不规范而使患者承受不必要的复发风险。

1. 保乳手术加放疗

对于经乳房 X 线或其他影像学检查、体检或病理活检未发现有广泛病变（即病灶涉及 2 个以上象限）证据且无保留乳房治疗禁忌证的 DCIS 患者，首选的治疗方案是保乳手术加全乳放疗。关于 DCIS 保乳手术中阴性切缘的定义仍存在很大的分歧。现在的共识是：切缘距肿瘤大于 10 mm 是足够的，而小于 1 mm 则不充分。对于范围在1 ~ 10 mm 的切缘状态没有统一的共识。MacDonald 等对 DCIS 患者仅接受单纯局部切除治疗的回顾性分析显示，切缘宽度是局部复发最重要的独立预测因子，切缘越宽，局部复发风险越低。Dunne 等对 DCIS 患者行保乳手术加放疗的 Meta 分析显示，与切缘为 2 mm 的患者相比，切缘 <2 mm 患者的同侧乳腺肿瘤复发率较高，切缘为 2 ~5 mm 或者 >5 mm 的患者与切缘为 2 mm 患者的同侧复发率则没有显著差异，对于在保乳手术后接受放疗的患者来说，更宽的切缘（≥2 mm）并不能带来额外的获益，但却可能影响美容效果。多项前瞻性随机试验的研究结果表明，DCIS 保乳手术后加用放疗可减少 50% ~60% 的复发风险，但对患者的总体生存率、无远处转移生存率没有影响。患者年龄、肿瘤大小和核分级以及切缘宽度等都是影响 DCIS 保乳手术后局部复发风险的因素，对于筛选可能从放疗中获益的患者是有帮助的。

2. 全乳切除术

具有多中心性、弥散的恶性微钙化表现的或保乳手术中切缘持续阳性的 DCIS 患者需要进行全乳切除术。大多数初始治疗时即需要全乳切除术的 DCIS 患者可在手术前通过仔细的影像学检查评估而被筛选出。全乳切除术亦可作为 DCIS 保乳治疗后局部复发的补救性治疗措施。绝大部分 DCIS 复发为保乳术后的同侧乳房内复发，且其中大部分的复发灶位于原发灶附近。DCIS 初次治疗后局部复发的病例中有一半仍为 DCIS，其余的为浸润性癌。那些局部复发为浸润性癌的患者需被看作新诊断的浸润性乳腺癌而接受相应的全身治疗。

3. 单纯肿块切除术

回顾性研究的证据显示，对于经过选择的患者，只接受单纯肿块切除而不进行乳房放疗也有很低的乳房内复发风险。Di Saverio 等进行的一项纳入 186 例仅接受单纯肿块切除术的 DCIS 患者的回顾性研究中，低风险 DCIS 患者的10 年无病生存率为94%，中/高风险患者为 83%。Gilleard 等关于 215 例仅接受单纯肿块切除术而未行放疗、内分泌治疗和化疗的 DCIS 患者的回顾性研究中，低、中、高风险患者的 8 年复发率分别为 0，21.5% 和 32.1%。因此，根据现有的回顾性研究证据，只有经过严格筛选并告知相关复发风险的 DCIS 患者才可行单纯肿块切除术治疗，术后密切随访观察。

4. 前哨淋巴结活检

由于单纯 DCIS 累及腋窝淋巴结的情况非常少见（DCIS 腋窝淋巴结转移发生率为 1% ~ 2%），因此不推荐单纯 DCIS 的患者接受腋窝淋巴结清扫。CNB 诊断为 DCIS 后是否需要进行 SLNB 应根据随后进行的手术方式而定。如果进行保乳手术，一般可不进行 SLNB（术后病理检查即使发现有浸润性癌，仍可再进行 SLNB）。但当估计乳房内存在浸润性癌的风险较高时，即使术中未发现浸润性癌成分，行保乳手术的同时也可考虑行 SLNB。DCIS 伴浸润性癌的危险因素包括：高分级或粉刺型 DCIS、DCIS 病变大于 2.5 cm、有可触及的肿块、乳房钼靶摄片发现的结节状密度增高影或超声检查发现的实性肿块、伴有派杰病或乳头溢血。对于需要接受乳房切除或对特定解剖位置（如乳腺腋尾部）切除的单纯 DCIS 患者，由于手术有可能影响以后的 SLNB，可在手术的同时进行 SLNB。

二、早期乳腺癌

早期乳腺癌是指临床Ⅰ、Ⅱ期乳腺癌。近年来，随着乳腺癌筛查和乳房钼靶摄片的广泛应用，越来越多的乳腺癌患者得以早期诊断；加之辅助系统治疗的进步，目前大多数早期乳腺癌的预后较好，早期乳腺癌试验者协作组（EBCTCG）的Meta分析结果表明早期乳腺癌5年总生存率高达83.6%~98.0%。手术治疗是乳腺癌综合治疗中的重要组成部分，早期乳腺癌的手术治疗方式存在一个持续演进过程，其总体的发展趋势是越来越多的考虑如何在保证疗效的基础上，降低外科治疗对患者生活质量的影响。具体表现为手术范围越来越小，保乳手术及前哨淋巴结活检的比例逐渐增加。对早期乳腺癌患者来说，仅就乳房局部可供选择的手术方式包括乳房切除术加或不加乳房重建及保乳术等。尤为值得注意的是近年来肿瘤整形技术的引入，不仅提高了保乳患者术后美容效果且扩大了保乳适应证，是现代乳腺外科发展的一个重要方向。脂肪移植技术和干细胞技术也给乳房重建患者带来更多的选择。

腋窝淋巴结外科分期能提供重要的预后参考，对全身系统治疗方案的制定具有重要的意义。与标准的腋窝淋巴结清扫术相比，前哨淋巴结活检技术同样能准确判定患者腋窝淋巴结是否转移，而且避免了标准腋窝淋巴结清扫术带来的并发症，是早期乳腺癌手术治疗的又一巨大进步。

（一）乳房切除术

乳房切除术是指从胸壁上完整切除整个乳房，可同时行腋窝淋巴结清扫术或前哨淋巴结活检术。

1. 乳房切除术的发展史

1894年，Halsted首次报道了采用根治性手术治疗50例乳腺癌患者的经验，该手术切除全部乳腺、胸大肌和腋窝淋巴结。1898年，Halsted报道了同时切除胸小肌的术式。随后该术式迅速得到广泛认可，成为20世纪前3/4占主导地位的手术治疗观念。与以往的单纯肿块局部切除相比，Halsted的根治术使局部复发率从60%以上降低到6%，3年生存率从9%~39%提高到约40%。必须注意到的是Halsted时期，大多数乳腺癌患者属局部晚期，3/4患者存在腋窝淋巴结转移。根治性乳房切除术的治疗效果不断提高，但其根本原因不是手术技术的革新，而是早期病例的增加以及外科医师对手术指征的严格掌握。

1948年，Patey和Dyson等首创乳腺癌改良根治术，该术式切除全部乳房和腋窝淋巴结。1960年以后，改良根治术逐渐成为常规术式。时至今日，Halsted根治术已很少采用。

2. 乳房切除术的适应证

乳房切除术适用于乳房肉瘤、病变广泛的导管原位癌或浸润性癌、不愿行保乳手术的患者。也适于有BRCA1/2基因突变患者的预防性切除。

3. 其他形式的乳房切除术

对有意在乳房切除术后行乳房重建的患者，可考虑行保留皮肤或保留乳头的乳房切除术。

保留皮肤的乳房切除术可通过乳头乳晕复合体旁的环乳晕切口（±放射状切口）切除包括乳头乳晕复合体在内的全部乳腺实质，同时保留绝大部分原有的乳房包被皮肤。此术式常结合即时乳房重建或者用于乳房预防性切除以及广泛导管癌患者。在符合肿瘤切除条件时，切除范围应下至乳房下皱襞，而不是腹直肌前鞘，这样使乳房重建的美容学效果更好。

如果需要腋窝淋巴结清扫，常另取切口。多个回顾性研究表明此种术式的局部复发率为7%以下，与常规乳房切除术相仿；而且局部复发与肿瘤的病理学特征和疾病分期相关，与采用何种方式切除乳房无关。

对乳头受累风险低的患者，可选择行保留乳头的乳房切除术，以获得更好的美学效果。但该术式的大部分研究都是回顾性的，患者的选择标准各不相同，而且随访期较短。最大的一项研究来自德国，该研究包含246例患者、随访101个月的研究显示：在术中乳头乳晕复合体下切缘阴性的情况下，保留乳头的乳房切除术与传统的乳房切除术无论在局部复发率还是总生存率上均无差别。但需要强调的是术中需行乳头乳晕下切缘检测，如果切缘阳性，则乳头乳晕复合体也必须切除；同时即使是切缘阴性，术后乳头乳晕复合体也存在感觉丧失甚至缺血坏死的可能。因此，目前认为该术式适于肿块较小且距离乳头超过2 cm的乳腺癌患者及行预防性乳房切除术的患者。

4. 乳房切除术后乳房重建

为满足乳房切除后患者对形体美的需求，可考虑行乳房重建术。乳房重建可以在乳房切除的同时进行（即刻重建），也可以在肿瘤治疗结束后某个时间进行（延迟重建）。乳房重建可使用乳房假体、自体组织（皮瓣）或结合二者进行重建（如背阔肌皮瓣与假体联合重建）。因为放疗会导致重建乳房美容效果受损，多数学者建议对需行术后放疗的患者，若采用自体组织重建乳房，一般首选在放疗结束后进行延迟重建；当使用假体重建乳房时，首选即刻重建而非延迟重建。尽管近年来乳房重建比率不断增加，但仍只有少部分患者接受乳房重建。这可能与患者教育不足、医患缺乏沟通等因素有关。值得注意的是，患者需要充分理解乳房重建可能是一个多期手术过程，而即刻重建仅是第一步。下一步手术的目的在于提升美学效果，包括矫正“猫耳”畸形、提高双乳对称性、自体脂肪移植修复局部美容学缺陷等。

（二）保乳手术

在过去的40年间，早期乳腺癌手术治疗的最大进步是作为一种可替代乳房切除术的保乳手术的出现并被人们所接受。其根本的原因是人们对乳腺癌生物学特性认识的提高，以解剖学概念为指导Halsted理论逐渐被以生物学观点为指导的Fisher理论所取代。两种理论的具体比较见表3-2，两者最主要的区别是：Halsted认为可手术乳腺癌是局部区域性疾病，手术范围和类型是影响预后的重要因素；Fisher认为可手术乳腺癌是全身性疾病，不同的局部治疗方法对生存率无根本影响。这种治疗理念的转变是乳腺癌保乳手术的理论基础。

表3-2 Halsted与Fisher理论的比较

Halsted 理论	Fisher 理论
肿瘤转移遵循以机械转移模式为基础的固定转移模式	肿瘤细胞播散无固定的模式
肿瘤细胞通过浸润淋巴管进入淋巴结——整块切除	肿瘤细胞通过栓子进入淋巴管——对整块切除理论提出挑战
淋巴结转移是肿瘤播散的标志，并可发生进一步播散	淋巴结转移是宿主—肿瘤关系的反映，预示可能转移，但不是进一步播散的起源地
区域淋巴结是肿瘤播散的屏障	区域淋巴结对肿瘤播散无屏障作用
区域淋巴结在解剖学上具有重要意义	区域淋巴结在肿瘤生物学上具有重要意义

续表

Halsted 理论	Fisher 理论
血行播散不是乳腺癌播散的主要途径，仅在晚期出现	血行播散是乳腺癌播散的重要途径且与淋巴结转移无相关性，是治疗效果的决定因素
肿瘤对宿主是自主性的	复杂的肿瘤—宿主相互关系影响肿瘤的发生、发展和播散
可手术的乳腺癌是局部区域性疾病	可手术的乳腺癌是全身性疾病
手术范围和类型是影响预后的重要因素	不同的局部治疗方法对生存率无根本影响

保乳手术是指切除原发肿瘤和邻近的乳腺组织，术后辅以放疗。保乳手术的原则是在保证美容效果的前提下完整切除原发肿瘤并且获得阴性切缘。

1. 保乳手术的安全性

有长期随访资料的 6 个大型前瞻性随机临床研究结果证实，对适合的患者而言，保乳手术能获得与乳房切除术相同的治疗效果（表 3-3）。其中最为广泛引用的是 Fisher 等在 1989 年进行的美国国家乳腺癌及肠癌外科辅助治疗计划 B－06 研究。在这个研究中，肿块直径≤4 cm的 N_0 或 N_1 的乳腺癌患者被随机分为 3 组：全乳切除术、保乳手术加放疗或单纯肿块切除术。该研究 20 年的随访结果表明无论在无病生存、无远处转移生存率和总生存率上，三组间均无明显差别。但是在 570 个单纯肿块切除的患者中有 220 名患者在 20 年随访中出现同侧乳腺内复发，复发率为 39. 2%；而在接受保乳手术加放疗的 567 名患者中仅有 78 个出现同侧乳腺内复发，复发率为 14. 3%。两者有明显统计学差异。需要指出的是，由于 NSABP B-06 研究中只有淋巴结阳性的患者才接受化疗，且化疗方案有改进的余地，因此同侧乳腺内复发率较高。目前一般认为 5 年复发率乳房切除术后为 3% ~5%，保乳治疗为 5% ~7%（包括了第二原发）。并且即使出现同侧乳腺内复发，患者在接受补充性全乳切除术后仍可获得很好的疗效，因此保乳手术对早期乳腺癌患者是安全的。

表 3-3 早期乳腺癌保乳手术＋放疗与乳房切除术生存率的比较

试验	随访（年）	总生存率（%）			无病生存率（%）		
		保乳加放疗/全乳切除			保乳加放疗/全乳切除		
Milan	20	42	（NS）	41	91	（NS）	98
Institute Gastave-Roussy	15	73	（0. 19）	65	91	（0. 38）	86
NSABP B-06	20	46	（0. 74）	47	35	（0. 41）	36
National Cancer Institute	20	54	（0. 67）	58	63	（0. 64）	67
EORTC	10	65	（NS）	66	80	（0. 74）	88
Danish Breast Cancer Group	6	79	（NS）	82	70	（NS）	66

除 NSABP B-06 研究外，意大利 Milan 研究中心、欧洲癌症治疗研究组织等研究机构也对保乳手术的安全性进行了深入研究。随访年限从 6 年到 20 年不等，结果均一致表明，在无病生存率和总生存率上，保乳手术加放疗均等同于全乳切除术。因此，考虑到乳房缺失对女性患者心理的不利影响，出于人性化治疗的考虑，对适合保乳条件的早期乳腺癌患者施行保乳手术是安全且必须的。

2. 保乳手术率

在欧美国家，保乳手术已经成为早期乳腺癌的首选术式，50% 以上的 Ⅰ ~ Ⅱ 期乳腺癌患者接受了保乳手术，但在中国，据多中心研究数据显示，保乳手术仅占全部乳腺癌手术的9%，占符合行保乳手术者的19.5%。

国内有学者认为，我国保乳手术比例明显低于欧美国家的原因如下。①中国尚未开展大规模规范化的乳腺癌筛查，早期乳腺癌所占比例明显低于欧美国家。②科普知识宣传教育急需提高，非医疗界人士对乳腺癌保乳治疗尚缺乏了解，特别是患者本人认为治疗乳腺癌就必须马上手术切除乳房，保留乳房将治疗不彻底，容易复发，对保乳手术没有需求。③保乳手术需要较高的手术技巧，需要病理科的配合，如开展以放射性胶体示踪的前哨淋巴结活检，还需要核医学科的参与。保乳手术若需要行腋窝淋巴结清扫则是在小切口下进行，需要丰富的实践经验。保乳手术兼顾了疗效和乳房美容效果，并不是掌握乳房切除术的医师都能完成的，存在学习曲线，熟能生巧。④拥有放疗设备也是保乳手术的必备条件，术后放疗已成为早期乳腺癌保乳治疗的重要组成部分。循证医学显示：保乳手术后放疗可以防止和减少局部复发，提高远期存活率。保乳术后必须安排患者接受放疗，若本院没有放疗设备，也要介绍到其他医院放疗，否则局部复发率高，教训屡见不鲜。因某种原因患者不同意或不能接受术后放疗，医师就只能放弃保乳手术。⑤与乳房切除术相比，给部分患者增加了医疗费用。因此，从全国范围看，我国大多数早期乳腺癌还在沿用乳房切除术。而且保乳手术尚未形成统一模式，手术的随意性较大，规范化已成为我国开展保乳手术面临的首要问题。

3. 保乳手术的适应证和禁忌证

2015年版美国国立综合癌症网络乳腺癌诊疗指南强调：临床Ⅰ、Ⅱ期或$T_3N_1M_0$乳腺癌患者，只要肿瘤和乳房的比例合适，且无以下禁忌证，均可选择保乳治疗。对T_2、T_3有强烈保乳意愿的患者也可考虑新辅助化疗后施行保乳手术。

近来，随着肿瘤整形技术在保乳手术中的应用，保乳治疗的适应证有扩大趋势。目前认为，保乳手术的绝对禁忌证如下。①病理切缘阳性患者一般需要进行再切除以获得阴性切缘。若切缘仍为阳性，则需行全乳切除术以达到理想的局部控制。为了充分评估肿块切除术的切缘情况，专家组建议应当对手术标本方位进行定位，病理科医师需提供切缘状态的大体和镜下描述，以及肿瘤距最近切缘的距离、方位和肿瘤类型（浸润性或DCIS）等信息。关于保乳手术阴性切缘的宽度，一直存在争议。在早些年，切缘大于1 cm才被认为是可接受的；而近年来的Meta分析显示，较宽的阴性切缘并不能降低局部复发率。因此，目前大多数专家接受将“肿瘤表面无墨迹染色”定义为阴性切缘。②乳腺或胸壁先前接受过中等剂量或高剂量放疗，难以耐受放疗的患者。

保乳治疗的相对禁忌证包括：①累及皮肤的活动性结缔组织疾病（特别是硬皮病和狼疮）；②直径大于5 cm的肿瘤；③切缘病理局灶阳性。局灶阳性病理切缘而没有接受再次切除的患者应考虑对瘤床进行更高剂量的推量照射。

4. 可能影响保乳手术选择的因素

总体来说，NCCN指南对保乳治疗的相对禁忌证有逐渐放宽趋势，如2007版指南将年龄≤35岁或有BRCA1/2基因突变的绝经前患者也作为相对禁忌证，而近年来的指南已不将其作为禁忌证。

（1）年龄：我国乳腺癌接受保乳手术的青年患者较多，主要是该类患者的保乳意愿较为强烈。但早在1998年，美国纽约的一项研究就告诉我们，35岁以下患者接受保乳手术后局部区域复发率高于年长患者（该研究中位随访8年，35岁以下组复发率为16%，35岁以上组复发率为11.5%)；且年轻患者总生存率较低。针对这一问题国内并没有循证医学的依据。欧美国家进行过对照研究，将保乳手术的患者分为35岁以下组和35岁以上组，局部复发率随访结果：美国宾夕法尼亚大学两组分别为24%和14%～15%，欧洲癌症治疗研究组和丹麦乳腺癌协作组（EORTC & DBCG）两组分别为35%和9%。可见保乳术后局部复发率35岁以下组大约是35岁以上组的2～3倍。

但需要注意的是，对该类年轻患者来说，高局部复发率不等于高死亡率。同样在1998年美国纽约的研究中，对接受保乳手术的患者来说无论年龄是否小于35岁，出现局部复发的患者与未出现局部复发的患者相比，其总生存率无明显差别。也就是说即使保乳患者出现了局部复发也不增加患者的死亡率。一个Meta分析结果也表明，无论患者年龄是否小于35岁，保乳手术较高的局部复发率都不会增加患者死亡风险。因此，对年龄小于35岁的患者术前应向其讲明：与年长患者相比，其接受保乳手术后局部复发风险可能会高2～3倍，但不会增加死亡风险；而且局部复发风险高可能是年龄因素造成的，即使施行乳房全切术也不能提高总生存率。因此，年龄>35岁并不是保乳手术的禁忌证。

（2）分子分型：近来乳腺癌分子分型的研究日益受到重视。在著名的Danish研究中，与Luminal亚型患者相比，HER2阳性和三阴性乳腺癌患者在接受保乳手术后其5年局部复发率明显增高。因此，三阴性乳腺癌是否是保乳禁忌证呢？

2010年美国外科学杂志上发表的一篇文章回顾性比较了202名三阴性乳腺癌患者接受保乳手术和乳房切除术后生存的差异。结果表明，虽然三阴性乳腺癌患者保乳术后区域淋巴结复发率略高于全乳切除患者，但其同侧乳房局部复发率低于全乳切除患者，因此其5年无病生存率甚至略高于全乳切除患者，且总生存率也好于全乳切除患者。对此作者的解释是由于全乳切除创伤较大，术后损伤修复基因的激活可能促进了增殖活跃的三阴性乳腺癌细胞的生长。此外，保乳术后的放疗也可能在一定程度上抑制了三阴性乳腺癌细胞的生长。

（3）多中心和多灶性乳腺癌：近年来随着核磁应用的增加、乳腺钼靶摄片和B超灵敏度的提高，多中心和多灶性乳腺癌的比例有所提高。早期研究表明，多中心或多灶性乳腺癌患者行保乳手术后复发率高达25%～40%，因此认为这些患者是不适合保乳手术的。2002年美国外科学杂志上发表的一篇文章中说，对15名同侧乳腺存在多灶性乳腺癌的患者行保乳手术且切缘阴性，中位随访76个月。结果表明14名患者（93%）无复发及转移，1名患者死于远处转移而不是局部复发。因此，对可通过单一切口进行局部切除的多灶性乳腺癌患者施行保乳手术是可行的。

2012年，美国外科医师学会杂志上发表的一个研究比较了单一病灶和多灶性乳腺癌施行保乳手术的治疗效果。该研究共包括1 169名乳腺癌患者，其中164名为多灶性乳腺癌，但这些患者的多个病灶均可通过单一手术切口或单一的区段切除术完全切除。中位随访112个月，结果表明存在多灶性乳腺癌的患者施行保乳手术后10年局部复发率高于单一病灶患者，10年无病生存率和总生存率也较低。但需要注意的是，另有研究表明，多灶性乳腺癌患者易发生腋窝淋巴结转移，其预后差于单一病灶的患者。因此在该研究中，多灶性患者的预后差可能是由疾病本身决定的，与接受何种手术治疗方式无关。

因此，对这类患者行保乳手术时，必须选择适合的患者，同时注意肿瘤的位置、乳房形状和体积等。术前应告知患者切缘阳性率和局部复发率可能会增高。如果出现局部复发，则建议乳房全部切除。

5. 肿瘤整形技术在保乳手术中的应用

保乳术后美容效果日益受到患者和外科医师的关注。在遵循乳腺癌治疗原则前提下的熟练应用乳腺肿瘤整形术可扩大局部切除范围，修复美容缺陷，相应地扩大了保乳适应证，是现代乳腺外科发展的一个重要方向。

（1）修复美容缺陷：2010 年 Chan 等通过对切除腺体量的多少和术后美容效果关系的研究指出，切除腺体量达 20% 以上时，乳房会产生明显畸形，严重影响术后整体美容效果。常见的美容缺陷是患侧乳房变小致双乳不对称和乳头的偏斜、移位。针对因切除范围过大致患侧乳房变小而出现双乳不对称的问题，除同期施行对侧乳腺的缩乳术外，还可通过自体组织瓣转移修复缺损，常用的修复方法包括邻位皮瓣法修复缺损、背阔肌肌瓣填充修复缺损、腹壁下动脉穿支皮瓣和下腹壁浅动脉蒂游离皮瓣修复缺损和股薄肌肌皮瓣修复缺损等。

当肿瘤位于乳房下象限时，如果保乳手术处理不当，可由于术后皮肤皱缩和乳头乳晕复合体的下移导致乳房出现“鸟嘴样”畸形。因此对肿瘤位于下象限，且属大中乳房和乳房下垂的患者可选用“倒 T”缩乳成形术，该方法具有塑形后乳房曲线弧度自然，形态效果良好，同时由于对乳头乳晕复合体的血供影响不大，也有利于其感觉的恢复等优点。

（2）扩大保乳适应证：以往研究认为乳腺佩吉特病和乳晕下乳腺癌因可能需要切除乳头乳晕复合体，因此该类患者不适合行保乳手术。乳晕下乳腺癌是指距离乳晕 2 cm 范围内乳腺癌，占所有乳腺癌的 5% ~20%，也称中央区乳腺癌。许多外科医师推荐对乳晕下早期乳腺癌施行乳房切除术。原因是 Fisher 等的早期研究表明：在所有乳腺癌患者中，有约 11.1% 的患者会累及乳头乳晕复合体，其中肿块 >4 cm、位于中央区是乳头乳晕复合体的累及的高危因素；乳晕下乳腺癌累及乳头乳晕复合体的概率超过 30%。如何保证切除受累的乳头乳晕复合体后的美容效果是该类患者能否行保乳手术的关键。1993 年，Andrea Grisotti 首次将肿瘤整形技术引入中央区小乳腺癌患者的手术治疗中，提出采用 Grisotti 腺体瓣来弥补切除 NAC 在内的中央区乳腺组织后的组织缺损，从而保证较好的美容效果。随后又有意大利学者对经典 Grisotti 腺体瓣进行改良，以降低切口张力利于切口愈合。美国耶鲁新港医院和纽约芒特西奈医学中心曾分别开展乳晕下早期乳腺癌患者的保乳手术治疗，其中部分患者切除了受累的乳头乳晕复合体并采用 Grisotti 腺体瓣修复。两个研究皆表明乳晕下早期乳腺癌也可成功施行保乳手术；但对累及乳头乳晕复合体的患者，术后放疗是必须的。

三、局部晚期乳腺癌

随着目前乳腺癌普查水平和早期诊断水平的提高，早期乳腺癌占乳腺癌新发病例数的比例不断提高，但局部晚期乳腺癌（LABC）在世界范围内仍是一个严重危害女性健康的具有挑战性的问题。参加乳腺癌定期普查的妇女 LABC 的发病率不足 5%。然而，在许多发展中国家，包括美国一些欠发达地区 LABC 占新发乳腺癌的 30% ~50%。据估计，全世界每年新增确诊的 LABC 患者数为 25 万 ~30 万，LABC 的治疗仍然是乳腺癌治疗方面最棘手的问题之一。

（一）概述

局部晚期乳腺癌的定义尚无明确的标准。目前主要是指原发病灶直径 >5 cm（T_3）、有皮肤和胸壁粘连固定（T_4）和（或）区域的腋窝淋巴结互相融合（N_2）、同侧锁骨上淋巴结转移（N_3）的乳腺癌。根据2010年美国癌症联合委员会的第7版临床分期系统，LABC主要是指Ⅲ$_A$期（$T_{0\sim3}N_2M_0$和$T_3N_1M_0$）、Ⅲ$_B$期（$T_4N_{0\sim2}M_0$）和Ⅲ$_C$期（任何TN_3M_0）的乳腺癌。虽然炎性乳腺癌的临床特性和生物学行为都与普通LABC有所不同，且预后相对更差，但在一些分类中也将炎性乳腺癌归入LABC。

最新的《NCCN指南》推荐使用AJCC分期系统来确定患者是否能直接手术治疗。该分期系统进一步又将LABC患者分为可手术和不可手术乳腺癌，其中可手术LABC主要是指临床分期为Ⅲ$_A$期的$T_3N_1M_0$患者。

（二）可手术LABC患者的治疗选择

早期的一项包括3 575例患者的研究表明：对LABC患者来说，单纯的局部治疗（手术或放疗）是不够的，其10年总生存率仅为22%，而单纯手术组和放疗组的局部复发率分别高达60%和25%～72%。20世纪70年代，随着系统全身治疗理念（辅助和新辅助治疗）的引入，LABC的多学科综合治疗模式逐渐建立起来。这一模式极大地改善了LABC患者的预后，其5年无病生存率也随之提高到35%～70%。

根据2004年加拿大学者推出的临床Ⅲ期或LABC患者的治疗指南，目前对可手术LABC（主要是$T_3N_1M_0$）患者可供选择的治疗推荐如下。

（1）新辅助治疗后行手术治疗，术后给予辅助治疗和放疗。

（2）手术治疗后行辅助治疗和放疗

NSABP B-18和NSABP B-27的随访结果表明，与辅助化疗相比，新辅助治疗虽然可提高保乳手术率但并不能改善患者的生存。因此对一个可手术的LABC患者来说，上述两种治疗选择均是合理的。

在具体术式选择上，由于可手术LABC患者（$T_3N_1M_0$）的肿块直径>5 cm，为保乳手术的相对禁忌证，因此多推荐行乳房切除术，术后是否行乳房重建目前尚缺少证据；对有强烈保乳意愿的患者，可考虑在新辅助治疗后行保乳治疗。Peoples等认为，LABC新辅助化疗后进行保乳手术的指证是：皮肤无水肿，残余肿瘤直径<5 cm，无多中心病灶的证据，内乳淋巴结无肿瘤转移及乳房内无弥散性恶性钙化灶。

四、初诊Ⅳ期乳腺癌原发病灶的手术治疗

初诊Ⅳ期乳腺癌即初诊时已伴有远隔部位转移病灶的晚期乳腺癌。近年来随着医学影像学的发展，越来越多的初诊Ⅳ期乳腺癌患者被发现。监测、流行病学和最终结果（SEER）以及癌症患者生存与关爱欧洲协作计划（EUROCARE）的数据显示，约有6%新诊断的乳腺癌患者为Ⅳ期乳腺癌。2005年美国有约126 000例新诊断的Ⅳ期乳腺癌患者。据美国癌症协会统计，这类患者的5年总生存率为16%～20%，中位生存期为18～24个月。

传统观点认为，Ⅳ期乳腺癌的治疗应以全身治疗为主，只有在出现脑转移、脊髓压迫、心包填塞、严重胸腔积液、病理性骨折等情况时，才考虑应用局部治疗来延缓或者缓解症状，而局部治疗并没有提高晚期乳腺癌的生存率。

由于影像学技术的进步和乳腺癌筛查的普及，更多的初诊Ⅳ期乳腺癌患者得以被早发现。其累及脏器较少、全身损害较轻，对全身治疗（化疗、内分泌治疗等）敏感性好。在转移性卵巢癌、胃肠肿瘤的治疗中，切除病灶以减少肿瘤负荷似乎有利于改善远期生存。因而对初诊Ⅳ期乳腺癌患者而言，手术治疗的价值不仅仅局限于缓解局部症状和并发症，更有

可能提高生存率。

至少有 13 项回顾性研究评价了初诊Ⅳ期乳腺癌患者原发病灶的手术治疗，数据显示 41%的患者（1 670/4 061）接受了原发病灶的手术治疗，而且在大多数研究中，原发灶手术切除与初诊Ⅳ期乳腺癌患者更好的生存结果相关。几乎所有的研究均显示对于转移灶较少、仅有骨转移或者 ER 阳性、较年轻乳腺癌的患者更有可能接受手术治疗。然而，这些研究多为单中心研究，未做到随机对照，并且入选病例个体间差异较大，治疗方案差异也较大，其选择性的偏移降低研究结果的可信度。然而，已有结果的两项前瞻性随机对照研究 Tata Memorial 研究和 Turkey MF 07-01 研究却表明：初诊Ⅳ期乳腺癌患者从原发肿瘤切除等局部治疗中不能得到总生存的获益；在原发病灶完全手术切除的前提下，对系统治疗反应好、单发转移病灶、年轻患者可能获得潜在的生存优势，但需要更多的大型前瞻性随机性研究以证实。

初诊Ⅳ期乳腺癌在临床表现、肿瘤特征和治疗反应上存在明显的异质性。目前，全身治疗仍然是初诊Ⅳ期乳腺癌患者的主要一线治疗手段；手术仅在可行的临床试验中进行，并且缺乏生存获益的证据；尚需更多的前瞻性研究以评价原发肿瘤手术治疗的价值。

（田小瑞）

第六节　手术并发症与预防

乳腺肿瘤手术为体表手术，手术安全性相对较高，但如果管理不善或因患者本身伴发症等因素亦可出现多种并发症。轻则延长患者的住院时间，重则影响综合治疗的及时实施，从而可能成为影响患者预后的因素。因此，提高对乳腺肿瘤手术并发症的管理及加强防治措施，是提高乳腺肿瘤患者治疗质量的重要环节之一。而目前乳腺癌的治疗越来越呈现个体化，对于不同的乳腺癌手术方式，其预防和处理措施也不同。

一、乳腺局部切除术

（一）术后出血

乳腺良性肿瘤切除、乳腺癌扩大切除术、乳腺区段切除和象限切除等术后出血，多由于术中止血不彻底引起。

1. 临床表现

术后手术部位肿胀，继之有鲜血自切口或缝线处溢出，数小时后切口及周围皮肤呈暗紫色，由于切口内血液大量积存，如不及时处理，易并发感染。

2. 预防

对一位有经验的外科医师来说，乳腺部分切除术不应导致出血，因乳腺内出血可造成全乳房淤血肿胀，可继发感染，其后果可造成乳房的形态颜色变化，尤其对未婚或未孕的女性，这是很难接受的。因此，医师必须加强责任心，预防发生出血。术中严密止血，不得有活动性出血；必要时术后可用绷带或胸带对切口部位做适当加压包扎；严格术前检查，对凝血机制不良者做适当的处理。

3. 治疗

术后数小时内发现有活动性出血者，应立即打开切口做彻底止血，重新缝合。对由于渗血引起者，应清除积血和血块，电凝止血，重新缝合。对残腔较大的手术，可放置引流管（自乳房下皱褶的隐蔽处引出）后加压包扎，非特殊需要，一般不提倡放置引流条，以免影响术后美容效果。对凝血障碍引起的渗血可局部或全身应用止血药物。凡有积血者应适当应用抗生素防治感染。

（二）乳房水肿与下垂性红斑

乳房较大并明显下垂的患者容易发生广泛的乳房水肿，多见于肿瘤位于乳房外上象限的患者，原因是乳腺大部分的淋巴引流通过外上象限至腋窝，外上象限肿瘤的手术对淋巴回流的破坏最严重。患者可出现皮肤水肿、橘皮样变，有时可误诊为肿瘤进展，这也是造成患者术后心理负担的主要原因之一。轻者表现为乳腺下垂性红斑，易误诊为术后感染，但多无发热和脓肿形成。鉴别：红斑多位于乳房下部，无疼痛及发热可与炎症区别，抗生素治疗无效。患者仰卧位乳房不再下垂时红斑会自然消失，也有鉴别意义。这主要由于淋巴系统阻塞造成，可佩戴合适乳罩使之上托乳房，红斑严重时可外用一些软膏，如喜疗妥等，或口服活血化瘀的中药缓解症状，几个月后会消失。

（三）脂肪坏死

多位于术区边缘，有瘤床追加放疗者发生率高，最易误诊为肿瘤复发，距手术时间长短不一。查体发现术区的质韧硬结节，体积较小，一般直径 <0.3 cm。一般影像学检查，如B超不能明确诊断，多需要活检切除以排除复发。预防方法为术中避免遗留脂肪垂及脱落的脂肪颗粒，并减少电刀对脂肪的烫伤。

（四）蜂窝织炎

表现为乳房红肿、皮温高，可伴有发热。相关因素有淋巴水肿、术后瘀斑、乳腺积液、血肿的发生、不可吸收的缝合材料、乳腺组织创伤、腋窝淋巴清扫、糖尿病史、乳腺钼靶摄像和放疗等。患者住院期间有医师观察，发生率低，多发生于出院后。如能及时发现并治疗，可避免脓肿形成切开引流，影响美容效果。需要抗生素治疗，并保证治疗彻底，以免以后反复发作。Staren 等认为，如果病变在治疗 4 个月后还存在需要活检排除复发。

（五）乳房变形

常发生在肿瘤体积较大而乳房体积相对较小患者。肿瘤扩大切除后，仔细止血，腺体组织不要求拉拢缝合，因为有时拉拢缝合后常使乳房的外形受到影响，使外形呈皱起状，同时过多地考虑缝合会影响手术时切除肿瘤外 1 ~2 cm 的要求。乳腺组织两切缘缝合有困难时可以不必对缝，可与胸肌筋膜稍稍固定，创面可不放置引流条，如有少许渗液可使局部缺损得到填充，使外形得以改善。

二、乳房切除术

（一）术后出血

1. 成因

（1）术中止血不彻底，遗留活动性出血点。

（2）术后由于剧烈咳嗽、呕吐、体位变化、外力作用或负压吸引等原因，使结扎血管的线结滑脱或电凝过的血痂脱落而重新出血。

（3）术后大面积的渗血，多由于凝血障碍或高血压以及术前化疗应用过激素等原因所致。

2. 临床表现

常见的出血部位是胸肌的胸骨缘处的肋间血管穿支，以第2肋骨上缘及第3、第4肋间较多；其次是胸壁，尤其在胸大肌表面及前锯肌表面静脉丛。术后自引流管中引出大量鲜血，引流管被血块阻塞者皮瓣被血液浮起，皮肤肿胀，有瘀斑，时间长者血块液化引起术区积液，并发感染，大量出血者可有血容量不足的表现。

3. 预防

术中彻底止血是预防术后出血的关键。手术中应注意各穿支，给予钳夹、切断和结扎。在切除胸大肌时，胸骨旁血管由于压力较高，妥善电凝或采用结扎止血，对术野内小的出血点应仔细进行电凝止血。缝合切口之前，应冲洗创面，仔细检查有无活动性出血。肿瘤患者术后不常规应用止血药物，但对凝血障碍者，应针对病因及时进行处理。

4. 治疗

乳房切除术后出血量少、负压引流通畅、皮下积血较少者可对术区做适当的加压包扎，联合应用止血药，一般出血会自行停止。如有不能控制的活动性出血，引流量超过200 mL/h，甚至影响到患者的血压和脉搏，或皮瓣内有大量血块积存引流不畅者，应立即拆开切口做妥善处理。打开切口后，首先吸净术野内的积血和血块，找到出血部位，进行电凝或结扎止血。有时出血的血管断端缩入肌肉内，结扎常较困难，可做缝扎，必要时可分开肌肉甚至切断肋骨进行止血。止血后妥善放置负压引流，并做好切口包扎，因出血所致血容量不足者，适当补充胶体和晶体液或输血。

（二）皮下积液

皮下积液指术后术区皮瓣与胸壁或腋窝间有液体积存，是乳腺肿瘤手术后常见的并发症。一般乳腺癌术后有10% ~20%的患者可能出现皮下积液。皮下积液可以使伤口延期愈合，有积液时，皮肤不能紧贴于胸壁而易引起皮瓣坏死。

1. 成因

引流管放置不当或堵塞，术区内正常的渗出液不能及时引出而积存；术区创面有出血，初期血液凝固，形成凝血块，无法引流，以后血凝块液化形成积液；伴发感染，炎性渗液不能及时引出，形成积液；较大的淋巴管损伤，形成淋巴漏，如引流不畅则造成积液；引流管拔除过早；患者有糖尿病或体质差等影响愈合的因素。

2. 临床表现

小范围的积液表现为积液部位肿胀，皮瓣张力高，压迫时有囊性感或握雪感。有血性积液者局部呈青紫色。伴有感染者局部可出现红肿热痛。积液范围较大时，可使大面积的皮瓣浮起，波动感明显，如处理不及时，浮起的皮瓣常发生红肿甚至血供障碍造成皮瓣坏死。腋窝积液多者，可伴有上肢水肿。

3. 预防

术中彻底止血，减少术后渗血并避免较大血管出血。在缝合切口之前将皮肤与胸壁做适当的固定，引流管放置于合适的位置。正确放置负压引流并保持其通畅是防止术后积液的关键性措施。正确的应用，即使术区有少量的渗血，也可避免积液的发生。近年来多采用双负压引流，方法是在胸骨旁和腋前线分别置一条负压引流管，使术区渗液得以充分引流。术后应仔细观察引流情况，如有皮瓣漂浮应及时清除引流管堵塞物或更换引流管。如引流液为血性，多说明皮下有血凝块；若引流液为乳糜性，应考虑是否有淋巴漏；若引流液为脓性或浑浊且伴异味，考虑有感染发生。拔除负压引流管的时间应根据患者的具体情况灵活掌握，不能一概而论。一般引流液 <10 mL/d 时，且为淡黄色血清样液体，经检查术区无积液时方可拔管。

4. 处理

皮下积液的处理应根据积液量的多少、积液面积的大小和性质分别对待。

（1）引流管未拔除前出现局部积液：这种情况一般由引流管放置位置不当或引流不通畅引起。如果积液区接近引流管，可用生理盐水或含有抗生素的生理盐水冲洗引流管使其通畅，同时，自皮肤表面推移或经切口用镊子调整引流管的位置和方向。如因为引流管堵塞造成积液可以将引流管向外拔出 1 ~2 cm，在负压状态下经皮肤按压使堵塞物松动引流出来，必要时更换引流管。一般妥善处理后，可消除积液。

（2）拔管后出现小面积积液：积液区直径 <2 cm，无须处理，待其自动吸收。积液区直径≤3 cm，可用无菌注射器将液体完全抽出，使皮瓣与胸壁贴紧，然后局部加压包扎，一般抽吸 1 ~3 次后积液消失。积液区直径 3 ~5 cm 者，可采用橡皮条引流。如邻近切口，可自缝线的间隙或拆除 1 针缝线，自切口放置引流条至积液区，待皮瓣与胸壁粘连紧密后（2 ~3天），拔除引流条。若积液区远离切口，可自积液区的下缘或外缘以刀尖戳一小孔，放置引流条。积液区直径 >5 cm，应重新放置负压引流，一般自切口或从积液区边缘切开放置一负压引流管（以一次性输血器为宜，也可应用静脉留置针），接负压吸引，一般放置 3 ~5天，积液区皮瓣完全黏紧胸壁后拔管。

（3）大面积积液：皮瓣漂浮多由于渗液较多，负压引流不畅，或并发感染引起，这种情况可致皮瓣不能与胸壁粘连，影响皮瓣血供，如不及时、恰当处理，常造成皮瓣缺血、坏死等严重后果。首先应分析大面积积液的原因。负压引流不畅者，应及时疏通引流；若已拔管应重新放置引流管；有出血或血凝块者，应及时止血并清除血块。在去除病因和放置负压引流的前提下，采取的措施：①胸壁区或锁骨下区较大面积积液，接负压引流，使皮瓣与胸壁贴紧；在负压引流的同时适当加压包扎，防止因引流压力的变化使皮瓣再度漂起；②腋窝积液，乳腺癌腋窝淋巴结清扫术后，由于腋窝淋巴脂肪组织被清除，腋窝明显凹陷，加上皮瓣紧负压引流不畅等原因，容易发生腋窝积液，若处理不当而并发感染，则易引起上肢水肿，由于解剖部位的特殊性，其处理有一定难度。术后正确的处理可以预防腋窝积液，一般可采取的措施如下。①尽量避免腋区皮肤过度紧张，若皮肤过紧应给予植皮，并使所植皮肤调整至胸壁较平坦处。手术切口设计尽量避开腋窝，以免术后切口感染继发腋窝积液。如因肿瘤侵犯而切除腋窝皮肤时可将背阔肌移植封闭腋窝后植皮或将背部皮肤充分游离后与胸肌外缘固定。②放置 1 根负压引流管通过腋窝，使腋窝的渗液及时得以引流。③手术完毕后，用一块较大的纱布做成一球形纱布团，置于腋窝，然后再进行包扎，可以缩小腋窝与皮瓣之间的腔隙，使皮肤与腋窝组织贴紧，减少积液机会。一旦发生腋窝积液，应及时处理，处理措施如下。①如果负压引流管尚未拔除，应尽量调整负压引流管的方向或位置，使其能直接抽吸到腋区的积液，保持负压引流通畅，以引流至腋窝积液消失，皮肤与深部组织充分固定为度。②已拔除负压引流管者，应选择适当部位重新放置负压引流管。并保留至积液消除。在腋窝处放置橡皮条引流或单纯加压包扎对腋窝积液常难以奏效。③对腋窝引流量多而持续时间长者，可试用氟尿嘧啶 0. 25 g 用生理盐水稀释顺引流管注射后，夹闭引流管 4 ~6 小时接负压，可促进局部贴附。也可用高渗糖局部注射促进贴附的。大面积长时间的积液常伴有炎症，而感染又能加重积液，可选用有效的抗生素给予肌内注射或静脉注射，以防止感染。如考虑腋窝感染是由于引流管所致，可更换引流管并自引流管应用抗生素冲洗。临床实践发现，有个别病例腋窝引流液呈清澈的淡血清状，引流量50 mL/d 以上，可持续2 周甚至更长的时间，无任何原因可查，也无感染征象。遇此种情况，除注意始终保持负压引流通畅，每天早晨检查腋窝皮瓣有无漂浮外，可试给予中药口服。方剂：冬瓜仁 30 g，薏苡仁 30 g，车前子 30 g，仙鹤草 30 g，败酱草 15 g，牡丹皮 12 g，山栀子 30 g，丹参 15 g，桃仁 12 g，红花9 g，葶苈子 15 g，泽泻 18 g，苍术 9 g，黄柏 6 g，知母 9 g，天花粉 30 g，猪苓 18 g，生姜9 g，防己 6 g，大枣 6 枚，商陆 4.5 g，黄花 20 g，当归 12 g，水煎服，每日 1 剂，连服3 ~6天。④积极治疗并发症。年老体弱或化疗后患者可给予营养支持治疗以改善体质。

（三）皮瓣坏死

皮瓣坏死是乳房切除术后常见的并发症，发生率为 10% ~71% ，可延迟综合治疗计划。

1. 成因

（1）皮瓣过紧：乳腺癌手术常需要切除较多的乳房皮肤，如因肿瘤过大而需切除过多的皮肤，又不进行必要的植皮，常使皮瓣过紧，皮肤在较大的张力下而发生血供障碍，造成近切口处的皮肤缺血坏死。

（2）分离皮瓣不当：乳腺癌手术剥离皮瓣的面积大，一般要求上至锁骨下，下至肋弓，内至胸骨旁，外至背阔肌前缘。在皮肤与皮下组织分离后，皮肤的血供只能依靠真皮层内的毛细血管网和术后新生的毛细血管，而血液只能来自未分离区的血管，如果真皮层的小动脉和毛细血管网被切断，与供血侧小动脉和毛细血管网失去联系，皮肤可能坏死。因此，分离皮瓣不当是造成坏死的重要原因。常见不合理的操作有 5 个方面。①分离皮瓣过薄或厚薄不均，分离皮瓣过薄时，使真皮层受到严重破坏，尤其是大面积真皮层损伤时，容易发生皮肤坏死。如皮瓣分离不均，呈阶梯状，使皮肤真皮层形成梯田状改变，同样会使血供中断。②电刀应用不当，用电刀分离皮瓣时，皮肤会发生不同程度电灼烧伤。一般用电刀一次性、快速将皮肤和皮下组织切开，对其血供和术后的愈合力影响不大，如果分离皮瓣时电刀功率过大，或在同一部位反复电灼，会使皮肤发生严重烧伤，术后发生坏死。③过分压迫，术后不适当的加压包扎，使局部皮肤的血供发生障碍，引起皮肤坏死。④皮下积液，通常，大面积分离皮瓣后，术后皮肤的血供除来自真皮层毛细血管网外，还依靠皮下依附组织的新生毛细血管供应，当有较长时间的大面积积液时，皮肤与胸壁间失去联系，而积液导致的感染等因素使真皮毛细血管发生水肿、栓塞或纤维化，引起血供障碍，发生皮肤坏死。⑤其他，术后缺氧，有严重的循环障碍，糖尿病患者，持续低血压等因素均可引起或加重皮肤缺血坏死。

2. 临床表现

多发生在两侧皮瓣边缘。根据坏死的宽度，可分为轻度（ <2 cm）、中度（2 ~5 cm）和重度（ ≥5 cm）坏死，临床以轻度和中度多见。①表皮坏死：常因皮肤过紧或压迫过度引起。多发生在中部切口的周围，术后 24 小时内表皮红肿、光亮，24 ~48 小时表皮坏死，且与真皮层分离，之间有液体渗出，形成水疱，初为多个大小不等的水疱，之后小水疱间相互融合，形成一大面积的水囊，若不及时处理水疱可自行破裂或并发感染，之后表面层变性坏死，黯红色逐渐变成黑色干痂，坏死的表皮脱落或切痂后，则形成一创面。②全层皮肤坏死：多由于皮肤严重缺血引起，术后 24 小时左右缺血区皮肤苍白，逐渐出现色泽发黯，表

皮可形成水疱，第 3 ~ 7 天，坏死区域与周围正常皮肤的界限逐渐清晰，坏死区皮肤无弹性，失去光泽，坏死区周围皮肤红肿，1 周后皮肤逐渐呈黑色，变得干硬，与正常皮肤界限分明，坏死区皮下多有脓性分泌物。

3. 预防

正确的术后处理是预防皮肤坏死的关键，应加强 5 个环节给予预防。①正确的设计切口：切口设计应使切口两侧皮缘的长度尽量相等，两侧皮瓣应基本可以无张力对合。②正确分离皮瓣：手术应当掌握皮瓣分离方法，分离皮瓣应从皮肤与皮下组织之间进行，皮瓣厚薄应均匀，以全厚皮肤带以点状脂肪岛为宜，皮瓣太厚易引起局部复发，因而一般在肿瘤周围皮瓣分离较薄，以后逐渐变厚，所分离的皮瓣应在同一平面，避免深一刀浅一刀的梯田状。用电刀分离皮瓣时，电刀的功率不宜过大，切忌在一个部位反复的切剥。总的说来，以电刀剥离皮瓣应略厚于手术刀所剥离的皮瓣。③避免张力：缝合切口时勿使皮肤的张力过大，皮肤不够时，可适当游离周围皮肤，如果皮肤仍然过紧，应植皮，勉强对拢缝合皮肤，必然导致皮肤紧张，影响血供，增加皮瓣坏死的发生率。改良根治术后，在缝合切口时可与胸肌固定数针，以减少皮瓣与胸肌的相互运动。促进术后新生血管生长，改善血供，减少皮瓣坏死。④正确包扎：放置负压引流管后用胸带包扎时，仅在腋区加一定压力即可，也可采用有一定弹性的包扎物，如尼龙弹力网。术后 36 ~ 48 小时应定时打开检查皮肤情况，此时如皮肤已与皮下组织贴合，则可免予加压包扎。⑤及时处理并发症：如积液者应及时处理，有低血压，循环障碍或有缺氧症状时应及时对症处理。

4. 处理

根据皮瓣坏死深度，范围可用不同处理方法。①表皮坏死：术后早期若有皮瓣缺血表现，可试用 75% 乙醇湿敷，促进血液循环。当水疱形成以后，小的水疱不宜穿刺抽吸，较大的水疱可在无菌条件下用细针头将其中的液体抽出，并避免表皮脱落，使表皮层与真皮层贴合，预防水疱进一步扩大。如表皮脱落应避免乙醇湿敷，以氯已定（洗必泰）或苯扎溴铵（新洁尔灭）纱布湿敷，或以紫草油纱布覆盖。经过上述处理多可逆转，若表皮已完全坏死，切忌过早去除。②小范围全层坏死：切口区皮肤全层坏死，与切口垂直径 <5 cm，或岛状坏死直径 <5 cm 者，可在坏死区与周围皮肤边界清晰时，将坏死的皮肤完全剪除，然后通过湿敷、换药和应用抗生素等使皮下肉芽组织健康生长，之后表皮可经周围组织爬行于创面，自然愈合。在剪除坏死组织后，用 2% 的利多卡因 5 ~ 10 mL 加庆大霉素 16 万 ~ 24 万 U与地塞米松 5 mg 封闭创口边缘，每 2 ~ 3 天 1 次，可使创面迅速愈合。③大范围全层坏死：皮肤坏死区较大，切口处皮肤坏死区与切口垂直径 >5 cm 或岛状坏死直径 >5 cm，通过周围皮肤爬行遮盖创面较困难，一般需植皮。在坏死区与周围组织边界清楚后，剪除坏死皮肤及坏死组织，经湿敷、换药、应用抗生素等措施使肉芽组织生长良好，周围平整，无感染征象时即可进行植皮。一般可从大腿内侧取相应大小中厚皮片，将皮片与创面贴紧固定，边缘与周围皮肤缝合，可在皮肤上切数个小孔使分泌物及时流出，以免造成创面与皮片间积液，植皮后表面覆一层油纱布，进行适当包扎，1 周后可打开敷料，多能成活。采用点状植皮法亦可取得良好效果，方法是取适量薄皮片，切去真皮层，用生理盐水加一定量的抗生素浸泡 5 ~ 10 分钟，将皮片剪成直径为 1 ~ 2 mm 的表皮颗粒，将其均匀地撒在健康、平整、无感染的肉芽组织创面上，用油纱布覆盖，再做适当包扎，植皮后每 1 ~ 2 天更换 1 次油纱布外面的敷料，并应用抗生素防治感染，1 周后可去除油纱布换药。一般 2 周后新生表皮可覆盖创面，并逐渐增厚。若1次植皮不成功可重复进行。该方法患者痛苦小，操作简单，不需进手术室即可进行。缺点是较片状植皮愈合时间延长。

对皮瓣坏死的患者，若病期较晚，要求尽早的进行综合性治疗的，一般不要因顾虑皮瓣延期愈合而延迟化疗的进行；若化疗结束需要放疗者，只要坏死区已形成干痂，所处的位置不妨碍放射治疗者，可先行放射治疗，待放疗结束后再行处理。对于此种情况，有学者认为：必要时应"丢卒保车"，即若皮瓣延迟修复，哪怕是几个月甚至半年，其影响也是暂时的（相对而言），若延误综合治疗，其影响是不可逆的、终身的。

三、腋窝淋巴结清扫术

（一）上肢水肿

上肢水肿是乳腺癌腋窝淋巴结清扫术后常见的并发症。20世纪60年代，乳腺癌根治术后用或不用放疗上肢淋巴水肿的发生率分别是52%和25%。20世纪80年代文献报道的发生率为15%左右。近年来乳腺癌腋窝淋巴结清扫术后中重度上肢水肿的发生率（一般≤5%）已明显下降。乳腺癌手术后上肢水肿的发生率与手术方式、操作技术、术后并发症以及个体因素有关。

1. 病理生理

淋巴水肿是因某种原因致淋巴液回流障碍，淋巴液在组织间隙，尤其是皮下脂肪积聚，引起相关部位组织肿胀的一种临床表现。其结果是过量的组织蛋白积聚、组织水肿、慢性炎症和纤维化。淋巴系统包括没有瓣膜的毛细血管网样的表浅或初级淋巴管网；初级淋巴管网淋巴液回流于皮下间隙有瓣膜的较大的二级淋巴管。一、二级淋巴系统伴随皮下静脉回流于位于皮下及筋膜间脂肪的三级淋巴管。事实上，单向淋巴引流是通过管壁的肌细胞及皮下淋巴管众多的瓣膜实现的。淋巴管的肌肉内系统也是存在的，它们在肌间隙、连接处和滑膜处与深部动脉伴行。这些管道系统将收集的淋巴液回流于邻近的淋巴结，除异常情况，淋巴系统的功能是独立的。临床淋巴水肿的机制包括毛细管的滤过增加和间隙内液体吸收降低。滤过增加的原因包括毛细管的流体静力压增加和膜的渗透性增加；吸收减少可能是由于血浆肿胀压降低，组织液的肿胀压增加和淋巴阻塞。

淋巴水肿分为原发性和继发性两类：①原发性，是相关区域有先天的淋巴组织缺乏或畸形；②继发性，一般是由于淋巴系统阻塞或中断引起。依据治疗后和相关临床出现淋巴水肿的时间可将淋巴水肿分成4类：第1类是急性、瞬时性和温和性淋巴水肿，是发生在外科手术后的几天，是淋巴管被切断的结果，通常在几周内通过抬高肢体和通过肌肉泵（如通过握拳和紧张肌肉）的作用缓解。第2类是急性和疼痛性淋巴水肿，发生在术后4~6周，是淋巴管炎和静脉炎的结果，这类淋巴水肿可以通过抬高肢体和抗感染治疗治愈。第3类是急性类丹毒型淋巴水肿，通常发生在昆虫叮咬和小的创伤或烧伤后，这类水肿可继发慢性肢体水肿，通常需要抬高肢体或应用抗生素治疗，如果有炎症，通过肌肉收缩和包扎治疗措施是错误的。第4类是最常见的类型，伴疼痛，不伴红斑，这类常发生在术后18~24个月，如果发生的较晚，必须考虑肿瘤复发，如乳腺癌术后的腋窝或胸壁复发。

急性淋巴水肿是暂时性的，持续时间小于6个月，呈凹陷性水肿而没有皮肤硬度的改变。引起急性淋巴水肿可能的危险因素包括手术所致的蛋白引流液进入手术相关的区域组织内；炎症导致毛细血管的渗透性增加；肢体制动导致肌肉处于持续的舒缓状态而致外周压力下降；暂时性淋巴侧支循环缺乏；第三间隙液体积聚导致毛细管床的液体逆流。

乳腺癌术后慢性淋巴水肿是所有类型最难逆转的一类。由于其肢体淋巴回流障碍，形成淋巴液逐渐积聚的恶性循环。以下因素的任何一种均可致慢性淋巴水肿：①区域淋巴结的肿瘤复发和进展；②淋巴管的感染和（或）损伤；③肢体固定；④放疗；⑤回流严重障碍；⑥导致低蛋白血症的内科疾病（如糖尿病、肾功能衰竭、高血压、充血性心力衰竭和肝病等），或术后对淋巴水肿和静脉栓塞预防的指导措施不得力等。淋巴水肿也可继发于低蛋白血症：①口服营养不足，如厌食、恶心、呕吐、消沉、焦虑和化疗等；②肠道对蛋白吸收下降或蛋白合成/分解异常；③由于失血、腹腔积液、感染或外科引流所致蛋白丢失。水肿形成过程的早期，表现为水肿的局部柔软，按压有凹陷，通过抬高肢体或弹力包扎容易改善。然而，随着淋巴淤滞的持续和进展，引起淋巴管的扩张和淋巴管的内皮细胞间隙的扩大，使淋巴液向组织床的逆流；胶原蛋白积聚进一步增加了组织的胶体渗透压，使液体自毛细血管向周围组织渗透。液体和蛋白的积聚刺激炎症和巨噬细胞的活性（机体对过量蛋白溶解的反应），通过纤维蛋白原和纤维原细胞使结缔组织间隙的纤维化，引起组织肿胀、僵硬和非凹陷性水肿，此时，水肿对抬高肢体和弹力加压包扎没有反应。

组织间液体的积聚和肿胀的结果使淋巴水肿的组织氧含量低，淋巴管间的距离加大，巨噬细胞的功能降低，表现为患者感染和蜂窝织炎发生的危险性增加。由于没有其他通路转送组织蛋白，晚期伴有慢性纤维化的淋巴水肿缺乏有效的治疗。

2. 成因

乳腺癌手术后的上肢水肿主要由淋巴回流障碍和血液回流障碍两大原因引起。

（1）淋巴回流障碍：上肢的浅淋巴管可分为外侧组、内侧组和中间组。各组淋巴管的集合管分别伴头静脉、贵要静脉和臂中静脉走行，汇入腋窝淋巴结，上肢深部的淋巴管伴上臂深静脉走行，汇入腋窝淋巴结。在行腋窝淋巴脂肪组织清扫术后，腋窝淋巴组织被彻底清除，阻断了淋巴回流的主要通路，上肢淋巴回流只有依靠上肢皮肤淋巴网与胸部、颈部皮肤淋巴网之间的交通，上肢深部组织与颈、胸部深部组织内的淋巴管交通。如果这些交通不能发挥作用，必然形成淋巴性上肢水肿。造成淋巴回流障碍的原因主要有几个方面。①腋窝清扫范围不当：为追求清扫的彻底性，清除的范围超过手术要求范围，严重破坏了上肢与颈、胸部组织之间的淋巴交通。②腋窝积液：腋窝积液时，腋区周围组织水肿、淋巴管水肿、阻塞和纤维化，上肢与颈、胸部之间的淋巴交通不能很好地建立，造成淋巴液回流受阻。③腋区感染：腋区感染时，腋窝深部组织及腋窝皮肤水肿、充血，继之纤维化和瘢痕形成，影响淋巴回流和颈、胸部之间的淋巴交通支的建立。④放疗：在淋巴侧支循环尚未建立之前，过早的对腋窝施行放疗，引起淋巴管扩张、水肿，继之结缔组织增生，炎性细胞浸润，淋巴管纤维化，造成淋巴回流障碍。淋巴水肿与个体因素有关，部分患者上肢与颈、胸部之间的浅、深淋巴管交通不发达，在同样的情况下，容易发生上肢淋巴水肿。高龄和肥胖患者发生率高。

（2）静脉回流障碍：20 世纪 60 年代以前认为，乳腺癌术后上肢水肿的主要原因是静脉回流障碍。此后，许多学者发现，在腋窝清扫时将腋静脉在一定高度处结扎或切断，却没有出现预期的严重上肢肿胀；静脉造影的方法观察根治术后患侧和健侧的上肢脉管，发现腋静脉或头静脉单独闭锁时都不产生上肢肿胀。说明静脉回流障碍不是根治术后上肢肿胀的主要原因。但在以下情况，上肢水肿与静脉回流有关。①腋窝属支被严重破坏：在行腋窝淋巴结清扫时，腋静脉胸壁各属支被彻底切除，但要求保留头静脉，如果将头静脉一并结扎，在腋静脉因某种原因回流不畅时，上肢水肿就很容易发生。②静脉炎症：由于手术、输液和化疗等因素引起腋静脉内膜炎症、纤维化和管壁增厚甚至闭塞，导致静脉回流障碍。③静脉栓塞：由于手术因素、炎症、血液疾病和肿瘤栓子等引起静脉及其主要属支栓塞，导致回流受阻。上肢水肿的原因是多方面的，通常上肢水肿，尤其是严重的上肢肿胀是因为淋巴和静脉回流同时存在不同程度的障碍。

3. 临床表现

术后上肢肿胀多在手术数天后出现，由于静脉回流障碍引起者常在短时间内上肢迅速增粗，多累及前臂及手掌，有表浅静脉扩张，抬高上臂常有一定程度的缓解作用。淋巴回流障碍引起的水肿，常发生在术后 1 ~2 个月甚至数个月后，一般上臂呈橡皮样肿胀，静脉扩张不明显。①轻度肿胀：肿胀范围局限于上臂，患者无明显自我感觉，功能不受影响。②中度肿胀：肿胀累及前臂，患者有上肢肿胀感，功能受到一定影响。③重度肿胀：肿胀范围累及手背，上肢胀痛或麻木，上肢活动明显受限。

4. 预防

（1）规范手术操作：在行腋窝清扫时注意保护头静脉，处理腋静脉属支时勿损伤主干，非必要时不做超出范围的解剖。

（2）防治并发症：预防和及时处理腋窝积液，感染等并发症。

（3）避免过多刺激患侧上肢静脉：避免在患侧上肢做任何目的的静脉穿刺，如取血检验、注射药物或应用化疗药物等。

5. 治疗

多数轻中度上肢肿胀患者多可在术后数个月内自行缓解，严重肿胀患者常难自行恢复。治疗效果多欠理想，可试用以下治疗措施。

（1）抬高患肢手法按摩：术后注意抬高患肢，尤其是在平卧位，将肘部垫高，使上臂高于前胸壁水平。直立时由健侧手托住患侧前臂。进行按摩治疗，方法是让患者抬高患肢，按摩者用双手扣成环形，自远侧向近侧用一定压力推移，每次推压大于 15 分钟，每日 3 次。目前也有类似的理疗机器。

（2）腋区及上肢热疗：用物理加温法或微波、红外线等加热仪器对腋区和上肢进行加温治疗。治疗中，上肢应抬高，若配合按摩效果会更好。

（3）神经节封闭：目的是解除血管和淋巴管痉挛，改善循环功能。Hanelin 报道，用矢状神经节封闭方法治疗 25 例术后上肢肿胀（中、重度），13 例有明显改善。DeMoore 等报道，用封闭法治疗 100 例上肢肿胀，有效率为 63%。

（4）手术治疗：文献报道，广泛切除病侧上肢的皮下组织及深筋膜，使皮肤的淋巴管与肌肉的淋巴管相交通，以改善局部的淋巴引流的方法；也有报道广泛切除皮肤在内的病变组织后，将切除的表皮回植的治疗，皆可取得一定的效果。

（二）上臂内侧麻木

上臂内侧麻木多与肋间臂神经损伤有关，远期可恢复。在手术中可尽量保留肋间臂神经，不易保留者可采用快刀迅速切断手法，避免电刀切断或过分牵拉以致术后断端神经纤维瘤的形成。对上臂内侧顽固性疼痛的，可试用利多卡因并发地塞米松行腋窝肋间臂神经胸壁断端处局部封闭注射，多可使症状缓解。

（三）臂丛神经损伤

手术时如将臂丛神经表面的鞘膜或将神经分支损伤，则术后引起上肢相应部位的麻木或肌肉萎缩。一般较多见的是尺神经的损伤，术后引起上臂尺侧麻木及小鱼际肌肉萎缩。在解剖喙锁筋膜及腋静脉时，注意不要损伤臂丛神经及其表面鞘膜。

（四）腋静脉损伤

常发生于腋窝淋巴结清扫术中，可因肿大淋巴结与腋静脉鞘粘连、浸润而强行剥离，或做切开腋静脉鞘清除。可因术者操作不慎，于分离喙锁胸筋膜时误伤。也可于结扎腋静脉分支使残端保留过短而滑脱、撕裂，或因腋静脉牵拉成角而误伤。静脉壁小缺损可以用细线缝合，缺损较大者勉强缝合可导致静脉狭窄从而进一步发生静脉栓塞。此时可向远端稍加游离腋静脉，切除损伤处后做静脉对端吻合，也可采用自体静脉（如头静脉和大隐静脉）做一期血管重建。腋静脉一般口径较大，对端缝合较易成功。术后患肢需有可靠的内收位固定，注意血供，适当应用抗凝药。

（五）内乳血管出血

在第 1 肋间分离内乳血管时，有时有内乳血管的小分支撕裂引起出血，此时用纱布填塞该肋间，避免在视野不清晰的情况下用血管钳盲目钳夹或分离，因为这样容易刺破胸膜，引起气胸。在填塞后再从第 4 肋间进入，一次切断第 4、第 3、第 2 肋软骨后在直视下很容易将内乳血管分离、结扎。

（六）头静脉损伤

头静脉是沿三角肌胸大肌间沟走行，在锁骨下穿喙锁胸筋膜注入腋静脉。如头静脉损伤结扎，腋静脉因某种原因回流不畅时，易招致患侧上肢轻度水肿。预防主要是手术操作要规范，了解头静脉解剖特点，在清除腋窝组织时就能避免损伤头静脉。为避免头静脉损伤，在胸大肌分离时，尽量保留 2 ~3 cm 肌束，可以减少其损伤所导致的静脉回流受阻。

（七）患侧上肢抬举受限

发生原因主要是术后活动减少，皮下及胸大肌瘢痕牵引所致或切口至腋窝部，形成瘢痕挛缩所致。术后及早进行功能锻炼，是预防其发生的关键，不要用弯向腋窝的切口。一般在拔除引流管后，即术后 6 ~7 天即行锻炼，术后 1 个月内可活动自如。

1. 乳糜漏

非常少见。曾有文献报道 9 例。第三军医大学西南医院乳腺中心曾报道 1 例，江西乳腺专科医院报道 5 例。乳腺癌根治术后出现乳糜漏原因不明，可能是解剖变异或胸导管阻塞所致。因乳腺淋巴引流外侧和上部淋巴管其输出管合成锁骨下干和颈干，右侧注入右淋巴导管，左侧注入胸导管，最后注入颈静脉角。漏扎较大的淋巴管后，淋巴液倒流，从而形成乳糜漏。漏出部位有报道，在切口下部肋弓缘处皮下，方向为腹至胸引流；也有报道在腋窝区。第三军医大学西南医院和江西乳腺专科医院，各发现 1 例患者乳糜漏在肋弓缘皮下，后者经淋巴管造影方显示漏液系左肋弓，腹直肌外缘淋巴管变异所致（可能与肋骨降干损伤有关）。如果手术中能及时发现则可在漏出部位进行缝扎。术后查证后可先试沿着术区肋弓缘处重点进行加压包扎，如果无效可沿着术侧肋弓缘做漏出部位的远端绞锁缝合从而阻断其向上的引流途径。

在行乳腺癌根治术时一定要按操作规范，对所遇血管及索条状组织一定要一一结扎，术毕用洁白纱布检查创面，如发现渗血渗液应妥善处理，术后引流要切实有效，使皮肤与胸壁早日贴合。一旦形成积液，日久由于纤维素沉积，皮瓣与胸壁即形成光滑的“镜面”，贴合困难。西南医院乳腺中心曾遇到1例，患者经40天引流，皮下形成线状窦道，经注射纤维蛋白凝胶和缝扎最终愈合。

2. 淋巴管肉瘤

以前淋巴管肉瘤曾被认为是皮肤复发，1948年Stewart等首先明确本病。上臂淋巴管肉瘤发生于乳腺癌根治术后上肢淋巴水肿的情况下，且水肿均为长期、顽固较严重者。术后约10年，水肿的上臂皮肤出现多数小结，微外凸，橡皮样硬，紫红色，有轻度触痛，无溃疡。皮肤结节逐渐相连成片，沿着周围皮肤扩展，不久可发生肺转移而死亡。病理上均为淋巴管性肉瘤。治疗上可试行放疗及手术，可以配合化疗和中药等。有文献报道6例该病采用早期根治性切除术（截肢术）取得了较好的治疗效果。

四、内乳区淋巴结清扫术

（一）胸膜穿破

多因较晚期患者胸膜外扩大根治术清扫时，损破胸膜或乳腺癌例行手术处理肋间穿支动脉时，止血钳尖不慎穿破胸膜所引起气胸，发生概率为10%左右。一般容易发生在第1肋间分离内乳血管时胸膜被血管钳的尖端戳破，或手指在推胸膜时损伤。有时内乳淋巴结与胸膜粘连，在分离时亦容易损伤。手术在全身麻醉下进行时，如胸膜有破损穿孔，可立即出现反常呼吸等症状，如在硬膜外麻醉下进行，常引起肺萎陷或张力性气胸等。一般胸膜破损较大时常导致肺萎陷，同时可引起患者突然呼吸困难和血压下降等，此时可用面罩加压给氧，使肺复张。如果损伤不大，可以做修补，缝合时用肌肉瓣填塞即可。缺损较大不能修补者，可以不必硬行修补。当然，术时能修补尽量修补，可用肌肉瓣填塞，缺损较大难以修补者可用产妇羊膜或疝网修补，必要时安置水封瓶引流。但是创面的止血必须彻底，尤其肋软骨缺损的周围，手术创面缝合完善避免漏气。有时小的破损不易修补，反而可能引起张力性气胸，此时可以将破损部稍扩大，手术结束时通过膨肺排出胸腔积气，若术后胸腔有积气，可通过胸腔穿刺排气处理。

（二）胸腔积液和肺不张

胸腔积液和肺不张为胸膜损伤所致。有报道，曾比较1 740例乳腺癌根治术及1 091例扩大根治术，发现扩大根治术后最多的是胸腔积液0.02%（20/1 091），其次为肺不张0.008%（9/1 091）。而且指出，如果术后注意引流管通畅，鼓励患者咳嗽，可以防止及减少胸腔的并发症。

（三）腹壁静脉炎

乳腺手术后在乳腺外侧及肋下皮肤内可扪到压痛明显的条索状，这多半是表浅性静脉炎，又称为硬化性脉管炎（Monder病），分析原因可能与手术、输液、化疗和感染等因素相关，引起静脉内膜炎症、纤维化和管壁增厚甚至闭塞，导致静脉回流障碍。一般采用局部外敷消炎止痛膏及口服中药散瘀汤剂，可很快痊愈。

（田小瑞）

第四章

胃肠疾病

第一节　胃扭转

一、概述

各种原因引起的胃沿其纵轴（贲门与幽门的连线）或横轴（胃大弯和小弯中点的连线）扭转，称胃扭转。胃扭转不常见，其急性型发展迅速，诊断不易，常延误治疗，而其慢性型的症状不典型，也不易及时发现。

（一）病因

新生儿胃扭转是一种先天性畸形，可能与小肠旋转不良有关，使胃脾韧带或胃结肠韧带松弛而致胃固定不良。多数可随婴儿生长发育而自行矫正。

成人胃扭转多数存在解剖学因素，在不同的诱因激发下而致病。胃的正常位置主要依靠食管下端和幽门部的固定，肝胃韧带、胃结肠韧带和胃脾韧带也对胃大、小弯起了一定的固定作用。较大的食管裂孔疝、膈疝、膈膨出以及十二指肠降段外侧腹膜过度松弛，使食管裂孔处的食管下端和幽门部不易固定。此外，胃下垂和胃大、小弯侧的韧带松弛或过长等，均是胃扭转发病的解剖学因素。

急性胃扩张、急性结肠胀气、暴饮暴食、剧烈呕吐和胃的逆蠕动等可以改变胃的位置，是促发急性型胃扭转的诱因。胃周围的炎症和粘连可牵扯胃壁使其出现扭转，这些病变常是慢性型胃扭转的诱因。

（二）分型

1. 按起病的急缓及其临床表现分型

可分为急性和慢性两型。急性胃扭转具有急腹症的临床表现，而慢性胃扭转的病程较长，症状反复发作。

2. 根据扭转的范围分型

可分为胃全部扭转和部分扭转。前者是指除与横膈相贴的胃底部分外整个胃向前向上的扭转。由于胃贲门部具有相对的固定性，胃全部扭转很少超过180°。部分胃扭转是指胃的一个部分发生扭转，通常是胃幽门部，偶可扭转360°。

3. 按扭转的轴心分型

(1) 系膜轴扭转型：是最常见的类型，胃随着胃大、小弯中点连线的轴心（横轴）发生旋转。多数是幽门沿顺时针方向向上向前向左旋转，有时幽门可达贲门水平。胃的前壁自行折起而后壁则被扭向前。幽门管可因此发生阻塞，贲门也可以有梗阻。右侧结肠常被拉起扭转到左上腹，形成一个急性扭曲而发生梗阻。在少数情况下，胃底部沿逆时针方向向下向右旋转。但较多的胃系膜轴扭转是慢性和部分型的。

(2) 器官轴扭转：是少见的类型。胃体沿着贲门幽门连线的轴心（纵轴）发生旋转。多数是向前扭转，即胃大弯向上向前扭转，使胃的后壁由下向上翻转到前面，但偶也有相反方向的向后扭转。贲门和胃底部的位置基本上无变化。

二、诊断

（一）临床表现

急性胃扭转起病较突然，发展迅速，其临床表现与溃疡病急性穿孔、急性胰腺炎、急性肠梗阻等急腹症颇为相似，与急性胃扩张有时不易鉴别。起病时均有骤发的上腹部疼痛，程度剧烈，并牵涉至背部。常伴频繁呕吐和嗳气，呕吐物中不含胆汁。如为胃近端梗阻，则为干呕。此时拟放置胃肠减压管，常不能插入胃内。体检见上腹膨胀而下腹平坦，腹壁柔软，肠鸣音正常。如完全扭转，梗阻部位在胃近端，则有上述上腹局限性膨胀、干呕和胃管不能插入的典型表现。如扭转程度较轻，临床表现很不典型。腹部 X 线平片常可见扩大的胃泡阴影，内部充满气体和液体。由于钡剂不能服下，胃肠 X 线检查在急性期一般帮助不大，急性胃扭转常在手术探查时才能明确诊断。

慢性胃扭转多系部分性质，若无梗阻，可无明显症状，或其症状较轻，类似溃疡病或慢性胆囊炎等慢性病变。腹胀、恶心、呕吐，进食后加重，服制酸药物疼痛不能缓解，以间断发作为特征。部分因贲门扭转而狭窄，患者可出现吞咽困难，或因扭转部位黏膜损伤而出现呕血及黑便等。部分患者可无任何症状，在行胃镜、胃肠钡餐检查或腹部手术时发现。

（二）辅助检查

1. 放置胃管受阻

完全性胃扭转时，放置胃管受阻或无法置入胃内。

2. 上消化道内镜检查

纤维或电子胃镜进镜受阻，胃内解剖关系异常，胃体进镜途径扭曲，有时胃镜下充气可使胃扭转复位。

3. 腹部 X 线检查

完全性胃扭转时，腹部透视或平片可见左上腹有充满气体和液体的胃泡影，左侧膈肌抬高。胃肠钡餐检查是重要的诊断方法。系膜轴扭转型的 X 线表现为双峰形胃腔，即胃腔有两个液平面，幽门和贲门处在相近平面；器官轴扭转型的 X 线表现有胃大小弯倒置、胃底液平面不与胃体相连、胃体扭曲变形、大小弯方向倒置、大弯在小弯之上、幽门和十二指肠球部向下、胃黏膜纹理呈扭曲走行等。

（三）诊断标准

急性胃扭转依据 Brochardt 三联征（早期呕吐，随后干呕；上腹膨隆，下腹平坦；不能置入胃管）和 X 线钡剂造影可确诊。慢性胃扭转可依据临床表现、胃镜和 X 线钡剂造影确诊。

三、治疗

急性胃扭转必须手术治疗，否则胃壁易发生血液循环障碍而坏死。急性胃扭转患者一般病情重，多伴有休克、电解质紊乱或酸碱平衡失调，应及时进行全身支持治疗，纠正上述病理生理改变，待全身症状改善后，尽早手术；如能成功地插入胃管，吸出胃内气体和液体，待急性症状缓解和进一步检查后再考虑手术治疗。在剖开腹腔时，首先看到的大都是横结肠系膜及后面绷紧的胃后壁。由于解剖关系紊乱及胃壁膨胀，外科医师常不易认清病变情况。此时宜通过胃壁穿刺将胃内积气和积液抽尽，缝合穿刺处，再进行探查。在胃体复位以后，根据所发现的病理变化，如膈疝、食管裂孔疝、肿瘤、粘连带等，做切除或修补等处理。如未能找到病因与病理机制，可行胃固定术，即将脾下极至胃幽门处的胃结肠韧带和胃脾韧带致密地缝到前腹壁腹膜上，以防扭转再度复发。

部分胃扭转伴有溃疡或葫芦形胃等病变者，可行胃部分切除术，病因处理极为重要。

（武优优）

第二节　胃下垂

一、概述

胃下垂是指直立位时胃的大弯抵达盆腔，而小弯弧线的最低点降至髂嵴连线以下的位置，常为内脏下垂的一部分。

胃下垂可有先天性或后天性。先天性胃下垂常是内脏全部下垂的一个组成部分。腹腔脏器维持其正常位置主要依靠以下 3 个因素：①膈肌的位置及膈肌的正常活动力；②腹内压的维持，特别是腹肌力量和腹壁脂肪层厚度的作用；③连接脏器有关韧带的固定作用。胃的两端，即贲门和幽门是相对固定的，胃大、小弯侧的胃结肠韧带、胃脾韧带、肝胃韧带对胃体也起一定的固定作用。正常胃体可在一定的范围内向上下、左右或前后方向移动，如膈肌悬吊力不足，支持腹内脏器的韧带松弛，腹内压降低，则胃的移动度增大而发生下垂。

胃壁具有张力和蠕动两种运动性能，胃壁本身的弛缓也是一个重要的因素。按照胃壁的张力情况可将胃分为高张力、正常张力、低张力和无张力型 4 个类型。在正常胃张力型，幽门位于剑突和脐连线的中点，胃张力低下和无张力的极易发生胃下垂。

胃下垂常见于瘦长体型的女型、经产妇、多次腹部手术而伴腹肌张力消失者，尤多见于消耗性疾病和进行性消瘦者，这些都是继发胃下垂的先天性因素。

二、诊断

（一）临床表现

胃轻度下垂者可无症状。明显下垂者可伴有胃肠动力低下和分泌功能紊乱的表现，如上腹部不适、易饱胀、厌食、恶心、嗳气及便秘等。上腹部不适多于餐后、长期站立和劳累后加重。有时感深部隐痛，可能和肠系膜受牵拉有关。下垂的胃排空常较缓慢，故会出现胃潴留和继发性胃炎的症状。可出现眩晕、心悸、站立性低血压和昏厥等症状。

体检可见肋下角小于90°，多为瘦长体型。站立时上腹部可扪及明显的腹主动脉搏动。胃排空延缓时还有振水声。上腹部压痛点可因不同体位而变动。常可同时发现肾、肝和结肠等其他内脏下垂。

（二）诊断标准

胃下垂的诊断主要依靠 X 线检查。进钡餐后可见胃呈鱼钩形，张力减退，其上端细长，而下端则显著膨大，胃小弯弧线的最低点在髂嵴连线以下。胃排空缓慢，可伴有钡剂滞留现象。

三、治疗

胃固定术的效果不佳，如折叠缝合以缩短胃的小网膜，或将肝圆韧带穿过胃肌层而悬吊固定在前腹壁上，现多已废弃不用。主要采用内科对症治疗。少食多餐，食后平卧片刻，保证每日摄入足够的热量和营养。加强腹部肌肉的锻炼，以增强腹肌张力。也可试用气功和太极拳疗法。症状明显者，可放置胃托。

（武优优）

第三节 消化性溃疡

一、概述

消化性溃疡指穿透至黏膜肌层的胃十二指肠黏膜的局限性损伤，包括胃溃疡与十二指肠溃疡。因溃疡的形成与胃酸、胃蛋白酶的消化作用有关而得名。其病因及发病机制尚未完全明了，一般认为与胃酸、胃蛋白酶、感染、遗传、体质、环境、饮食、神经精神因素等因素有关，近十余年来研究证明幽门螺杆菌（Hp）是消化性溃疡的主要病因。消化性溃疡是人类常见疾病，我国20世纪50年代发病率达到高峰，以男性十二指肠溃疡多见，20世纪70年代以后发病率有下降趋势。

二、诊断

（一）病史

(1) 长期反复发作的上腹痛，病史可达数月至数年，多有发作与缓解交替的周期性，因溃疡与胃酸刺激有关，故疼痛可呈节律性。胃溃疡多在餐后半小时左右出现，持续1～2小时。十二指肠溃疡疼痛多在餐后2～3小时出现，进食后可缓解。胃溃疡的疼痛部位一般在上腹剑突下正中或偏左，十二指肠溃疡疼痛位于上腹正中或偏右。疼痛性质因个体差异不同可描述为饥饿不适、钝痛、烧灼样疼痛、刺痛等。

（2）可伴有其他消化道症状，如嗳气、反酸，胸骨后灼痛，恶心、呕吐。

（3）频繁的呕吐、腹胀、消瘦等提示十二指肠球部或幽门部溃疡引起幽门梗阻；溃疡侵蚀基底血管可出现黑便或呕血。

（4）出现剧烈腹痛并有腹膜炎症状往往提示溃疡穿孔。

（二）查体要点

（1）本病在缓解期多无明显体征，溃疡活动期可在剑突下有固定而局限的压痛。

（2）当溃疡穿孔时大多可迅速引起弥漫性腹膜炎，腹壁呈板样硬，有压痛与反跳痛，肝浊音界消失。

（三）辅助检查

1. 常规检查

（1）幽门螺杆菌（Hp）检测：Hp 检测已成为消化性溃疡的常规检查项目。方法有二：侵入性方法为胃镜下取样做快速尿素酶试验，聚合酶链反应（PCR）或涂片染色等；非侵入性方法为呼气采样检测，此方法方便、灵敏，常用的有^{14}C或^{13}C呼气试验。

（2）上消化道钡餐造影：溃疡在 X 线钡餐时的征象有直接与间接两种，直接征象为龛影，具有确诊价值；间接征象包括局部压痛、大弯侧痉挛切迹、十二指肠激惹、球部变形等，间接征象仅提示有溃疡。

（3）胃镜：胃镜检查可明确溃疡与分期，并可做组织活检与 Hp 检测。内镜下溃疡可分为活动期（A）、愈合期（H）和瘢痕期（S）3 种类型。

2. 其他检查

（1）胃液分析：胃溃疡患者胃酸分泌正常或稍低于正常。十二指肠溃疡患者多增高，以夜间及空腹时更明显。但因其检查值与正常人波动范畴有互相重叠，故对诊断溃疡价值不高，目前仅用于促胃液素瘤的辅助诊断。

（2）促胃液素测定：溃疡时血清促胃液素可增高，但诊断意义不大，不列为常规，但可作为促胃液素瘤的诊断依据。

（四）诊断标准

1. 诊断要点

（1）典型的节律性、周期性上腹疼痛，呈慢性过程，少则数年，多则十几年或更长。

（2）大便隐血试验：溃疡活动时可为阳性。

（3）X 线钡餐检查：龛影为 X 线诊断溃疡最直接征象，间接征象为压痛、激惹及大弯侧痉挛切迹。

（4）胃镜检查与黏膜活组织检查：可鉴别溃疡的良、恶性。胃镜下溃疡多呈圆形或椭圆形，一般小于 2 cm，边缘光滑，底平整，覆有白苔或灰白苔，周围黏膜充血水肿，有时可见皱襞向溃疡集中。

2. 诊断流程

见图 4-1。

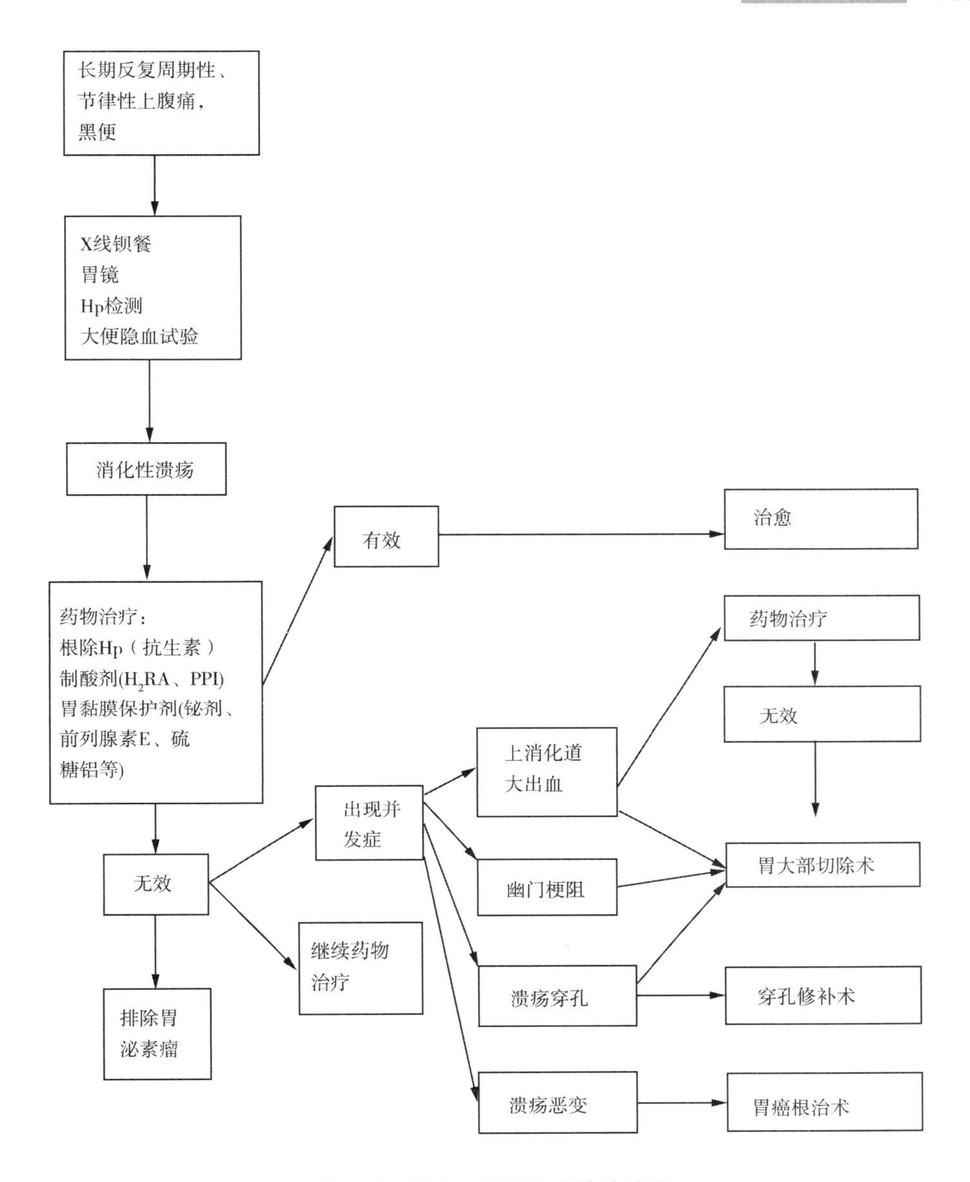

图 4-1　胃十二指肠溃疡诊治流程

（五）鉴别诊断

1. 慢性胆囊炎、胆石症

疼痛位于右上腹，常放射至右肩背部，可伴有发热、黄疸等，疼痛与进食油腻食物有关。B 超可以作出诊断。

2. 胃癌

胃溃疡在症状上难与胃癌作出鉴别，X 线钡餐检查可见胃癌的龛影在胃腔内，而胃溃疡的龛影在胃壁内，边缘不整齐，呈结节状；一般良性溃疡的龛影直径 <2 cm。胃镜下组织活检是诊断的主要依据。

3. 功能性消化不良

症状酷似消化性溃疡，多见于年轻女性，X 线钡餐与胃镜无溃疡征象。

4. 胃泌素瘤

即卓—艾（Zollinger-Ellison）综合征，为胰非 B 细胞瘤，可分泌大量胃泌素，使消化道处于高胃酸环境，产生顽固性多发溃疡或异位溃疡，胃大部切除后仍可复发。测定血清胃泌素 >200ng/L。

三、治疗

消化性溃疡治疗的主要目的是消除症状、愈合溃疡、防止复发和避免并发症。

（一）一般治疗

饮食定时，避免过饱过饥、过热过冷及刺激性食物；急性期症状严重时可进流质或半流质饮食。

（二）药物治疗

1. 根除 Hp 治疗

目前尚无单一药物能有效根治 Hp。根除方案一般分为质子泵抵制剂（PPI）为基础和胶体铋剂为基础方案两类。一种 PPI 或一种胶体铋加上克拉霉素、阿莫西林、甲硝唑 3 种抗生素中的 2 种组成三联疗法，疗程为 7 天。若根治 Hp 1 ~2 周不明显时，应考虑继续使用抵制胃酸药物治疗2 ~4周。

2. 使用抑制胃酸分泌药

氢氧化铝、氢氧化镁等复方制剂对缓解症状效果较好，仅用于止痛时的辅助治疗。目前临床上常用的是 H_2 受体拮抗剂（H_2RA）与 PPI 两大类。

H_2RA 能与壁细胞 H_2 受体竞争结合，阻断壁细胞的泌酸作用，常用的有两种：一种为西咪替丁，每日剂量 800 mg（400 mg，2 次/天）；另一种为雷尼替丁，每日剂量 300 mg（150 mg，2 次/天），疗程均为 4 ~6 周。

3. 使用胃黏膜保护剂

胃黏膜保护剂有 3 种，分别为硫糖铝、枸橼酸铋钾和前列腺素类药物（米索前列醇）。

（三）手术治疗

消化性溃疡随着 H_2RA 与 PPI 的广泛使用及根除 Hp 治疗措施的普及，需要手术治疗的溃疡病患者已越来越少，约 90% 的十二指肠溃疡及 50% 的胃溃疡患者经内科有效治疗后好转。所需手术干预的病例仅限少数并发症患者。手术适应证为：①溃疡急性穿孔；②溃疡大出血；③瘢痕性幽门梗阻；④顽固性溃疡；⑤溃疡癌变。

1. 手术方式

胃、十二指肠溃疡的手术目的是针对胃酸过高而采取相应措施，目前，手术方式主要有两种，一种是胃大部切除术，另一种是迷走神经切断术。

（1）胃大部切除术：为我国目前治疗消化性溃疡最为广泛的手术方式，切除范围包括胃体大部、胃窦、幽门和部分十二指肠球部，占全胃的 2/3 ~3/4，从而达到抑酸的效果（图 4-2）。切除胃大部后的胃肠道吻合方法常用的是毕罗Ⅰ式和毕罗Ⅱ式。

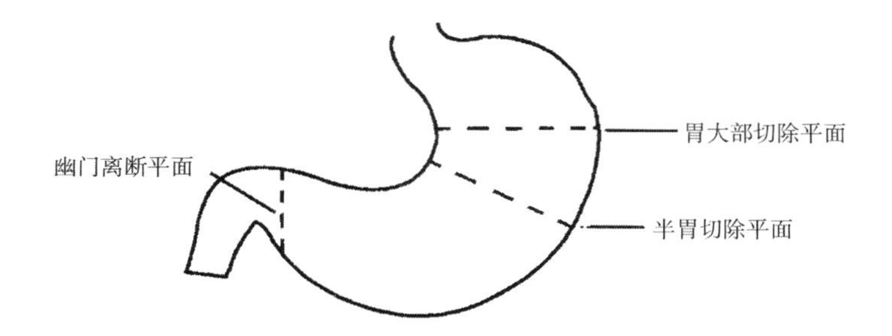

图 4-2 胃切除范围标志

1）毕罗Ⅰ式：特点是胃大部切除以后将残胃与十二指肠断端进行吻合。这种吻合方式接近正常生理状态，术后并发症较少，且胆汁反流不多于幽门成形术，近年来多主张在条件允许时采用此种吻合方式（图 4-3）。

2）毕罗Ⅱ式：特点是胃大部切除后将十二指肠残端关闭，将胃残端与空肠上端吻合。其优点是可切除足够体积的胃而不致吻合口张力过大。同时，即使十二指肠溃疡不能切除也可因溃疡旷置而愈合（图 4-4）。

（2）迷走神经切断术：迷走神经切断后胃酸的神经分泌相消失，体液相受到抵制，胃酸分泌减少，从而达到治愈溃疡的目的。

1）迷走神经干切断术：约在食管裂孔水平，将左右两支腹迷走神经干分离后切除 5～6 cm，以免再生。根据情况，再行胃空肠吻合或幽门成形术。由于腹迷走神经干尚有管理肝、胆、胰、肠的分支，均遭到不必要的切断，造成上述器官功能紊乱。胃张力及蠕动随之减退，胃排空迟缓，胃内容物潴留，故需加做幽门成形术。此外可产生顽固性腹泻，可能和食物长期潴留，腐败引起肠炎有关。迷走神经干切断术因缺点多，目前临床上很少应用。

2）选择性迷走神经切断术：将胃左迷走神经分离清楚在肝支下切断，同样胃右迷走神经分离出腹腔支下，切断，以避免发生其他器官功能紊乱。为了解决胃潴留问题，则需加胃引流术，常用的引流术有幽门成形术、胃窦部或半胃切除，再行胃十二指肠或胃空肠吻合术。

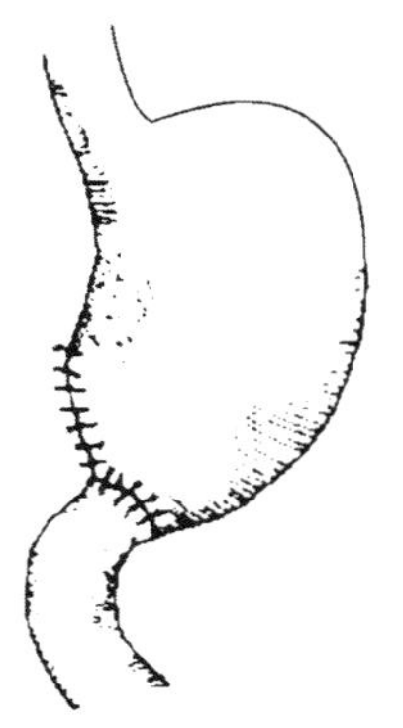

图 4-3 毕罗Ⅰ式吻合

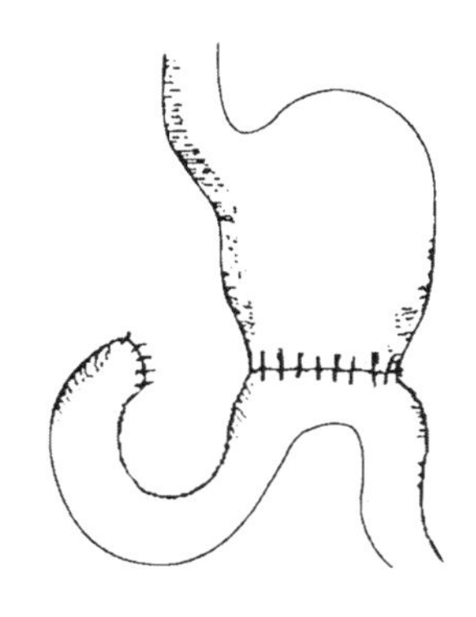

图 4-4 毕罗Ⅱ式吻合

3）选择性胃迷走神经切断术：是迷走神经切断术的一大改进，目前国内外广泛应用。

但此法还存在不少问题，如由于迷走神经解剖上的变异，切断迷走神经常不完善，有可能神经再生，仍有不少溃疡复发。加以胃窦部或半胃切除时，虽有着更加减少胃酸分泌的优点，但也带来了胃切除术后的各种并发症的缺点。因此该术式亦非理想。

4）高选择性胃迷走神经切断术：此法仅切断胃近端支配胃体、胃底的壁细胞的迷走神经，而保留胃窦部的迷走神经，因而也称为胃壁细胞迷走神经切断术或近端胃迷走神经切断术。手术时在距幽门5～7 cm的胃小弯处，可以看到沿胃小弯下行的胃迷走神经前支入胃窦部的扇状终末支（鸦爪）作为定位标志，将食管下端5～7 cm范围内进入胃底、胃体的迷走神经一一切断，保留进入胃窦部的扇状终末支。

高选择性胃迷走神经切断术的优点在于消除了神经性胃酸分泌，消除了溃疡病复发的主要因素；保留胃窦部的张力和蠕动，无须附加引流术；保留了幽门括约肌的功能，减少胆汁反流和倾倒综合征的发生机会；保留了胃的正常容积，不影响进食量；手术简单安全。

2. 并发症

（1）术后胃出血：胃大部切除术后，一般在24小时以内，从胃管引流出少量黯红色或咖啡色血性内容物，多为术中残留胃内的血液或胃肠吻合创伤面少量渗出的缘故。如短期内自胃管引流出较大量的血液，尤其是鲜血，甚至呕血、黑便或出现出血性休克，是因切端或吻合口有小血管结扎、缝合不彻底所致。术后4～6天出血，多因缝合过紧吻合口黏膜坏死脱落引起；严重的早期出血，如量大，甚至发生休克，需要果断再次探查止血。

（2）十二指肠残端破裂：是胃大部切除术毕罗Ⅱ式中最严重的并发症，死亡率很高，约15%。多因处理十二指肠球部时损伤浆肌层或血液循环；或残端缝合过紧，过稀。输入空肠袢梗阻亦可致残端破裂。一般多发生在术后4～7天。表现为右上腹突然发生剧烈疼痛，局部或全腹明显压痛、反跳痛、腹肌紧张等腹膜炎症状。腹穿可抽出胆汁样液体。预防方法是：要妥善缝合十二指肠残端，残端缝合有困难者，可插管至十二指肠腔内做造瘘术，外覆盖大网膜。溃疡病灶切除困难者，选择病灶旷置胃大部切除术式，避免十二指肠残端破裂。一旦发生残端破裂，修补难以成功，应行引流术，在十二指肠残端处放置双腔套管持续负压吸引，同时也要引流残端周围腹腔。以静脉营养法或空肠造瘘来营养支持。

（3）胃肠吻合口破裂或瘘：多发生在术后5～7天，如在术后1～2天内发生，则可能是吻合技术的问题。一般原因有缝合不当、吻合口存在张力、局部组织水肿或低蛋白血症等所致组织愈合不良。胃肠吻合口破裂常引起严重的腹膜炎，需及时手术进行修补，术后要保持可靠的胃肠减压，加强营养支持。

（4）吻合口梗阻：发生率为1%～5%，主要表现为进食后上腹胀痛、呕吐，呕吐物为食物，多无胆汁。梗阻多因手术时吻合口过小；或缝合时胃肠壁内翻过多；吻合口黏膜炎症水肿所致。前两种原因造成的梗阻多为持续性的，不能自行好转。需再次手术扩大吻合口或重新做胃空肠吻合。黏膜炎症水肿造成的梗阻为暂时性的，经过适当的非手术治疗症状可自行消失。梗阻性质一时不易确诊，先采用非手术疗法，暂时停止进食，行胃肠减压，静脉输液，保持水电解质平衡和营养；若因黏膜炎症水肿引起的梗阻，往往数日内即可改善。经两周非手术治疗仍有进食后腹胀、呕吐现象，应考虑手术治疗。

（5）输入空肠袢梗阻：在毕罗Ⅱ式手术后，如输入空肠袢在吻合处形成锐角或输入空肠袢过长发生曲折，使输入空肠袢内的胆汁、胰液、肠液等不易排出，将在空肠内发生潴留而形成梗阻。输入空肠段内液体潴留到一定量时，强烈的肠蠕动克服了一时性的梗阻，将潴留物大量排入残胃内，引起恶心、呕吐。表现为进食后15～30分钟，上腹饱胀，轻者恶心，重者呕吐，呕吐物主要是胆汁，一般不含食物，呕吐后患者感觉症状减轻而舒适。多数患者术后数周症状逐渐减轻而自愈，少数症状严重持续不减轻者需手术治疗，行输入和输出空肠袢之间侧侧吻合术。

在结肠前近端空肠对胃小弯的术式，如近端空肠过短，肠系膜牵拉过紧，形成索带压迫近端空肠，使被压迫的十二指肠和空肠成两端闭合肠袢，且可影响肠壁的血液循环，诱发坏死。有时过长的输入空肠袢，穿过空肠系膜与横结肠之间的孔隙，形成内疝，也可发生绞窄。主要表现为上腹部疼痛、呕吐，呕吐物不含胆汁，有时偏右上腹可触及包块。这一类梗阻容易发展成绞窄，应及早手术治疗。

（6）输出空肠袢梗阻：输出空肠袢梗阻多为大网膜炎性包块压迫或肠袢粘连成锐角所致。在结肠后吻合时，横结肠系膜的孔未固定在残胃壁上，而因束着空肠造成梗阻。主要表现为呕吐，呕吐物为食物和胆汁。确诊应借助于钡餐检查，以示梗阻的部位。症状严重而持续，应手术治疗以解除梗阻。

（7）倾倒综合征：倾倒综合征是胃大部切除术后比较常见的并发症，在毕罗Ⅱ式吻合术发生机会更多。根据症状在术后和进食后发生的迟早，临床上将倾倒综合征分为早期倾倒综合征和晚期倾倒综合征两类。一般认为这两种表现不同、性质各异的倾倒综合征，有时同时存在，致临床表现混淆不清。

1）早期倾倒综合征：表现为进食后上腹胀闷、心悸、出汗、头晕、呕吐及肠鸣、腹泻等。患者面色苍白、脉搏加速、血压稍增高。平卧30～45分钟上述症状即可自行好转消失，如患者平卧位进食则往往不发生倾倒症状。症状的发生与食物的性质和量有关，进甜食及牛奶易引起症状，过量进食往往引起症状发作。原因尚不十分清楚，但根据临床表现，一般认为早期倾倒综合征的原因有两种：一是残胃缺乏固定，进食过量后，胃肠韧带或系膜受到牵拉，因而刺激腹腔神经丛引起症状，所谓机械因素；二是大量高渗食物进入空肠后，在短期内可以吸收大量的液体，致使血容量减少，即渗透压改变因素。

2）晚期倾倒综合征：性质与早期综合征不同，一般都发生在手术后半年左右，而多在食后2～3小时发作，表现为无力、出汗、饥饿感、嗜睡、眩晕等。发生的原因由于食物过快地进入空肠内，葡萄糖迅速被吸收，血糖过度增高，刺激胰腺产生过多胰岛素，引发低血糖，故又称低血糖综合征。

预防倾倒综合征的发生，一般认为手术时胃切除不要过多，残胃适当固定，胃肠吻合口不要太大。术后早期应少食多餐，使胃肠逐渐适应。一旦出现症状，多数经调节饮食，症状会逐渐减轻或消失。极少数患者症状严重而经非手术治疗持续多年不改善者，可考虑再次手术治疗，行胃肠吻合口缩小术，或毕罗Ⅱ式改为毕罗Ⅰ式，或行空肠代胃、空肠、十二指肠吻合术。

（8）吻合口溃疡：吻合口溃疡是胃大部切除术后常见的远期并发症。多数发生在十二指肠溃疡术后。吻合口溃疡的原因与原发溃疡相似，80%～90%的吻合口溃疡者存在胃酸过高现象。症状与原发溃疡病相似，但疼痛的规律性不明显，在上腹吻合口部位有压痛。吻合口溃疡一旦形成，发生并发症机会甚多，如出血、穿孔。预防措施：避免做单纯胃空肠吻合；胃大部切除时胃切除要足够，应争取做胃十二指肠吻合。吻合口溃疡一般主张采用手术治疗，手术方法是再次行胃大部切除或同时做迷走神经切断术。

（9）碱性反流性胃炎：碱性反流性胃炎常发生于毕罗Ⅱ式胃大部切除术后1～2年。由于胆汁、胰液反流，胆盐破坏了胃黏膜对氢离子的屏障作用，使胃液中的氢离子逆流弥散于胃黏膜细胞内，从而引起胃黏膜炎症、糜烂，甚至形成溃疡。表现为：上腹部持续性烧灼痛，进食后症状加重，服抗酸药物无效；胆汁性呕吐，呕吐后症状不减轻，胃液分析胃酸缺乏；食欲差，体重减轻，因长期少量出血而导致贫血。这一并发症非手术治疗效果不佳。症状严重者应考虑手术治疗。手术可改行Roux-en-Y吻合，以免胆汁反流入残胃内，同时加做迷走神经切断术以防术后吻合口溃疡发生。

（10）营养障碍：胃是容纳食物并进行机械和化学消化的场所。食物因胃的运动而与酸性胃液混合成食糜，其蛋白质也在酸性基质中经胃蛋白酶消化，食物中的铁质也在胃内转变为亚铁状态以便吸收。当胃大部切除术后，少数患者可能出现消瘦、贫血等营养障碍。

四、预后

十二指肠溃疡在迷走神经切断+胃窦切除后的复发率为0.8%，比其他术式显著低是其主要优点，特别是对有严重溃疡体质而耐受力好的患者。少数病例术后复发，主要是因迷走神经切断术做得不完全或者是促胃液素瘤所致。

十二指肠溃疡在迷走神经切断+胃引流术后的平均复发率为80%左右，最高可达28%，是其主要缺点。用高选迷走切断治疗十二指肠溃疡的复发率为5%～10%。十二指肠溃疡行胃大部切除术而不加做迷走神经切断术者的复发率为5%～6%，术后并发症较多。用简单的胃空肠吻合术来治疗十二指肠溃疡现已废弃，因复发率可达40%。

胃溃疡做单纯胃窦切除的复发率约为2%。如有复合溃疡，应做胃大部切除。

随着PPI的广泛应用，溃疡复发率已较20世纪六七十年代明显减少并可能控制。

五、最新进展

大多数消化性溃疡患者经非手术疗法可获得治愈，尤其是20世纪80年代以后，随着H_2受体阻断剂、PPI和清除幽门螺杆菌药物的广泛应用，溃疡病的手术治疗在大幅减少。顽固性十二指肠溃疡的手术例数目前降低了大约62%。溃疡病需要外科手术治疗的仅限于其并发症。因此，应当结合患者具体情况，严格、正确地掌握消化性溃疡手术治疗适应证。

随着微创技术的发展，腹腔镜下消化性溃疡的手术现已基本成熟，溃疡穿孔修补术、迷走神经切断术、胃大部切除术等均可在腹腔镜下完成。因其创伤小、恢复快、疼痛轻等优点已逐渐为广大患者所接受。

（武优优）

第四节　贲门失弛缓症

一、概述

贲门失弛缓症是指吞咽时食管体部无蠕动，贲门括约肌弛缓不良的一种疾病。本病发病机制尚不十分清楚。研究表明，本病可能与迷走神经核病变或大脑皮质功能失调有关，因而是一种食管肌肉神经功能失调性疾病。在病理上，病变累及整个胸内食管而不仅仅局限于贲门部。

本病无种族特异性，发病率约为1/10万，在所有食管良性疾病中占首位，多见于20～50岁青中年人。男女比例相近，无家族遗传倾向。

二、诊断思路

（一）病史

1. 吞咽困难

无痛性吞咽困难是本病最常见、最早出现的症状。起病多较缓慢，但也可较急，初起可轻微，仅在餐后有饱胀感觉。多呈间歇性发作，情绪波动、发怒、忧虑、惊骇或进食过冷和辛辣等刺激性食物可诱使其发生。

2. 疼痛

疼痛部位多在胸骨后及中上腹；也可在胸背部、右侧胸部、右胸骨缘以及左季肋部。疼痛发作有时酷似心绞痛，甚至舌下含硝酸甘油片后可获缓解。疼痛可能是由于食管平滑肌痉挛或食物滞留性食管炎所致。随着梗阻以上食管的进一步扩张，疼痛反可逐渐减轻。

3. 反流与呕吐

发生率可达90%，随着吞咽困难加重，食管进一步扩张，相当量的内容物可潴留在食管内数小时至数日之久，在体位改变时发生反流。从食管反流的内容物因未进入过胃腔，故无胃内呕吐物的特点，但可混有大量黏液和唾液。在并发食管炎、食管溃疡时，反流物可含有血液。

4. 体重减轻

体重减轻与咽下困难影响食物的摄取有关。随着病程发展，可有体重减轻、营养不良和维生素缺乏等表现。

5. 出血和贫血

患者常有贫血，偶有由食管炎所致的出血。

6. 其他症状

多因本病的并发症所引起，如肺炎、食管憩室、食管裂孔疝等。

（二）查体

本病体征极少，有时可借测定吞咽时间协助诊断，方法为置听诊器于剑突处，嘱患者饮水，可听到水进入胃内的声音，并计算时间，正常人在10秒以内，本病患者则时间明显延长或根本听不到声音。

（三）辅助检查

1. 常规检查

钡餐检查，透视下可见纵隔右上边缘膨出，吞钡后食管无蠕动波出现，食管下端呈对称性漏斗状狭窄，边缘光滑，钡剂通过贲门困难。贲门失弛缓症可分为3型：轻型，食管轻度扩张及少许食物潴留，胃泡存在；中型，食管普遍扩张，有明显食物残渣存留，立位有液平面，胃泡消失；重型，食管的扩张屈曲、增宽、延长及呈“S”形。

2. 其他检查

（1）醋甲胆碱试验：正常人皮下注射醋甲胆碱5～10 mg后，食管蠕动增加而压力无显著增加。本病患者注射后1~2分钟起，即可产生食管强力的收缩；食管内压力骤增，从而产生剧烈疼痛和呕吐，X线征象更加明显（作此试验时应准备阿托品，以备反应剧烈时用）。食管极度扩张者对此药不起反应，以致试验结果为阴性；胃癌累及食管壁肌间神经丛者以及某些弥漫性食管痉挛者，此试验也可为阳性。可见，该试验缺乏特异性。

（2）内镜和细胞学检查：对本病的诊断帮助不大，但可用于本病与食管贲门癌等病的鉴别诊断，做内镜检查前应将食管内潴留物抽吸掉。

（3）食管内压力测定：测压发现患者食管下括约肌静息压比正常人高出2~3倍，由于食管下括约肌不能完全松弛，使食管、胃连接部发生梗阻；食管下段缺乏正常蠕动或蠕动消失，食物不能顺利通过障碍，排空延迟。

（四）诊断标准

有吞咽困难、胸骨后疼痛及食物反流等典型症状，X线检查发现食管下端有逐渐变细的漏斗狭窄区，边缘光滑，排除肿瘤及继发性贲门失弛缓可诊断本病。

（五）鉴别诊断

1. 食管癌或贲门癌

最需与贲门失弛缓症相鉴别。癌症患者一般年龄较大，钡餐下见局部黏膜呈不规则破坏，狭窄上方食管轻到中度扩张，食管上段蠕动存在；内镜下做病理检查可发现病灶。

2. 食管弥漫性痉挛

又称非括约肌性食管痉挛，是一种不明原因的原发性食管神经肌肉紊乱疾病，病变常累及食管下2/3，并引起严重运动障碍。钡餐造影食管下2/3呈节段性痉挛收缩，无食管扩张现象。

3. 心绞痛

心绞痛多由劳累诱发，而本病由吞咽诱发，并有吞咽困难。心电图及动态心电图协助区别。

三、治疗

（一）一般治疗

一般治疗包括饮食和药物治疗及精神护理。药物治疗的效果并不理想，仅适用于术前准备及拒绝或不适于做扩张术及外科手术者。抗胆碱能制剂（如阿托品、罂粟碱）、长效亚硝酸盐及镇静剂能降低括约肌张力，减轻疼痛和吞咽困难。钙拮抗剂硝苯地平有良好的效果。

（二）扩张治疗

扩张治疗包括经由食管镜试用探条扩张、水银探条、气囊、静水压、梭形管状扩张等，有一定的疗效，但很少能真正痊愈，且扩张治疗需反复进行，并有引起食管破裂的危险，对于高度扩张伸延与弯曲的食管应避免做扩张术。

（三）手术治疗

1. 手术适应证

（1）重症贲门失弛缓症，食管扩张及屈曲明显，扩张器置入困难并有危险。

（2）合并有其他病理改变如膈上憩室、裂孔疝或怀疑癌肿。

（3）曾行扩张治疗失败或穿孔，或导致胃食管反流并发生食管炎者。

（4）症状严重且不能耐受食管扩张者。

2. 术前准备

术前准备至关重要，对有营养不良者术前应予纠正，有肺部并发症者进行适当治疗，由于食物潴留和食管炎，术前要置入鼻胃管清洗食管 2～3 天，清洗后注入抗生素溶液，麻醉前重复 1 次。

3. 手术方法

1913 年 Heller 用食管贲门前后壁双侧肌肉纵行切开治疗本病，1923 年 Zaaijer 将Heller手术改良为单侧食管贲门前壁肌层纵行切开，使手术更加简便，同时大大减少了食管黏膜损伤的可能性，疗效显著提高，目前该术式已被国内外医师普遍采用，并一致认为是治疗贲门失弛缓症的常规术式。改良 Heller 手术的基本要点是：①纵行切开食管肌层，尤其是贲门部的环形肌，切开范围上要达到肥厚的食管肌层水平以上，一般在下肺韧带水平以下；②两侧游离黏膜外肌层达食管周径的 1/2 以上；③贲门下切开长度 <2 cm，否则会产生反流性食管炎；④强调不要损伤膈食管韧带和食管裂孔。

4. 手术并发症

（1）食管黏膜穿孔：是食管肌层切开术后最重要的并发症。术中发现黏膜穿孔需及时缝合修补，术后产生穿孔将会引起脓胸。

（2）反流性食管炎：发生率为 20%～50%。内科对症处理可得到缓解。

（3）食管裂孔疝：发生率为 5%～10%。因裂孔结构及周围支持组织受损引起。一旦发生如有症状可行裂孔疝修补。

四、预后评价

大多数贲门失弛缓症的患者经扩张术或手术治疗都能取得满意效果。扩张术后 60% 可获得长期效果，而手术长期有效率达到 85%～90%。

（刘志宁）

第五节　先天性肥厚性幽门狭窄

一、概述

先天性肥厚性幽门狭窄是新生儿期常见疾病。

（一）病理

本病主要病理改变是幽门肌层肥厚，尤以环肌为著，但亦同样表现在纵肌和弹力纤维。幽门部呈橄榄形，质硬有弹性。当肌肉痉挛时则更为坚硬。一般长 2～2.5 cm，直径 0.5～1 cm，肌层厚 0.4～0.6 cm，在年长儿，肿块还要大些。但大小与症状严重程度和病程长短无关。肿块表面覆有腹膜且甚光滑，但由于血供受压力影响而部分受阻，因此色泽显得苍白。环肌纤维增多且肥厚，肌肉似砂砾般坚硬，肥厚的肌层挤压黏膜呈纵形皱襞，使管腔狭小，加以黏膜水肿，以后出现炎症，使管腔更显细小，在尸解标本上幽门仅能通过 1 mm 的探针。狭细的幽门管向胃窦部移行时腔隙呈锥形逐渐变宽，肥厚的肌层则逐渐变薄，两者之间无精确的分界。但在十二指肠侧界限明显，因胃壁肌层与十二指肠肌层不相连续，肥厚的幽门肿块突然终止且凸向十二指肠腔内，形似子宫颈样结构。组织学检查见肌层增生、肥厚，肌纤维排列紊乱，黏膜水肿、充血。

由于幽门梗阻，近侧胃扩张，壁增厚，黏膜皱襞增多且水肿，并因胃内容物滞留，常导致黏膜炎症和糜烂，甚至有溃疡。

肥厚性幽门狭窄病例合并先天畸形相当少见，据此有人认为是“婴儿性”而非“先天性”的理由之一。食管裂孔疝和胃食管反流是最常见的合并畸形，但未见到大量病例报道。

（二）病因

为了阐明幽门狭窄的病因及发病机制，多年来进行大量研究工作，包括病理检查、动物模型的建立、胃肠激素的检测、病毒分离、遗传学研究等，但病因至今尚无定论。

1. 遗传因素

在病因学上起着很重要的作用。发病有明显的家族性，甚至一家中母亲和7个儿子同病，且在单卵双胎比双卵双胎多见。双亲有幽门狭窄史的子女发病率可高达6.9%。若母亲有此病史，则其子发病的概率为19%，其女为7%；父亲有此病史者，儿子、女儿发病率分别为5.5%和2.4%。研究表明，幽门狭窄的遗传机制是多基因性，既非隐性遗传亦非伴性遗传，而是由一个显性基因和一个性修饰多因子构成的定向遗传基因。这种遗传倾向受一定的环境因素影响，如社会阶层、饮食种类、各种季节等，发病以春秋季为高，但其相关因素不明。常见于高体重的男婴，但与胎龄的长短无关。

2. 神经功能

主要从事幽门肠肌层神经丛的研究者发现，神经节细胞直至生后2～4周才发育成熟。因此，许多学者认为神经细胞发育不良是引起幽门肌肉肥厚的机制，而否定过去幽门神经节细胞变性导致病变的学说，运用组织化学分析法测定幽门神经节细胞内酶的活性；但也有持不同意见者，观察到幽门狭窄的神经节细胞与胎儿并无相同之处，如神经节细胞发育不良是原因，则早产儿发病多于足月儿，但两者并无明显差异。近年研究认为肽能神经的结构改变和功能不全可能是主要病因之一，通过免疫荧光技术观察到环肌中含脑啡肽和血管活性肠肽神经纤维数量明显减少，由此推测这些肽类神经的变化与发病有关。

3. 胃肠激素

幽门狭窄病儿术前血清胃泌素升高曾被认为是发病原因之一，经反复试验，目前并不能推断是幽门狭窄的原因还是后果。近年研究发现，血清和胃液中前列腺素浓度增高，由此提示发病机制是幽门肌层局部激素浓度增高使肌肉处于持续紧张状态，而致发病。也有人对血清胆囊收缩素进行研究，结果无异常变化。近年来研究认为，一氧化氮合成酶减少也与本病相关。

4. 肌肉功能性肥厚

有学者研究发现，有些出生7～10天婴儿将凝乳块强行通过狭窄的幽门管的征象。由此认为这种机械性刺激可造成黏膜水肿增厚。另外，导致大脑皮层对内脏的调节失败，使幽门发生痉挛。两种因素促使幽门狭窄形成严重梗阻而出现症状。但亦有持否定意见，认为幽门痉挛首先引起幽门肌肉的功能性肥厚是不恰当的，因为肥厚的肌肉主要是环肌，况且痉挛应引起某些先期症状，然而在某些呕吐发作而很早进行手术的病例中，通常发现肿块已经形成，肿块大小与年龄和病程长短无关。肌肉肥厚到一定的临界值时，才表现幽门梗阻征。

5. 环境因素

本病发病率有明显的季节性高峰，以春秋季为主，在活检的组织切片中发现神经节细胞周围有白细胞浸润。推测可能与病毒感染有关，但检测患儿及其母亲的血、便和咽部均未能分离出柯萨奇病毒，检测血清中和抗体亦无变化，用柯萨奇病毒感染动物也未见病理改变，研究在继续中。

二、诊断

（一）临床表现

症状出现于生后 3～6 周，也有更早的，极少数发生在 4 个月之后。呕吐是主要症状，最初仅是回奶，接着为喷射性呕吐。开始时偶有呕吐，随着梗阻加重，几乎每次喂奶后都要呕吐，呕吐物为黏液或乳汁，在胃内滞留时间较长则吐出凝乳，不含胆汁。少数病例由于刺激性胃炎，呕吐物含有新鲜或变性的血液，有报道幽门狭窄病例在新生儿高胃酸期中，发生胃溃疡的大量呕血者，亦有报告发生十二指肠溃疡者。在呕吐之后婴儿仍有很强的求食欲，如再喂奶仍能用力吸吮。未成熟儿的症状常不典型，喷射性呕吐并不显著。

随呕吐加剧，由于奶和水摄入不足，体重起初不增，继之迅速下降，尿量明显减少，数日排便 1 次，量少且质硬，偶有排出棕绿色便，被称为饥饿性粪便。由于营养不良和脱水，婴儿明显消瘦，皮肤松弛有皱纹，皮下脂肪减少，精神抑郁呈苦恼面容。发病初期呕吐丧失大量胃酸，可引起碱中毒，呼吸变浅而慢，并可有喉痉挛及手足搐弱等症状，以后脱水严重，肾功能低下，酸性代谢产物滞留体内，部分碱性物质被中和，故很少有明显碱中毒者。现严重营养不良的晚期病例已难以见到。

幽门狭窄伴有黄疸，最初被认为是幽门肿块压迫肝外胆管而引起阻塞性黄疸，其发病率约 2%，有一组报道 29 例中 5 例伴有黄疸，高达 17%。多数以间接胆红素升高为主，经观察常是母乳喂养者伴发，多数报告是出生体重正常的足月儿，仅有一组报告 2 例为未成熟儿。一旦外科手术解除幽门梗阻后，黄疸就很快消退。现代研究认为与肝酶不足有关，高位胃肠梗阻伴黄疸婴儿的肝葡萄糖醛酸转移酶的活性降低，但其不足的确切原因尚不明确。有人认为酶的抑制与碱中毒有关，但失水和碱中毒在幽门梗阻伴黄疸的病例并不很严重。热量供给不足可能也是一种原因，与 Gilbert 综合征的黄疸病例相似，在供给足够热量后胆红素能很快降至正常水平。

腹部检查时患儿要置于舒适的体位，可躺在母亲的膝上，腹部充分暴露，在明亮的光线下，喂糖水时进行观察，可见到胃型及蠕动波，其波形出现于左肋缘下，缓慢地越过上腹部，呈 1～2 个波浪前进，最后消失于脐上的右侧。检查者位于婴儿左侧，手法必须温柔，左手置于右肋缘下腹直肌外缘处，以示指和环指按压腹直肌，用中指指端轻轻向深部按压，可触到橄榄形、光滑质硬的幽门肿块，1～2 cm 大小。在呕吐之后胃空虚且腹肌暂时松弛时易于扪及。偶尔肝脏的尾叶或右肾被误为幽门肿块。但在腹肌不松弛或胃扩张时可能扪不到，则可置胃管排空后，喂给糖水边吸吮边检查，要耐心反复检查，根据经验多数病例可扪到肿块。

实验室检查可发现临床上有失水的婴儿均有不同程度的低氯性碱中毒，血 CO_2 升高，pH 升高和血清低氯。代谢性碱中毒时常伴有低钾血症的现象，其机制尚不清楚。除少量钾随胃液丢失外，在碱中毒时钾离子向细胞内移动，引起细胞内高钾，而细胞外低钾、肾远曲小管上皮细胞排钾增多，从而血钾降低。

（二）诊断

依据典型的临床表现，见到胃蠕动波、扪及幽门肿块和喷射性呕吐3项主要征象，即可确诊。其中最可靠的诊断依据是触及幽门肿块。如未能触及肿块，则可进行实时超声检查或钡餐检查以帮助明确诊断。

1. 超声检查

反映幽门肿块的三项指标的诊断标准是：幽门肌层厚度≥4 mm，幽门管长度≥18 mm，幽门管直径≥15 mm。有人提出将狭窄指数（幽门厚度×2÷幽门管直径×100%）大于50%作为诊断标准。并可注意观察幽门管的开闭和食物通过情况，有人发现少数病例幽门管开放正常，称为非梗阻性幽门肥厚，随访观察肿块逐渐消失。

2. 钡餐检查

诊断的主要依据是幽门管腔增长（>1 cm）和狭细（<0.2 cm）。另可见胃扩张，胃蠕动增强，幽门口关闭呈鸟喙状，胃排空延迟等征象。有人随访复查幽门肌切开术后的病例，这种征象尚见持续数天，以后幽门管逐渐变短而宽，也许不能恢复至正常状态。在检查后须经胃管吸出钡剂，并用温盐水洗胃，以免呕吐而发生吸入性肺炎。

3. 鉴别诊断

婴儿呕吐有各种病因，应与喂养不当、全身性或局部性感染、肺炎和先天性心脏病、增加颅内压的中枢神经系统疾病、进展性肾脏疾病、感染性胃肠炎、各种肠梗阻、内分泌疾病以及胃食管反流和食管裂孔疝等鉴别。

三、治疗

（一）外科治疗

幽门肌切开术是最好的治疗方法，疗程短，效果好。术前必须经过24～48小时准备，纠正脱水和电解质紊乱，补充钾盐。营养不良者给静脉营养，改善全身情况。手术是在幽门前上方无血管区切开浆膜及部分肌层，切口远端不超过十二指肠端，以免切破黏膜，近端则应超过胃端以确保疗效，然后以钝器向深层划开肌层，暴露黏膜，撑开切口至5 mm以上宽度，使黏膜自由膨出，压迫止血即可，目前采用脐内弧形切开法和腹腔镜完成此项手术已被广泛接受和采纳。术后进食应在翌晨开始为妥，先进糖水，由少到多，24小时渐进奶，2～3天加至足量。术后呕吐大多是饮食增加太快的结果，应减量后再逐渐增加。

许多长期随访的报道表明患者术后胃肠功能正常，溃疡病的发病率并不增加，然而X线复查研究见成功的幽门肌切开术有时显示狭窄幽门存在7～10年之久。

（二）内科治疗

内科疗法包括细心喂养的饮食疗法。每隔2～3小时喂食1次，定时用温盐水洗胃，每次进食前15分钟服用阿托品类解痉剂，三方面结合治疗。这种疗法需要长期护理，住院2～3个月，很易遭受感染，效果进展甚慢且不可靠。目前仅有少数学者仍主张采用内科治疗。近年提倡硫酸阿托品静注疗法，仅部分病例有效。

（刘志宁）

第六节 肠梗阻

任何原因引起肠内容物通过障碍，并有腹胀、腹痛等临床表现时，称肠梗阻，是外科常见急腹症之一。肠梗阻的病因和类型很多，发病后，不但在肠管形态和功能上发生改变，还可导致一系列全身性病理改变，严重时可危及患者的生命。

一、病因与分类

1. 按梗阻发生的病因分类

（1）机械性肠梗阻：是机械性因素引起肠腔狭小或不通，致使肠内容物不能通过，是临床上最多见的类型。常见的病因包括：①肠外因素，如粘连及束带压迫、疝嵌顿、肿瘤压迫等；②肠壁因素，如肠套叠、肠扭转、先天性畸形等；③肠腔内因素，如蛔虫梗阻、异物、粪块或胆石堵塞等。

（2）动力性肠梗阻：是由于神经抑制或毒素刺激以致肠壁肌运动紊乱，但无器质性肠腔狭小。麻痹性肠梗阻较为常见，多发生在腹腔手术后、腹部创伤或弥漫性腹膜炎患者，由于严重的神经、体液及代谢（如低钾血症）改变所致。痉挛性肠梗阻较为少见，可在急性肠炎、肠道功能紊乱或慢性铅中毒患者发生。

（3）血运性肠梗阻：由于肠系膜血管栓塞或血栓形成，使肠管血运障碍，肠失去蠕动能力，肠腔虽无阻塞，但肠内容物停止运行，故可归入动力性肠梗阻之中。但是它可迅速继发肠坏死，在处理上与肠麻痹截然不同。

（4）假性肠梗阻：与麻痹性肠梗阻不同，无明显的病因，属慢性疾病，也可能是一种遗传性疾病，但不明确是肠平滑肌还是肠壁内神经丛有异常。表现有反复发作的肠梗阻症状，但十二指肠与结肠蠕动可能正常，患者有肠蠕动障碍、腹痛、呕吐、腹胀、腹泻甚至脂肪痢，肠鸣音减弱。假性肠梗阻的治疗主要是非手术方法，仅在并发穿孔、坏死等情况才进行手术处理。肠外营养是治疗本病的一种方法。

2. 按肠壁血运有无障碍分类

（1）单纯性肠梗阻：仅有肠内容物通过受阻，而肠管无血运障碍。

（2）绞窄性肠梗阻：因肠系膜血管或肠壁小血管受压、血管腔栓塞或血栓形成而使相应肠段急性缺血，引起肠坏死、穿孔。

3. 按梗阻部位分类

分为高位小肠（空肠）梗阻、低位小肠（回肠）梗阻和结肠梗阻，后者因有回盲瓣的作用，肠内容物只能从小肠进入结肠，而不能反流，故又称闭袢性肠梗阻。任何一段肠袢两端完全阻塞，如肠扭转，均属闭袢性梗阻。

4. 按梗阻程度分类

分为完全性和不完全性肠梗阻。根据病程发展快慢，又分为急性和慢性肠梗阻。慢性不完全性肠梗阻是单纯性肠梗阻，急性完全性肠梗阻多为绞窄性肠梗阻。

上述分类在不断变化的病理过程中是可以互相转化的。例如单纯性肠梗阻如治疗不及时可发展为绞窄性肠梗阻；机械性肠梗阻如时间过久，梗阻以上的肠管由于过度扩张，可出现麻痹性肠梗阻的临床表现；慢性不完全性肠梗阻可因炎性水肿而变为急性完全性梗阻所出现的病理生理改变，在低位梗阻的晚期同样能出现。

二、病理生理

肠梗阻发生后，肠管局部和全身将出现一系列复杂的病理生理变化。

1. 局部变化

机械性肠梗阻发生后，一方面梗阻以上肠蠕动增强，以克服肠内容物通过障碍。另一方面，肠腔内因气体和液体的积贮而膨胀。液体主要来自胃肠道分泌液，气体的大部分是咽下的空气，部分是由血液弥散至肠腔内及肠道内容物经细菌分解发酵产生。肠梗阻部位愈低，时间愈长，肠膨胀愈明显。梗阻以下肠管则塌陷、空虚或仅存积少量粪便。扩张肠管和塌陷肠管交界处即为梗阻所在，这对手术中寻找梗阻部位至关重要。正常小肠腔内压力为0.27～0.53 kPa，发生完全性肠梗阻时，梗阻近端压力可增至1.33～1.87 kPa，强烈蠕动时可达4 kPa以上。可使肠壁静脉回流受阻，毛细血管及淋巴管淤积，肠壁充血水肿，液体外渗。同时由于缺氧，细胞能量代谢障碍，致使肠壁及毛细血管通透性增加，肠壁上有出血点，并有血性渗出液进入肠腔和腹腔。在闭袢型肠梗阻，肠内压可增加至更高点。最初主要表现为静脉回流受阻，肠壁充血、水肿，呈黯红色，继而出现动脉血运受阻，血栓形成，肠壁失去活力，肠管变成紫黑色。因肠壁变薄和通透性增加，肠内容物和细菌渗入腹腔，引起腹膜炎。最后，肠管可因缺血坏死而溃破穿孔。

2. 全身变化

（1）水、电解质和酸碱失衡：肠梗阻时，吸收功能障碍，胃肠道分泌的液体不能被吸收返回全身循环而积存在肠腔中，同时肠壁继续有液体向肠腔内渗出，导致体液在第三间隙的丢失。高位肠梗阻引发的大量呕吐使患者更易出现脱水。同时丢失大量的胃酸和氯离子，故有代谢性碱中毒；低位小肠梗阻丢失大量的碱性消化液加之组织灌注不良，酸性代谢产物剧增，可引起严重的代谢性酸中毒。

（2）血容量下降：肠膨胀可影响肠壁血运，渗出大量血浆至肠腔和腹腔内，如有肠绞窄则丢失大量血浆和血液。此外，蛋白质分解增多，肝合成蛋白的能力下降等，都可助长血浆蛋白的减少和血容量下降。

（3）休克：严重的缺水、血容量减少、电解质紊乱、酸碱平衡失调、细菌感染、中毒等，可引起休克。发生腹膜炎时，全身中毒尤为严重。最后可引起严重的低血容量性休克和感染性休克。

（4）呼吸和心脏功能障碍：肠膨胀时腹压增高，膈肌上升，影响肺内气体交换；腹痛和腹胀可使腹式呼吸减弱；腹压增高和血容量不足可使下腔静脉回流量减少，心排血量减少。

三、临床表现

各种原因引起肠梗阻的临床表现虽不同，但肠内容物不能顺利通过肠腔则是一致的，其共同的临床表现即腹痛、呕吐、腹胀和停止排气排便。但由于肠梗阻的类型、原因、病理性质、梗阻部位和程度各不相同，临床表现各有特点。

1. 症状

（1）腹痛：机械性肠梗阻发生时，由于梗阻部位以上强烈肠蠕动，引发腹痛。由于肠管肌过度疲劳而呈暂时性弛缓状态，腹痛也随之消失，故机械性肠梗阻的腹痛是阵发性绞痛。腹痛的同时伴有高亢的肠鸣音，当肠腔有积气积液时，肠鸣音呈气过水声或高调金属音。患者常自觉有气体在肠内窜行，并受阻于某一部位，有时能见到肠型和肠蠕动波。如果腹痛的间歇期不断缩短，发展为剧烈的持续性腹痛，则应该警惕可能发生绞窄性肠梗阻。

麻痹性肠梗阻的肠壁肌呈瘫痪状态，没有收缩蠕动，因此无阵发性腹痛，只有持续性胀痛或不适。听诊时肠鸣音减弱或消失。

（2）呕吐：是肠梗阻的主要症状之一。高位梗阻的呕吐出现较早，在梗阻后短期即发生，呕吐较频繁，吐出物主要为胃及十二指肠内容物。低位小肠梗阻的呕吐出现较晚，初为胃内容物，后期的呕吐物为积蓄在肠内并经发酵、腐败呈粪样的肠内容物。结肠梗阻的呕吐到晚期才出现。呕吐呈棕褐色或血性，是肠管血运障碍的表现。

（3）腹胀：发生在腹痛之后，其程度与梗阻部位有关。高位肠梗阻腹胀不明显，但有时可见胃型。低位肠梗阻及麻痹性肠梗阻腹胀显著，遍及全腹。在腹壁较薄的患者，常可显示梗阻以上肠管膨胀，出现肠型。结肠梗阻时，如果回盲瓣关闭良好，梗阻以上肠袢可成闭袢，则腹周膨胀显著。腹部隆起不均匀对称，是肠扭转等闭袢性肠梗阻的特点。

（4）停止排气排便：完全性肠梗阻，肠内容物不能通过梗阻部位，梗阻以下的肠管处于空虚状态，临床表现为停止排气排便。但在梗阻的初期，尤其是高位，积存的气体和粪便仍可排出，不能误诊为不是肠梗阻或是不完全性肠梗阻。某些绞窄性肠梗阻，如肠套叠、肠系膜血管栓塞或血栓形成，则可排出血性粪便。

2. 体征

单纯性肠梗阻早期全身情况无明显变化。晚期因呕吐、脱水及电解质紊乱可出现唇干舌燥、眼窝内陷、皮肤弹性减退、脉搏细弱等。绞窄性肠梗阻可出现全身中毒症状及休克。

腹部视诊：机械性肠梗阻常可见肠型和蠕动波；肠扭转时腹胀多不对称；麻痹性肠梗阻则腹胀均匀。触诊：单纯性肠梗阻因肠管膨胀，可有轻度压痛，但无腹膜刺激征；绞窄性肠梗阻时，可有固定压痛和腹膜刺激征，压痛的包块常为有绞窄的肠袢。叩诊：绞窄性肠梗阻时，腹腔有渗液，移动性浊音可呈阳性。听诊：肠鸣音亢进，有气过水声或金属音，为机械性肠梗阻表现，麻痹性肠梗阻时，则肠鸣音减弱或消失。

3. 辅助检查

（1）实验室检查：单纯性肠梗阻早期变化不明显，随着病情发展，由于失水和血液浓缩，白细胞计数、血红蛋白和血细胞比容都可增高。尿比重也增高。查血气分析和血清电解质、尿素氮、肌酐的变化，可了解酸碱失衡、电解质紊乱和肾功能的状况。如高位梗阻，呕吐频繁，大量胃液丢失可出现低钾、低氯血症与代谢性碱中毒；在低位肠梗阻时，则可有电解质普遍降低与代谢性酸中毒。当有绞窄性肠梗阻或腹膜炎时，血象和血生化测定指标等改变明显。呕吐物和粪便检查，有大量红细胞或隐血阳性，应考虑肠管有血运障碍。

（2）X线检查：一般在肠梗阻发生4～6小时，X线检查即显示出肠腔内有气体；立位或侧卧位透视或摄片，可见气胀肠袢和液平面。由于肠梗阻的部位不同，X线表现也各有其特点，空肠黏膜的环状皱襞在肠腔充气时呈鱼骨刺状；回肠扩张的肠袢多，可见阶梯状的液平面；结肠胀气位于腹部周边，显示结肠袋形。钡灌肠可用于疑有结肠梗阻的患者，可显示结肠梗阻的部位与性质。但在小肠梗阻时忌用胃肠钡剂造影，以免加重病情。

四、诊断

首先根据肠梗阻临床表现的共同特点，确定是否为肠梗阻，进一步确定梗阻的类型和性质，最后明确梗阻的部位和原因。

1. 是否有肠梗阻

根据腹痛、呕吐、腹胀、停止排气排便四大症状和腹部可见肠型或蠕动波，肠鸣音亢进等，一般可作出诊断。但有时患者可不完全具有这些典型表现，特别是某些绞窄性肠梗阻的早期，可能与急性胃肠炎、急性胰腺炎、输尿管结石等混淆。除病史与详细的腹部检查外，化验检查与 X 线检查可有助于诊断。

2. 是机械性梗阻还是动力性梗阻

机械性肠梗阻是常见肠梗阻类型，具有上述典型临床表现，早期腹胀可不显著。麻痹性肠梗阻无阵发性绞痛等肠蠕动亢进的表现，相反是肠蠕动减弱或停止，腹胀显著，肠鸣音微弱或消失。腹部 X 线片对鉴别诊断甚有价值，麻痹性肠梗阻显示大、小肠全部充气扩张：而机械性肠梗阻的胀气扩张限于梗阻以上的部分肠管；即使晚期并发肠绞窄和麻痹，结肠也不会全部胀气。

3. 是单纯性梗阻还是绞窄性梗阻

这点极为重要，关系到治疗方法的选择和患者预后（表 4-1）。有下列表现者，应考虑绞窄性肠梗阻的可能：①腹痛发作急骤，初始即为持续性剧烈疼痛，或在阵发性加重之间仍有持续性疼痛，有时出现腰背部痛；②病情发展迅速，早期出现休克，抗休克治疗后改善不明显；③有腹膜炎的体征，体温上升，脉率增快，白细胞计数增高；④腹胀不均匀，腹部有局部隆起或触及有压痛的肿块（孤立胀大的肠袢）；⑤呕吐出现早而频繁，呕吐物、胃肠减压抽出液、肛门排出物为血性，腹腔穿刺抽出血性液体；⑥腹部 X 线检查见孤立扩大的肠袢；⑦经积极的非手术治疗症状体征无明显改善。

表 4-1　单纯性与绞窄性肠梗阻鉴别

项目	单纯性肠梗阻	绞窄性肠梗阻
发病	较缓慢，以阵发性腹痛为主	发病急，腹痛剧烈，为持续性绞痛
腹胀	均匀全腹胀	不对称，晚期出现麻痹性肠梗阻
肠鸣音	气过水音、金属音	气过水音
压痛	轻，部位不固定	固定压痛
腹膜刺激征	无	有压痛、反跳痛、肌紧张
一般情况	良好	有中毒症状如脉快、发热、白细胞及中性粒细胞占比升高
休克	无	中毒性休克，进行性加重
腹腔穿刺	阴性	可见血性液体或炎性渗出液
血性大便	无	可有，尤其乙状结肠扭转或肠套叠时可有频频血便
X 线片	小肠袢扩张呈梯形排列	可见孤立、位置及形态不变的肠袢，腹部局限性密度增加等

4. 是高位梗阻还是低位梗阻

高位小肠梗阻的呕吐发生早而频繁，腹胀不明显；低位小肠梗阻的腹胀明显，呕吐出现晚而次数少，并可吐出粪样物；结肠梗阻与低位小肠梗阻的临床表现很相似，因回盲瓣具有单向阀的作用致形成闭袢型梗阻，以腹胀为主要症状，腹痛、呕吐、肠鸣音亢进均不及小肠梗阻明显，体检时可发现腹部有不对称的膨隆。X线检查有助于鉴别，低位小肠梗阻，扩张的肠袢在腹中部，呈阶梯状排列，结肠梗阻时扩大的肠袢分布在腹部周围，可见结肠袋，胀气的结肠阴影在梗阻部位突然中断，钡灌肠检查或结肠镜检查可进一步明确诊断。

5. 是完全性梗阻还是不完全性梗阻

完全性梗阻呕吐频繁，如为低位梗阻则有明显腹胀，完全停止排气排便。X线检查梗阻以上肠袢明显充气扩张，梗阻以下肠内无气体。不完全性梗阻呕吐与腹胀均较轻，X线所见肠袢充气扩张都较不明显，结肠内可见气体存在（表4-2）。

表4-2 肠梗阻程度的判断

梗阻程度	症状	X线表现
不完全梗阻	可有少量排气，但排气后症状不缓解	结肠内可有气体
完全性梗阻	排气、排便停止，呕吐剧烈	结肠内无气体或有孤立扩张之肠袢

6. 梗阻的原因

肠梗阻不同类型的临床表现是判断梗阻原因的主要线索，参考病史、年龄、体征、X线检查。临床上粘连性肠梗阻最为常见，多发生于以往接受过腹部手术、损伤或腹膜炎病史的患者。嵌顿性腹外疝是常见的肠梗阻原因。新生儿以肠道先天性畸形为多见，2岁以内的小儿多为肠套叠。蛔虫团所致的肠梗阻常发生于儿童。老年人则以肿瘤及粪块堵塞为常见。

五、治疗

1. 基础治疗

即不论采用非手术治疗还是手术治疗，均需应用的基本处理。

（1）胃肠减压：是治疗肠梗阻的主要措施之一，现多采用鼻胃管减压，先将胃内容物抽空再行持续低负压吸引。抽出的胃肠液先观察性质，以帮助鉴别有无绞窄及梗阻部位。胃肠减压的目的是减少胃肠道积留的气体、液体，减轻肠腔膨胀，有利于肠壁血液循环的恢复，减少肠壁水肿，使某些部分梗阻的肠袢因肠壁肿胀而继发的梗阻得以缓解，也可使某些扭曲不重的肠袢得以复位，症状缓解。胃肠减压还可以减低腹内压，改善因膈肌抬高而导致的呼吸与循环障碍。对低位肠梗阻，可应用较长的小肠减压管，但操作技术要求较高。

（2）纠正水、电解质紊乱和酸碱失衡：水、电解质紊乱和酸碱失衡是急性肠梗阻最突出的生理紊乱，应及早给予纠正。当血液生化检查结果尚未获得前，要先给予平衡盐液（乳酸钠林格液）。待有测定结果后再添加电解质与纠正酸碱紊乱。在无心、肺、肾功能障碍的情况下，最初输入液体的速度可稍快一些，但需进行尿量监测，必要时进行中心静脉压监测，以防液体过多或不足。在单纯性肠梗阻的晚期或绞窄性肠梗阻，常有大量血浆和血液渗出至肠腔或腹腔，需要补充血浆和红细胞。

（3）抗感染：肠梗阻后，肠壁血液循环有障碍，肠黏膜屏障功能受损而有肠道细菌移位，或是肠腔内细菌直接穿透肠壁至腹腔内引发感染。肠腔内细菌亦可迅速繁殖。同时，膈肌升高影响肺部气体交换与分泌物排出，易发生肺部感染。因此，肠梗阻时应给抗生素预防或治疗腹部或肺部感染。

（4）其他治疗：腹胀可影响肺的功能，患者宜吸氧。为减轻胃肠道的膨胀可给予生长抑素以减少胃肠液的分泌量。可给予镇静剂、解痉剂等一般对症治疗，但止痛剂的应用应遵循急腹症治疗原则。

2. 手术治疗

手术的目的是解除梗阻、去除病因，手术方式可根据患者的情况与梗阻的部位、病因加以选择。

（1）单纯解除梗阻的手术：包括粘连松解术，肠切开去除粪石、蛔虫等，肠套叠或肠扭转复位术等。

（2）肠切除术：对肠管肿瘤、狭窄或局部肠袢已经失活坏死的，则应做肠切除。

对于绞窄性肠梗阻，应争取在肠坏死以前解除梗阻，恢复肠管血液循环。如解除梗阻原因后有下列表现，则表明肠管已无生机：①肠壁呈紫黑色并已塌陷；②肠壁失去张力和蠕动能力，肠管扩大，对刺激无收缩反应；③相应的肠系膜终末小动脉无搏动。手术中肠袢生机的判断常有困难，小段肠袢不能肯定有无血运障碍时，宜切除。但较长段肠袢尤其全小肠扭转，贸然切除将影响患者将来的生存。可在纠正血容量不足与供氧的同时，在肠系膜血管根部注射 1% 普鲁卡因或苄胺唑啉以缓解血管痉挛，将肠管放回腹腔，观察 15 ~ 30 分钟后，如仍不能判断有无生机，可重复一次；确认无生机后再考虑切除。

（3）肠短路吻合术：当梗阻的部位切除有困难，如肿瘤向周围组织广泛侵犯，或是粘连致密难以分离，但肠管无坏死现象，为解除梗阻，可分离梗阻部远近端肠管进行短路吻合，旷置梗阻部。但应注意旷置的肠管尤其是梗阻近端肠管不宜过长，以免引起盲袢综合征（图 4-5）。

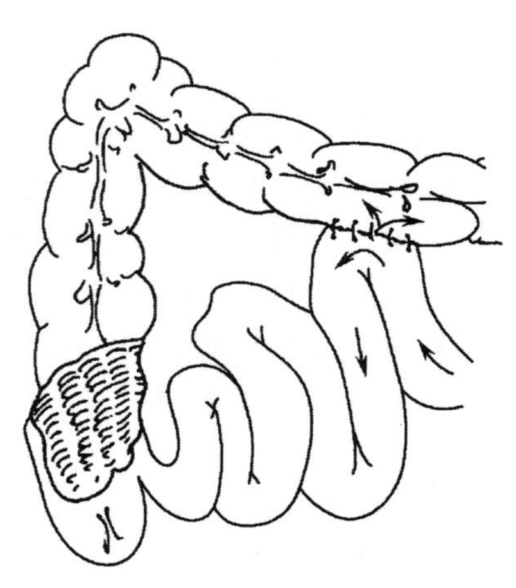

图 4-5　肠短路吻合后形成盲袢

（4）肠造口术：肠梗阻部位的病变复杂或患者的情况差，不允许行复杂的手术，可用这类术式解除梗阻，即在梗阻部近端膨胀肠管作肠造口术以减压，解除因肠管高度膨胀而带来的生理紊乱。主要适用于低位肠梗阻，如急性结肠梗阻，由于回盲瓣的作用，结肠完全性梗阻时多形成闭袢性梗阻，肠腔压力很高，结肠的血液供应也不如小肠丰富，容易发生肠壁血运障碍，且结肠内细菌多，所以一期肠切除吻合，常不易顺利愈合。因此，可采用梗阻近侧造口，以解除梗阻。广泛肠切除时（如肠扭转、肠系膜血管栓塞或血栓形成），为减少肠管切除量及术后并发症，可仅切除坏死的肠管，将两断端外置行造口术，以后再行二期手术重建肠道的连续性。

急性肠梗阻手术大都是在急诊情况下进行，术前准备不如择期手术那样完善，且肠袢高度膨胀有血液循环障碍，肠壁水肿致愈合能力差，腹腔内常有污染，故手术后易发生肠瘘、腹腔感染、切口感染或裂开等并发症。肠绞窄解除后循环恢复，肠腔内毒素大量被吸收入血，出现全身性中毒症状，有些患者还可能发生多器官功能障碍甚至衰竭。因此，肠梗阻患者术后的监测治疗仍很重要，胃肠减压，维持水、电解质及酸碱平衡，抗感染，加强营养支持等都必须重视。

（刘志宁）

第七节 短肠综合征

短肠综合征是指大段小肠切除后，残存肠管不能维持患者营养需要的吸收不良综合征。本病常发生于广泛的肠切除后，常见病因有肠扭转、腹内疝绞窄、肠系膜血管栓塞或血栓形成等。此外，较长肠段的功能损害如放射性肠炎，或不适当的外科手术如空肠结肠吻合或胃回肠吻合，也可产生类似的临床综合征。

一、病理生理

正常小肠黏膜的吸收面积大大超过维持正常营养所必需的面积，有很大的功能储备，因而患者能够耐受部分小肠切除，而不发生症状。但如切除小肠达50%或以上者可引起显著的吸收不良；若残存小肠少于75 cm（有完整结肠），或丧失回盲瓣、残存小肠少于100 cm者可产生严重症状。但短肠综合征的发生除了取决于小肠切除的长度外，还取决于具有重要生理功能小肠的保存。十二指肠、近端空肠和远端回肠是小肠消化吸收的主要场所，所以只要保留这些部位，即使切除中段小肠长度达50%，患者仍可良好生存。回盲瓣和结肠在减慢肠内容运行方面起着重要作用，而且右侧结肠有重吸收水与电解质的功能，因此，这段肠道的切除可加重水、电解质失衡。超短肠综合征是指除了小肠近端还保留20～50 cm肠管外，其余小肠全部被切除，多见于肠系膜血管循环障碍性病变（栓塞、血栓形成、肠扭转），超短肠综合征患者靠经口进食难以存活。

大量小肠切除后，残留小肠将逐步发生适应性代偿改变，表现为肠黏膜高度增生，绒毛肥大变长，皱襞增多，肠管增粗、伸长，肠壁肥厚等。这些代偿改变增加了小肠的吸收面积和吸收功能。但这种形态与功能的代偿需要食物与肠黏膜的接触和刺激。

二、临床表现

最初症状是腹泻，其严重度与残留肠管的长度密切相关，导致进行性脱水、血容量降低，水、电解质紊乱和酸碱失衡，如不及时纠正，可危及生命。此后腹泻渐趋减少，根据残留肠管的长度与代偿情况，患者的营养状况可得到维持或逐渐出现营养不良的症状，如体重下降、贫血、低蛋白血症，各种维生素与电解质缺乏的症状。钙、镁不足可引起肌肉兴奋性增强和手足抽搐，长期缺乏可引起骨质疏松症和骨骼疼痛。肠抑胃多肽的减少导致患者胃酸分泌亢进，不仅加重腹泻，并可发生消化道溃疡。胆盐吸收障碍影响肠肝循环。由于钙与脂肪酸相结合排出，草酸盐不能与钙结合而被吸收从尿中排出，可以反复出现泌尿系草酸盐结石，影响肾功能。

三、治疗

目的是补充营养和纠正水、电解质紊乱和酸碱失衡及防止营养不良并发症，一般分为以下 3 个阶段。

第 1 阶段：患者有大量腹泻，易发生电解质紊乱。应在严密监护下静脉补充液体与电解质。患者生命体征稳定后尽早开始全胃肠外营养（TPN）支持，同时给予抑制肠蠕动药物，减少腹泻次数。针对高胃酸分泌可给 H_2 受体拮抗剂。可给予少量低渗肠内营养，促进肠管代偿。这一阶段需要 2 个月的时间。

第 2 阶段：随着腹泻次数和量的减少，逐渐增加经口的摄食量，但应谨慎缓慢进行。营养与液体量不足的部分仍需从肠外加以补充，逐渐将所需热量、蛋白质、必需脂肪酸、维生素、电解质、微量元素与液体量由肠外供给改为肠内供给。口服饮食必须根据残留小肠与结肠的长度、部位与功能情况加以调整使之个体化。这一阶段从术后 2 个月至代偿完全一般需 1 ~2 年。

第 3 阶段：腹泻基本控制，代谢和营养状况趋于稳定。大多数短肠综合征患者 2 年后能得以代偿。幼儿、青少年患者的代偿能力较年龄大者为好。超过 2 年以上，残存肠管的功能改善不会超过第二期的 5% ~10%。患者若仍不能达到维持正常代谢的要求，则将考虑长期、甚至终身应用肠外营养支持或特殊的肠内营养。

治疗短肠综合征的外科手术方法可分为两大类：①减缓肠道运行的技术，包括施行逆蠕动肠段，结肠间置，重复循环肠袢等；②增加肠表面积，包括肠变细增长技术，小肠移植等。但这些方法尚不能被常规使用。在肠切除的同时不应施行这类手术，因为残存肠的适应性变化常常能充分代偿肠吸收功能，而肠切除时进行这些手术可抑制肠代偿变化。

（张　勇）

第八节　小肠肿瘤

小肠占胃肠道总长的 70% ~80%，但小肠肿瘤的发生率仅占胃肠道肿瘤的 5%。小肠肿瘤发生率低可能与小肠内容物通过快，小肠黏膜细胞更新快，小肠内容物为碱性液状，肠壁内含有较高的 IgA，小肠内细菌含量低等因素有关。

小肠肿瘤可来自小肠的各类组织，如上皮、结缔组织、血管组织、淋巴组织、平滑肌、神经组织、脂肪等，因此小肠肿瘤可以是各种类型。良性肿瘤较常见的有腺瘤、平滑肌瘤、纤维瘤、血管瘤等；恶性肿瘤以淋巴肉瘤、腺癌、平滑肌肉瘤、间质瘤等比较多见。此外，小肠还有转移性肿瘤，可由胰腺癌、结肠癌和胃癌直接蔓延，也可从远处经淋巴或血行播散而来，如卵巢癌、黑色素瘤等。

小肠肿瘤在肠壁的部位可分为腔内、壁间或腔外三型。以突入肠腔内的腔内型较为多见，呈息肉样，也可沿肠壁浸润生长，引起肠腔狭窄。较大的肿瘤组织内可因血液循环障碍出现坏死，并引起溃疡及肠道出血或穿孔。

一、临床表现

通常不典型，可出现下列一种或几种表现。

1. 腹痛

是最常见的症状，因肿瘤的牵拉，肠管蠕动功能紊乱等引起，多为隐痛或胀痛，并发肠梗阻时，疼痛剧烈。常伴有腹泻、食欲缺乏等症状。

2. 肠道出血

往往是患者就诊的主要症状。可为间歇发生的柏油样便或血便，少有大量出血者。有些患者因长期反复小量出血未被察觉，而表现为慢性贫血。

3. 肠梗阻

引起肠梗阻最常见的原因是继发性肠套叠。此外，肿瘤引起的肠腔狭窄和压迫邻近器官也是发生肠梗阻的原因。少数情况下还可诱发肠扭转。

4. 腹内肿块

多见于向肠腔外生长的肿瘤。通常肿块活动度较大，位置多不固定。

5. 肠穿孔

多见于小肠恶性肿瘤。急性穿孔引起腹膜炎，慢性穿孔则形成肠瘘。

二、诊断

主要依靠临床表现和影像学检查。口服大量钡剂往往使小肠影像重叠，检出率不高，分次口服少量钡剂，逐段连续仔细观察可提高检出率。小肠镜诊断小肠肿瘤的正确率甚高。选择性肠系膜血管造影可以显示血管丰富或有出血的病变。

三、治疗

小的或带蒂的良性肿瘤可行局部切除。较大的或局部多发的肿瘤行部分肠切除。恶性肿瘤需连同肠系膜及区域淋巴结行根治性切除。如肿瘤已与周围组织浸润固定，无法切除，且有梗阻者，应做短路或造口手术，以缓解梗阻。

（张　勇）

第九节　肠外瘘

肠瘘是指肠与其他器官，或肠与腹腔、腹壁外有异常通道。肠瘘有外瘘和内瘘之分。肠瘘穿破腹壁与外界相通的称为外瘘，如小肠瘘、结肠瘘；与其他空腔脏器相通，肠内容物不流出腹壁外者称内瘘，如胆囊十二指肠瘘、胃结肠瘘、肠膀胱瘘等。肠外瘘主要是手术后并发症，也可继发于创伤、炎症、感染等。

一、病理生理

肠外瘘发生后机体可出现一系列病理生理改变，主要有：①大量肠液丢失于体外，引起脱水，电解质和酸碱平衡紊乱，严重时可导致周围循环和肾功能衰竭；②小肠一天的消化物中含有大量蛋白质，正常情况下以氨基酸的形式重被吸收。肠外瘘时蛋白质大量丢失且不能经胃肠道补充营养，加之患者因感染而处于高分解代谢状态，故可迅速出现营养不良；③含有消化酶的肠液外溢，引起瘘周围皮肤和组织的腐蚀糜烂，继发感染和出血，并可引起腹腔内感染。

二、临床表现

腹壁有一个或多个瘘口，有肠液、胆汁、气体或食物排出，是肠外瘘的主要临床表现。手术后肠外瘘可于手术 3 ~5 天后出现症状，先有腹痛、腹胀及体温升高，继而出现局限性或弥漫性腹膜炎征象或腹内脓肿。术后 1 周左右，脓肿向切口或引流口穿破，创口内即可见脓液、消化液和气体流出。较小的肠外瘘可仅表现为经久不愈的感染性窦道，于窦道口间歇性地有肠内容物或气体排出。严重的肠外瘘可直接在创面观察到破裂的肠管和外翻的肠黏膜，即唇状瘘；或虽不能直接见到肠管，但有大量肠内容物流出，称管状瘘。

肠外瘘发生后，由于大量消化液的丢失，患者可出现水、电解质紊乱及酸碱失衡。由于机体处于应激状态，分解代谢加强，可出现负氮平衡和低蛋白血症。严重且病程长者，由于营养物质吸收障碍及大量含氮物质从瘘口丢失，患者可表现明显的体重下降、皮下脂肪消失，骨骼肌萎缩。

在肠外瘘发展期，可出现肠袢间脓肿，膈下脓肿或瘘口周围脓肿，由于这些感染常较隐蔽，且其发热、血象升高、腹部胀痛等常被原发病或手术的创伤等所掩盖，因此，很难在早期作出诊断及有效的引流。严重者可表现为脓毒血症，若病情得不到控制，就可导致多器官功能障碍或多器官功能衰竭。

三、诊断

发现创面（如感染的切口、引流管孔）有肠液、气体溢出，有时还可见到肠管或肠黏膜，肠外瘘的诊断即已明确。有时需进行一些特殊的检查，包括：①经鼻胃管注入亚甲蓝，仔细观察创口或引流管，及时记录亚甲蓝的排出时间及排出量，可初步估计瘘口大小和部位，此检查适用于肠外瘘形成初期；②瘘管造影，此检查适用于瘘管已经形成的病例，有助于明确瘘的部位、大小，瘘管的长度、走行及脓腔范围；③胃肠道造影，依不同情况选用全消化道造影、钡灌肠或同时结合瘘管造影，以了解全消化道情况，尤其是瘘远端肠管有无梗阻。

四、治疗

1. 营养支持

是治疗肠外瘘的主要措施之一，其作用有：①水、电解质的补充较为方便，内稳态失衡易于纠正；②营养物质从静脉输入，消化液分泌减少，经瘘口丢失的肠液量亦减少，有利于感染的控制，促进瘘口自行愈合；③由于营养能从肠外或肠内补充，不必为改善营养而急于手术，如需手术治疗，手术也将在患者营养等情况改善后施行，提高了肠瘘手术的成功率。肠外营养与肠内营养各有其优缺点和适应证，可根据不同的患者以及同一患者不同时期来选择。

2. 控制腹腔感染

自 20 世纪 70 年代起，肠外瘘患者的内稳态及营养问题逐步得到解决，因这两个因素而治疗失败的患者逐步减少，而感染成为肠外瘘患者死亡的主要原因。腹腔感染的主要原因是肠液溢漏至腹腔，在早期未能得到有效的引流，以致有些患者肠外瘘本身直接造成的机体损害并不严重，而因腹腔感染导致的病理生理改变却十分显著。因此，控制外溢肠液是治疗肠外瘘的首要措施。当发现有肠外瘘时，简单的方法是扩大腹壁瘘口放置有效引流，必要时需剖腹冲洗吸尽腹腔内肠液后放置有效的引流。及时去除外溢的肠液，可以减轻对瘘和周围组织的腐蚀，使炎症消退，促进瘘口自愈。双套管负压引流能防止组织堵塞引流管孔道，但由于肠外瘘患者的腹腔引流液中含有多量纤维素和组织碎屑，故仍可堵塞管腔，致过早丧失引流作用。在双套管旁附加注水管持续滴入灌洗液，可较长期有效地保持引流作用。

3. 手术治疗

分为辅助性手术与确定性手术。剖腹探查、引流、肠造口等辅助性手术，可按需要随时施行。而为消除肠瘘而施行确定性手术的时机选择取决于腹腔感染的控制与患者营养状况的改善，一般在瘘发生后 3 ~6 个月进行。常用的手术有：①肠瘘肠袢切除吻合术；②带蒂肠浆肌层片覆盖修补术；③瘘口部肠外置造口术；④肠旷置术。

（张　勇）

第五章

阑尾疾病

第一节　急性阑尾炎

急性阑尾炎是腹部外科最常见的疾病之一，是外科急腹症中最常见的疾病，其发病率约为1/1 000。各年龄段（不满1岁至90岁，甚至90岁以上）人群均可发病，但以青年最为多见。阑尾切除术也是外科最常施行的一种手术。急性阑尾炎临床表现变化较多，需要与许多腹腔内外疾病相鉴别。早期明确诊断，及时治疗，可使患者在短期内恢复健康。若延误诊治，则可能出现严重后果。因此对本病的处理须予以重视。

一、病因

阑尾管腔较细且系膜短，常使阑尾扭曲，内容物排出不畅，阑尾管腔内本来就有许多微生物，远侧又是盲端，很容易发生感染。一般认为急性阑尾炎是由下列几种因素综合而发生的。

1. 梗阻

梗阻为急性阑尾炎最常见的病因，常见的梗阻原因有：①粪石和粪块等；②寄生虫，如蛔虫堵塞；③阑尾系膜过短，造成阑尾扭曲，引起部分梗阻；④阑尾壁的改变，以往发生过急性阑尾炎后，肠壁可以纤维化，使阑尾腔变小，也可减弱阑尾的蠕动功能。

2. 细菌感染

阑尾炎的发生也可能是细菌直接感染的结果。细菌可通过直接侵入、经由血运或邻接感染等方式侵入阑尾壁，从而形成阑尾的感染和炎症。

3. 其他

与急性阑尾炎发病有关的因素还有饮食习惯、遗传因素和胃肠道功能障碍等。阑尾先天性畸形，如阑尾过长、过度扭曲、管腔细小、血供不佳等都是易于发生急性炎症的条件。胃肠道功能障碍（如腹泻、便秘等）引起内脏神经反射，导致阑尾肌肉和血管痉挛，当超过正常强度时，可致阑尾管腔狭窄、血供障碍、黏膜受损，细菌入侵而致急性炎症。

二、病理

根据急性阑尾炎的临床过程和病理解剖学变化，可将其分为4种病理类型，这些不同类型可以是急性阑尾炎在其病变发展过程中不同阶段的表现，也可能是不同的病因和发病机制所产生的直接结果。

1. 急性单纯性阑尾炎

阑尾轻度肿胀，浆膜表面充血。阑尾壁各层组织间均有炎性细胞浸润，以黏膜和黏膜下层为最显著；黏膜上可能出现小的溃疡和出血点，阑尾腔内可能有少量渗出液，临床症状和全身反应也较轻，如能及时处理，其感染可以消退、炎症完全吸收，阑尾也可恢复正常。

2. 急性化脓性阑尾炎

阑尾明显肿胀，壁内有大量炎性细胞浸润，可形成大量大小不一的微小脓肿；浆膜高度充血并有较多脓性渗出物，作为肌体炎症防御、局限化的一种表现，常有大网膜下移、包绕部分或全部阑尾。此类阑尾炎的阑尾已有不同程度的组织破坏，即使经保守治疗恢复，阑尾壁仍可留有瘢痕挛缩，致阑尾腔狭窄，因此，日后炎症可反复发作。

3. 坏疽性及穿孔性阑尾炎

是一种重型的阑尾炎。根据阑尾血运阻断的部位，坏死范围可仅限于阑尾的一部分或累及整个阑尾。阑尾管壁坏死或部分坏死，呈暗紫色或黑色。阑尾腔内积脓，且压力升高，阑尾壁血液循环障碍。穿孔部位多存阑尾根部和尖端。穿孔如未被包裹，感染继续扩散，则可引起急性弥漫性腹膜炎。

4. 阑尾周围脓肿

急性阑尾炎化脓坏疽或穿孔，如果此过程进展较慢，大网膜可移至右下腹部，将阑尾包裹并形成粘连，形成炎性肿块或阑尾周围脓肿。

阑尾穿孔并发弥漫性腹膜炎最为严重，常见于坏疽穿孔性阑尾炎，婴幼儿大网膜过短、妊娠期的子宫妨碍大网膜下移，故易于在阑尾穿孔后出现弥漫性腹膜炎。由于阑尾炎症严重，进展迅速，不局限在局部大网膜或肠袢粘连，故一旦穿孔，感染很快蔓及全腹腔。患者有全身性感染、中毒和脱水等现象，有全腹性的腹壁强直和触痛，并有肠麻痹的腹胀、呕吐等症状。如不经适当治疗，病死率很高；即使经过积极治疗后全身性感染获得控制，也常因发生盆腔脓肿、膈下脓肿或多发性腹腔脓肿等并发症而需多次手术引流，甚至遗下腹腔窦道、肠瘘、粘连性肠梗阻等并发症而使病情复杂、病情迁延。

三、临床表现

急性阑尾炎不论病因和病理变化为单纯性、化脓性或坏疽性，在阑尾未穿孔、坏死或并有局部脓肿以前，临床表现相似。多数急性阑尾炎都有较典型的症状和体征。

1. 症状

一般表现在以下 3 个方面。

（1）腹痛不适：腹痛不适是急性阑尾炎最常见的症状，约有 98% 的急性阑尾炎患者以此为首发症状。典型的急性阑尾炎腹痛开始时多在上腹部或脐周围，有时为阵发性，并常有轻度恶心或呕吐，一般持续 6 ~ 36 小时（通常约 12 小时）。当阑尾炎症涉及壁腹膜时，腹痛变为持续性并转移至右下腹部，疼痛加剧，不少患者伴有呕吐、发热等全身症状。此种转移性右下腹痛是急性阑尾炎的典型症状，70% 以上的患者具有此症状。该症状在临床诊断上有重要意义。但也应该指出，不少患者其腹痛可能开始时即在右下腹，不一定有转移性腹痛，这可能与阑尾炎病理过程不同有关。没有明显管腔梗阻而直接发生的阑尾感染，腹痛可能一开始就是右下腹炎性持续性疼痛。异位阑尾炎在临床上虽也可有初期梗阻性、后期炎症性腹痛，但其最后腹痛所在部位因阑尾部位不同而异。

腹痛的轻重程度与阑尾炎的严重性之间并无直接关系。虽然腹痛的突然减轻一般显示阑尾腔的梗阻已解除或炎症在消退，但有时因阑尾腔内压过大或组织缺血坏死，神经末梢失去感受和传导能力，腹痛也可减轻；有时阑尾穿孔以后，由于腔内压随之减低，腹痛也可突然消失。故腹痛减轻必须伴有体征消失，方可视为是病情好转的证据。

（2）胃肠道症状：恶心、呕吐、便秘、腹泻等胃肠道症状是急性阑尾炎患者常有的。呕吐是急性阑尾炎常见的症状，当阑尾管腔梗阻及炎症程度较重时更为突出。呕吐与发病前有无进食有关。阑尾炎发生于空腹时，往往仅有恶心；饱食后发生者多有呕吐；偶然于病程晚期也见有恶心、呕吐者，则多由腹膜炎所致。食欲缺乏，不思饮食，则更为患者常见的现象。

当阑尾感染扩散至全腹时，恶心、呕吐可加重。其他胃肠道症状如食欲缺乏、便秘、腹泻等也偶可出现，腹泻多由于阑尾炎症扩散至盆腔内形成脓肿，刺激直肠而引起肠功能亢进，此时患者常有排便不畅、便次增多、里急后重及便中带黏液等症状。

（3）全身反应：急性阑尾炎患者的全身症状一般并不显著。当阑尾化脓坏疽并有扩散性腹腔内感染时，可以出现明显的全身症状，如寒战、高热、反应迟钝或烦躁不安；当弥漫性腹膜炎严重时，可同时出现血容量不足与脓毒症表现，甚至有心、肺、肝、肾等器官功能障碍。

2. 体征

急性阑尾炎的体征在诊断上比症状更重要。它的表现决定于阑尾的部位、位置的深浅和炎症的程度，常见的体征如下所述。

（1）患者体位：不少患者来诊时常见弯腰行走，且往往以双手按在右下腹部。在床上平卧时其右髋关节常呈屈曲位。

（2）压痛和反跳痛：最主要和典型的是右下腹压痛，其存在是诊断阑尾炎的重要依据，典型的压痛较局限，位于麦氏点（阑尾点）或其附近。无并发症的阑尾炎其压痛点比较局限，有时可以用一个手指在腹壁找到最明显压痛点；待出现腹膜炎时，压痛范围可变大，甚至全腹压痛，但压痛最剧点仍在阑尾部位。压痛点具有重大诊断价值，即使患者自觉腹痛尚在上腹部或脐周围，体检时往往已能发现在右下腹有明显的压痛点，常借此可获得早期诊断。

年老体弱、反应差的患者，炎症有时即使很重，但压痛可能比较轻微，或必须深压才痛。压痛表明阑尾炎症的存在和部位，较转移性腹痛更具诊断意义。

反跳痛具有重要的诊断意义，体检时将压在局部的手突然松开，患者感到剧烈疼痛，更重于压痛。这是腹膜受到刺激的反应，可以更肯定局部炎症的存在。阑尾部位压痛与反跳痛同时存在对诊断阑尾炎比单个存在更有价值。

（3）右下腹肌紧张和强直：肌紧张是腹壁对炎症刺激的反应性痉挛，肌强直则是一种持续性保护性腹肌收缩，都见于阑尾炎症已超出浆膜并侵及周围脏器或组织时。检查腹肌有无紧张和强直要求动作轻柔，患者情绪平静，以避免引起腹肌过度反应或痉挛，导致不正确结论。

（4）疼痛试验：有些急性阑尾炎患者以下 4 种疼痛试验可能呈阳性，其主要原理是处于深部但有炎症的阑尾黏附于腰大肌或闭孔肌，在行以下各种试验时，局部受到明显刺激而出现疼痛。①结肠充气试验（Rovsing 征）：深压患者左下腹部降结肠处，患者感到阑尾部位疼痛。②腰大肌试验：患者左侧卧，右腿伸直并过度后伸时阑尾部位出现疼痛。③闭孔内肌试验：患者屈右髋右膝并内旋时感到阑尾部位疼痛。④直肠内触痛：直肠指检时按压右前壁患者有疼痛感。

3. 实验室检查

急性阑尾炎患者的血常规、尿常规检查有一定重要性。90% 的患者常有白细胞计数增多，是临床诊断的重要依据，一般为（10～15）$\times 10^9$/L。随着炎症加重，白细胞可以增加，甚至可为 20 $\times 10^9$/L 以上。但年老体弱或免疫功能受抑制的患者，白细胞计数不一定增多，甚至反而下降。白细胞数计数增多常伴有核左移。急性阑尾炎患者的尿液检查一般无特殊改变，但为排除类似阑尾炎症状的泌尿系统疾病，如输尿管结石，常规检查尿液仍有必要。

四、诊断

多数急性阑尾炎的诊断以转移性右下腹痛或右下腹痛、阑尾部位压痛和白细胞升高三者为决定性依据。典型的急性阑尾炎（约占 80%）均有上述症状体征，易于据此作出诊断。对于临床表现不典型的患者，尚需借助其他诊断手段帮助确诊。

五、鉴别诊断

典型的急性阑尾炎一般诊断并不困难，但在另一部分病例，由于临床表现并不典型，诊断相当困难，有时甚至误诊，导致采用错误的治疗方法或延误治疗，产生严重并发症，甚至死亡。要与急性阑尾炎相鉴别的疾病很多，常见的为以下 3 类。

1. 内科疾病

临床上，不少内科疾病具有急腹症的临床表现，常被误诊为急性阑尾炎而施行不必要的手术探查，将无病变的阑尾切除，甚至危及患者生命，故诊断时必须慎重。常见的需要与急性阑尾炎鉴别的内科疾病有以下 6 种。

（1）急性胃肠炎：一般急性胃肠炎患者发病前常有饮食不慎或食物不洁史。症状也以腹痛、呕吐、腹泻为主，但通常呕吐或腹泻较为突出，有时在腹痛之前即已有吐泻。急性阑尾炎患者即使有吐泻，一般也不严重，且多发生在腹痛以后。急性胃肠炎的腹痛有时虽很剧烈，但其范围广，部位不固定，更无转移至右下腹的特点。

（2）急性肠系膜淋巴结炎：多见于儿童，往往发生于上呼吸道感染之后。患者过去大多有同样腹痛史，且常在上呼吸道感染后发作。起病初期于腹痛开始前后往往即有高热，此与一般急性阑尾炎不同；腹痛初起时即位于右下腹，而无急性阑尾炎之典型腹痛转移史。其腹部触痛的范围亦较急性阑尾炎为广，部位亦较阑尾的位置高，并较靠近内侧。腹壁强直不甚明显，反跳痛亦不显著。结肠充气试验（Rovsing 征）和肛门指检都是阴性。

（3）Meckel 憩室炎：Meckel 憩室炎往往无转移性腹痛，局部压痛点也在阑尾点之内侧，多见于儿童，由于 1/3 Meckel 憩室中有胃黏膜存在，患者可有黑粪史。Meckel 憩室炎穿孔时成为外科疾病。临床上如诊断为急性阑尾炎而手术中发现阑尾正常者，应即检查末段回肠至少约 100 cm，以视有无 Meckel 憩室炎，免致遗漏而造成严重后果。

（4）局限性回肠炎：典型局限性回肠炎不难与急性阑尾炎相区别。但不典型急性发作时，右下腹痛、压痛及白细胞升高与急性阑尾炎相似，必须通过细致临床观察，发现局限性回肠炎所致的部分肠梗阻的症状与体征（如阵发绞痛和可触及条状肿胀肠袢），方能鉴别。

（5）心胸疾病：如右侧胸膜炎、右下肺炎和心包炎等均可有反射性右侧腹痛，甚至右侧腹肌反射性紧张等，但这些疾病以呼吸、循环系统功能改变为主，一般没有典型急性阑尾炎的转移性右下腹痛和压痛。

（6）其他：如过敏性紫癜、铅中毒等，均可有腹痛，但腹软无压痛。详细的病史、体检和辅助检查可予以鉴别。

2. 外科疾病

（1）胃十二指肠溃疡急性穿孔：为常见急腹症，发病突然，临床表现可与急性阑尾炎相似。溃疡病穿孔患者多数有慢性溃疡史，穿孔大多发生在溃疡病的急性发作期。溃疡穿孔所引起的腹痛，虽也起于上腹部并可累及右下腹，但一般均迅速累及全腹，不像急性阑尾炎有局限于右下腹的趋势。腹痛发作极为突然，程度也颇剧烈，常可引致患者休克。体检时右下腹虽也有明显压痛，但上腹部溃疡穿孔部位一般仍为压痛最显著地方；腹肌的强直现象也特别显著，常呈板样强直。腹内因有游离气体存在，肝浊音界多有缩小或消失现象；X线透视如能确定膈下有积气，有助于诊断。

（2）急性胆囊炎：总体上急性胆囊炎的症状与体征均以右上腹为主，常可扪及肿大和有压痛的胆囊，墨菲（Murphy）征阳性，辅以B超不难鉴别。

（3）右侧输尿管结石：有时表现与阑尾炎相似。但输尿管结石以腰部酸痛或绞痛为主，可有向会阴部放射痛，右肾区叩击痛（+），肉眼或镜检尿液有大量红细胞，B超检查和肾、输尿管、膀胱X线片（KUB）可确诊。

3. 妇科疾病

（1）右侧异位妊娠破裂：这是育龄妇女最易与急性阑尾炎相混淆的疾病，尤其是未婚妊娠女性，诊断时更要细致。异位妊娠患者常有月经过期或近期不规则史，在腹痛发生以前，可有阴道不规则出血史。其腹痛之发作极为突然，开始即在下腹部，并常伴有会阴部垂痛感觉。全身无炎症反应，但有不同程度的出血性休克症状。妇科检查常能发现阴道内有血液，宫颈柔软而有明显触痛，一侧附件有肿大且有压痛；如阴道后穹隆或腹腔穿刺抽出新鲜不凝固血液，同时妊娠试验阳性可以确诊。

（2）右侧卵巢囊肿扭转：可突然出现右下腹痛，囊肿绞窄坏死可刺激腹膜而致局部压痛，与急性阑尾炎相似。但急性扭转时疼痛剧烈而突然，坏死囊肿引起的局部压痛位置偏低，有时可扪到肿大的囊肿，都与阑尾炎不同，妇科双合诊或B超检查等可明确诊断。

（3）其他：如急性盆腔炎、右侧附件炎、右侧卵巢滤泡或黄体破裂等，可通过病史、月经史、妇科检查、B超检查、阴道后穹隆或腹腔穿刺等作出正确诊断。

六、治疗

手术切除是治疗急性阑尾炎的主要方法，但阑尾炎症的病理变化比较复杂，非手术治疗仍有其价值。

1. 非手术治疗

（1）适应证：①患者一般情况差或因客观条件不允许，如并发严重心、肺功能障碍时，也可先行非手术治疗，但应密切观察病情变化；②急性单纯性阑尾炎早期，药物治疗多有效，其炎症可吸收消退，阑尾能恢复正常，也可不再复发；③当急性阑尾炎已被延误诊断超过48小时，病变局限，已形成炎性肿块，也应采用非手术治疗，待炎症消退、肿块吸收后，再考虑择期切除阑尾；当炎性肿块转成脓肿时，应先行脓肿切开引流，以后再进行择期阑尾切除术；④急性阑尾炎诊断尚未明确，临床观察期间可采用非手术方法治疗。

（2）方法：非手术治疗的内容和方法有卧床、禁食、静脉补充水电解质和热量，同时应用有效抗生素，以及对症处理（如镇静、止痛、止吐）等。

2. 手术治疗

绝大多数急性阑尾炎诊断明确后均应采用手术治疗，以去除病灶、促进患者迅速恢复。但是急性阑尾炎的病理变化和患者条件常有不同，因此也要根据具体情况，对不同时期、不同阶段的患者采用不同的手术方式分别处理。

（李联强）

第二节 慢性阑尾炎

一、病因与病理

1. 病因

所谓慢性阑尾炎包括下列两种情况：①反复发作的轻度或亚急性阑尾炎；②阑尾周围因过去的急性炎症而遗留的慢性病变，由此而产生的临床表现颇为常见。

2. 病理

慢性阑尾炎的阑尾壁一般有纤维化增生肥厚，阑尾粗短坚韧，表面灰白色，可以自行蜷曲，四周可有大量纤维粘连，管腔内存有粪石或其他异物；阑尾系膜也可增厚、缩短和变硬；有时由于阑尾壁纤维化而致管腔狭窄，甚至闭塞。远端管腔内可充盈黏液，形成黏液囊肿。

二、临床表现

1. 反复发作的亚急性阑尾炎

患者过去大多有过一次较典型的急性阑尾炎发作史，此后平时多无明显症状，却常有间歇性的发作，但后面发作往往不如初次剧烈，多表现为一种亚急性阑尾炎的症状。患者在亚急性阑尾炎发作时最主要的症状是右下腹疼痛，而腹痛转移的情况往往不明显。体检常可发现右下腹有较明显的压痛。多次发作后，右下腹偶可扪及索状的阑尾，质硬伴压痛。

2. 经常发作的慢性阑尾绞痛

这类患者过去多无典型急性发作史，右下腹有经常性的或反复发作的疼痛。疼痛的轻重程度不同，可以是较轻但明显的绞痛，也可以是持续性的隐痛或不适。此种慢性阑尾绞痛，多因阑尾腔内有粪石、异物等所致的慢性梗阻存在之故，偶尔亦可能是过去的急性发作或其他病变引起了阑尾腔慢性狭窄的结果。

三、诊断和鉴别诊断

反复发作性阑尾炎患者曾有急性阑尾炎发作史，症状和体征也比较明显，诊断并不困难。无急性阑尾炎发作史的慢性阑尾炎，不易确诊。胃肠钡剂X线检查对诊断有较大帮助。最典型的表现是阑尾狭窄变细、不规则，或扭曲、间断充盈，甚至固定，显影的阑尾处可有明显压痛。有时阑尾不充盈或仅部分充盈，局部有压痛，也可考虑为慢性阑尾炎的表现。此外，如阑尾充盈虽然正常，但排空时间延迟至48小时以上，也可作为诊断参考。

总之，慢性阑尾炎的临床表现如为右下腹疼痛和压痛以及胃肠道功能紊乱等，并不具有诊断特征，X线钡剂检查也不易得出肯定结论，故慢性阑尾炎的诊断在很大程度上需借助于除外阑尾以外的疾患。必须对患者进行详细的病史询问、全面的体格检查和必要的化验检查，如疑有其他脏器病变时尚应做进一步的特种检查，方能避免误诊。

四、治疗

慢性阑尾炎诊断明确者，仍以手术切除阑尾为宜。手术既可作为治疗手段，也可作为最后明确诊断的措施。

如手术发现阑尾增生变厚、系膜缩短变硬，阑尾扭曲，四围严重粘连，则可证实术前慢性阑尾炎的诊断。若阑尾外观正常，应尽可能检查附近器官（盲肠、末段回肠、小肠系膜、右侧输卵管等），必要时还可以另做一右旁正中切口，以探查胃、十二指肠和胆囊、胆道等有无其他疾病，并做相应的处理。因此，对术前诊断不明确者，以右侧旁正中切口为佳，以便发现异常时做进一步探查。

（李联强）

第三节　阑尾切除术

目前阑尾切除术仍是腹部外科手术中经常施行的一种手术。手术一般虽不复杂，但有时也可能很困难，特别是当阑尾的位置异常，阑尾周围有过多的粘连，或阑尾组织已因急性炎症、穿孔、坏死而变得十分脆弱时，阑尾的寻找、分离和切除均可能有一定困难。因此，负责进行阑尾切除术的医师，必须全面了解和熟悉各种不同情况下阑尾处理的方法，不可轻视阑尾切除术。

一、术前准备

一般可于术前适当静脉补液、应用抗生素，重要脏器功能不全而又必须手术者应尽快于短期内纠正，使患者在尽可能良好的情况下接受手术，取得最佳的手术效果。

二、切口选择

1. 麦氏切口

标准麦氏点是在右髂前上棘与脐部连线的外1/3与中1/3交接点上，麦氏切口是做与连线相垂直的4.6 cm长的切口。因此，切口多为斜行，也可为横行，与皮纹一致，以减少瘢痕。麦氏斜行切口一般暴露良好；切口偏于一侧，即使阑尾周围已有积脓，术时也不致污染腹腔其他部分；各层组织仅按腹膜和肌纤维方向分开，很少伤及腹壁之神经血管，因此切口愈合比较牢固。但在应用时应在压痛最明显处做切口比较切合实际。当阑尾异位时，偏离可很大。斜行麦氏切口的缺点为暴露范围不大，如遇意外，麦氏切口无法完成，因此在决定行麦氏点斜切口前诊断必须肯定。

2. 麦氏点横行切口

开始时应用于儿童，目前也用于成人，是为保持美观，方法是沿皮纹方向切开皮肤，切口与皮肤皱褶相吻合，余同斜行切口。

3. 右下腹旁正中（或经腹直肌）探查切口

当急性阑尾炎诊断不肯定而又必须手术时，应选右下腹旁正中（或经腹直肌）探查切口，尤其是弥漫性腹膜炎疑为阑尾穿孔所致时，以便可以上下延伸，或获得较大的暴露范围。

三、手术步骤

（1）选择适当切口进入腹腔后，先在髂窝内找到盲肠，再进一步找到阑尾。阑尾切除术的关键在于进腹后找出阑尾。阑尾位于盲肠的三条结肠带汇合处，回肠末端后方，一般可从盲肠、回肠末端或回肠末端系膜来寻找阑尾。

通常有几个方法可以帮助寻找阑尾根部：①沿盲肠壁上的结肠带追寻，三条结肠带汇合于盲肠顶端之点即为阑尾根部；②沿末段回肠追踪到盲肠，在回肠与盲肠交界处之下方，即是阑尾基底部位；③沿末段回肠盲肠系膜追寻，该系膜在末段回肠的后侧延伸成为阑尾系膜，找到阑尾系膜即可找到阑尾。

（2）找到阑尾并确定其病变后，尽量将其置于切口中部或提出切口以外，四周用纱布隔开，以便于操作和减少污染。手术动作要轻柔，勿挤破阑尾导致炎症扩散，尽量不要用手接触已感染的阑尾。

（3）一般可按下述步骤顺行切除阑尾。

1）提起阑尾远端，显露系膜根部，于根部钳夹、切断、缝扎阑尾动脉，使阑尾根部完全游离。

2）在距阑尾根部0.5～1.0 cm的盲肠壁上做一荷包缝合（也有用横跨根部的“Z”字形或间断缝合替代荷包缝合）。

3）轻轻钳夹阑尾根部后松开，并在此处结扎阑尾。结扎不宜过紧，以防肿胀阑尾被勒断。在其远端钳夹、切断阑尾，剩余阑尾根部一般应小于0.5 cm。

4）残端断面消毒后，用荷包缝合将残端埋入盲肠。盲肠袋口缝合后形成的腔大小应适中，以刚好将阑尾残端包裹而不留腔隙为宜，残腔过大，易致感染。

5）阑尾切除后，可用湿纱布拭尽周围或局部脓性渗液；当腹腔内也有大量渗液或脓液时，应彻底吸净，并冲洗腹腔、放置引流。

对盲肠后位阑尾或阑尾粘连较多，一时不易暴露整条阑尾者，一般可用逆行法切除之，即先在阑尾根部切断阑尾，然后钳住其根部逐步逆行切断其系膜，直至阑尾末端。

当阑尾根部病变严重或坏死以致处理困难时，可紧贴盲肠切除全部阑尾，盲肠伤口应两层缝合，术后应适当营养支持，并延长禁食时间，以防肠瘘形成。

在急性阑尾炎手术时若发现阑尾炎症很轻，与临床表现不相符合时，或阑尾仅浆膜层轻度水肿发红，而四周已有较多脓液，说明阑尾炎症可能是继发的。此时，应首先探查发现原发病灶，并给予正确处理。至于阑尾是否切除可视具体情况而定。

四、引流和切口缝合

一般来说，阑尾炎症较轻而且局限，可不必放置引流。

但下列情况下，应考虑放置引流。①阑尾周围组织的炎症、充血、粘连严重，手术时操作极为困难，且阑尾切除后手术野继续有少量渗血出现者。②阑尾根部和盲肠壁炎症坏死较为严重，阑尾根部结扎处理不可靠。③位置较深或靠近盲肠后的阑尾，其渗液不易自行引流局限者。④阑尾因坏疽严重或粘连过多，致可能切除不完全而有部分坏死组织遗留于腹内者；或阑尾周围的纤维脓性沉积很多，且已呈绿黑色坏死状态者。⑤伴有明显腹膜炎，腹腔内可放置负压引流。

阑尾手术切口一般较小，张力也不大，可用2-0铬制肠线或其他可吸收线间断或连续缝合腹膜、肌层组织和腹外斜肌筋膜，用细丝线缝合皮肤。如切口在手术中受到污染，可在腹膜缝合完成后用生理盐水或抗生素液（如甲硝唑液、庆大霉素液）冲洗，预防术后切口感染。

五、术后并发症

常见的术后并发症有以下5种。

1. 切口感染

切口感染是阑尾切除术后最常见的并发症。切口感染原因主要是手术中创缘遭到污染，或止血不善致在腹壁内形成血肿所致。

切口感染重在预防，如及早手术，术前预防性应用抗生素，术中注意保护切口，缝合前用抗生素液冲洗，缝合严密不留残腔等。

2. 腹膜炎或腹内脓肿

前述应该引流的情况如不引流，则术后多并发腹膜炎和腹腔内脓肿。患者术后体温持续升高，有腹痛、腹胀和中毒症状，腹部检查有腹壁压痛和肌紧张，并在腹腔穿刺时可抽到脓液以证实诊断。此类并发症出现时应立即考虑做腹腔内脓肿切开引流，并按腹膜炎处理原则行一般的支持治疗。

3. 肠瘘

肠瘘的形成多是由于以下原因造成的：①阑尾水肿时所行的结扎可因术后炎症减轻、阑尾残端回缩导致结扎线脱落而形成粪瘘；②严重阑尾炎引起肠壁水肿，手术时误伤附近肠管而未发现，术后残余炎症而溃破，形成肠瘘或粪瘘；③阑尾周围脓肿与粪瘘相通，脓肿切开引流后直接出现粪瘘。阑尾炎手术所致的粪瘘一般位置较低，对机体干扰相对较小，保持引流通畅、创面清洁，加强营养支持，粪瘘多可自愈。

4. 出血

阑尾切除术后有时也可并发腹内出血。因急性炎症和广泛粘连而引起的手术时较多渗血，多可自行停止；因阑尾残株结扎不牢而致断端出血者较为罕见；未曾结扎阑尾残端，即将残端埋藏在盲肠壁上荷包缝线内致引起肠道出血者亦不多见。上述出血一般不严重，多数可用非手术疗法止血。阑尾系膜血管结扎不紧或结扎线脱落引起的出血，有时量很大，多需二次手术止血。

5. 其他

其他并发症包括阑尾残株炎、盲肠壁脓肿、肝门静脉炎、肝脓肿、粘连性肠梗阻、切口出血或裂开、术后局部炎性包块等。①阑尾残株炎多由于阑尾切除时残端保留过长。②盲肠壁脓肿与荷包缝合过宽、残留腔隙较大有关，二者表现与阑尾炎相似，常被延误，B 超和钡剂灌肠检查对诊断有一定的价值，症状轻者可行抗感染治疗，症状严重或反复发作者需再次手术处理。③并发肝门静脉炎或肝脓肿的患者多有高热、黄疸、肝区疼痛和白细胞计数升高等，应加强抗感染治疗。④肝脓肿一般需根据不同病情行非手术治疗或手术引流。

（李联强）

第六章

肝脏疾病

第一节　肝脓肿

肝脏继发感染后，未及时处理而形成的脓肿，称为肝脓肿。临床上常见的有细菌性肝脓肿和阿米巴性肝脓肿，少见的肝脓肿类型包括棘球蚴病、分枝杆菌、真菌性肝脓肿。总体来讲，肝脓肿的发生与下列因素有关：疫区旅游或长期居住史、腹部感染史、糖尿病、恶性肿瘤、获得性免疫缺陷综合征（AIDS）、移植免疫抑制药物使用史、慢性肉芽肿病、炎性肠病史等。这里主要以临床上常见的肝脓肿类型为例，阐述其发病机制、诊断、治疗及预防措施。

一、细菌性肝脓肿

（一）概述

细菌性肝脓肿是指由化脓性细菌引起的肝内化脓性感染，也称化脓性肝脓肿。由于肝脏接受肝动脉和门静脉双重血液供应，并通过胆管与肠道相通。当人体抵抗力弱时，入侵的化脓性细菌会引起肝脏感染而形成脓肿。最常见的致病菌是大肠埃希菌和金黄色葡萄球菌，其次为链球菌、类杆菌属，偶有放射菌和土壤丝菌感染。胆管源性以及经门静脉播散者以大肠杆菌最为常见，其次为厌氧性链球菌。经肝动脉播散以及“隐源性”者，以葡萄球菌尤其是金黄色葡萄球菌最为常见。

病原菌可经下列途径侵入肝脏。

1. 胆管系统

为最主要的入侵途径，是细菌性肝脓肿最常见的原因，如胆囊炎、胆管炎、胆管结石（特别是泥沙样结石）、胆管狭窄、肿瘤、蛔虫或华支睾吸虫等所致的胆管梗阻并发急性化脓性胆管炎，细菌可沿胆管上行，感染肝脏形成脓肿。对恶性肿瘤所致的梗阻性黄疸患者行内镜逆行胆管内放置支撑管引流，也易发生急性化脓性胆管炎。细菌性肝脓肿中肝胆管结石并发肝脓肿者最为常见，且多发于左外叶。

2. 门静脉系统

腹腔感染（如坏疽性阑尾炎、憩室炎、化脓性盆腔炎等）、肠道感染（如溃疡性结肠炎、细菌性痢疾）、痔核感染及脐部感染等可引起门静脉属支的化脓性门静脉炎，病原菌随血液回流进入肝脏引起肝脓肿。临床广泛应用抗生素以来，这种途径的感染已少见。

3. 肝动脉

体内任何部位的化脓性感染，如急性上呼吸道感染、亚急性细菌性心内膜炎、化脓性骨髓炎和痈等并发菌血症时，病原菌可由肝动脉入肝。如患者全身抵抗力低下，细菌在肝内繁殖，可形成多发性肝脓肿。

4. 淋巴系统

与肝脏相邻部位的感染，如化脓性胆囊炎，急性胃、十二指肠穿孔，膈下脓肿，肾周围脓肿等，病原菌可经淋巴系统侵入肝脏。

5. 肝外伤后继发感染

开放性肝损伤时，细菌从创口直接侵入肝脏发生肝脓肿。有时闭合性肝损伤形成肝内血肿时，易导致内源性细菌感染，特别是并发肝内小胆管断裂时，更易发生细菌感染而形成肝脓肿。

6. 其他

一些原因不明的肝脓肿，如隐源性肝脓肿，可能与肝内已存在隐匿病变有关。在机体抵抗力减弱时，病原菌在肝内繁殖，发生肝脓肿。

化脓性细菌侵入肝脏后，发生炎症改变，或形成许多小脓肿，在适当的治疗下，散在的小脓肿能吸收机化，但在病灶较密集部位，小脓肿可融合成一个或数个较大的脓肿。细菌性肝脓肿可多发，也可单发。血源性感染者常多发，病灶多见于右肝或全肝；如为胆源性感染，由于炎症反复发作后纤维增生，很少成为巨大脓肿或脓肿穿破。肝胆管蛔虫在化脓早期易发生穿破形成多个脓肿；肝外伤血肿感染和隐源性脓肿，多单发。肝脓肿形成过程中，大量毒素被吸收后表现较严重的毒血症，患者可发生寒战、高热、精神萎靡。当转为慢性期后，脓腔四周肉芽组织增生、纤维化，此时毒血症状也可减轻或消失。肝脓肿可向膈下、腹腔或胸腔穿破，甚至引起胆管出血等严重并发症。

（二）诊断

1. 病史要点

肝脓肿一般起病较急，全身毒性反应明显。临床上常继某种先驱性疾病（如胆管蛔虫病）以后突发寒战、高热和肝区疼痛等，患者在短期内即呈现严重病容。

（1）寒战和高热：最常见，多为最早的症状。往往寒热反复发作，多呈一日数次的弛张热，体温为 38～40 ℃，最高可达 41 ℃。

（2）肝区疼痛：由于肝脏肿大，肝被膜呈急性膨胀，肝区常出现持续性钝痛。因炎症刺激横膈或感染向胸膜、肺扩散，而引起胸痛或右肩牵拉痛及刺激性咳嗽和呼吸困难等。

（3）乏力、食欲不振、恶心和呕吐：由于脓毒性反应及全身消耗，患者短期内即出现严重病容，少数患者还出现腹泻、腹胀及难以忍受的呃逆等症状。

2. 体格检查要点

肝区压痛和肝肿大最常见，肝区有叩击痛，有时出现右侧反应性胸膜炎或胸腔积液；如脓肿移行于肝表面，相应部位可有皮肤红肿、凹陷性水肿；若脓肿位于右肝下部，常见到右季肋部或上腹部饱满，甚至见局限性隆起，且能触及肿大的肝脏或波动性肿块，并有明显触痛及腹肌紧张等。左肝脓肿时，上述体征则局限在剑突下。并发胆管梗阻的患者，常见黄疸，其他原因的化脓性肝脓肿，一旦出现黄疸，表示病情严重，预后不良。

细菌性肝脓肿如得不到及时、有效的治疗，脓肿向各个脏器穿破可引起严重的并发症，表现出相应的症状和体征。右肝脓肿可向膈下间隙穿破而形成膈下脓肿；也可再穿破膈肌而形成脓胸；甚至能穿破肺组织至支气管，脓液从气管排出，形成支气管胸膜瘘；如脓肿同时穿破胆管，则形成支气管胆瘘。左肝脓肿可穿入心包，发生心包积脓，严重者可引起心脏压塞。脓肿可向下穿破入腹腔而引起腹膜炎。少数病例脓肿可穿破胃、大肠，甚至门静脉、下腔静脉等；若同时穿破门静脉或胆管，可表现为上消化道大出血。细菌性肝脓肿一旦发生并发症，死亡率成倍增加。

3. 辅助检查

（1）常规检查。

1）血常规及肝功能检查：大部分细菌性肝脓肿患者白细胞计数明显升高，总数为（10～20）$\times 10^{12}$/L，中性粒细胞占比在90%以上，有核左移现象或中毒颗粒；血清丙氨酸氨基转移酶、碱性磷酸酶升高、胆红素升高等。

2）血培养：急性期约有1/3患者血培养阳性。

3）X线检查：可见肝脏阴影增大，右膈肌抬高和活动受限；位于肝脏表面的大脓肿，可见到膈肌局限性隆起，并伴有右下肺受压、肺段不张、胸膜反应或胸腔积液甚至脓胸等。少数产气性细菌感染或与支气管穿通的脓肿内可见到气液面。

4）B超检查：可测定脓肿部位、大小及距体表深度、液化程度等，阳性率可达96%以上，且操作简单、安全、方便，为目前首选检查方法。

（2）其他检查：CT、磁共振成像（MRI）和肝动脉造影对多发性肝脓肿的定位诊断有帮助。放射性核素肝扫描对较大脓肿的存在与定位有诊断价值。

4. 诊断标准

在急性肠道与胆管感染病例中，突发寒战、高热、肝区疼痛、肝肿大且有触痛和叩击痛等，应想到肝脓肿可能，应做进一步详细检查。本病诊断并不困难，根据病史、临床表现和辅助检查可以做出诊断。

5. 鉴别诊断

（1）阿米巴性肝脓肿：阿米巴性肝脓肿常有阿米巴性肠炎和脓血便病史；发生脓肿后，病程较长，全身状况较轻，但贫血、肝肿大明显，肋间水肿，局部隆起及压痛较明显。如粪便中找到阿米巴包囊或滋养体，可确诊。

（2）胆囊炎、胆石症：常有反复发作病史，全身反应较轻，可有右上腹绞痛且放射至右背或肩胛部，并伴有恶心、呕吐；右上腹肌紧张，胆囊区压痛明显，或触及肿大的胆囊；X线检查膈肌不抬高，运动正常；B超检查无液性暗区。

（3）右膈下脓肿：一般膈下脓肿常有先驱病变，如胃、十二指肠溃疡穿孔后弥漫性或局限性腹膜炎史，或有阑尾炎急性穿孔史以及上腹部手术后感染史等。膈下脓肿全身反应和肝区压痛、叩痛等局部体征都没有肝脓肿显著，主要表现为胸痛和深呼吸时疼痛加重，肝脏多不大，亦无压痛；X线检查示膈肌普遍抬高、僵硬，运动受限明显，或膈下出现气液平面。当肝脓肿穿破并发膈下脓肿时，鉴别有时颇难，可结合病史，B超、CT等检查加以鉴别。

（4）原发性肝癌：巨块型肝癌中心区液化坏死、继发感染，易与孤立性肝脓肿相混淆。炎症型肝癌可有畏寒、发热，有时与多发性化脓性肝脓肿相似，但肝癌患者的病史、体征均与肝脓肿不同，详细询问病史，仔细查体，再结合甲胎蛋白（AFP）检测和B超、CT等影像学检查可明确。

（5）肝囊肿并发感染：肝包虫病和先天性肝囊肿并发感染时，其临床表现与肝脓肿相似，不易鉴别，需详细询问病史和做特异性检查。

（6）右下肺炎：有时也可与肝脓肿混淆。但其寒战、发热、右侧胸痛、呼吸急促、咳嗽，肺部可闻及啰音，白细胞计数增高等均不同于细菌性肝脓肿，胸部X线检查有助于诊断。

（三）治疗

1. 非手术治疗

（1）对急性期但尚未局限的肝脓肿和多发性小脓肿，宜采用非手术治疗。在治疗原发病灶的同时，使用大剂量有效抗生素和全身支持疗法，以控制炎症，促使脓肿吸收自愈。在应用大剂量抗生素控制感染的同时，应积极补液，纠正水与电解质紊乱，给B族维生素、维生素C、维生素K，必要时可反复多次输入小剂量新鲜血液和血浆，改善肝功能和增强机体抵抗力。由于病原菌以大肠杆菌和金黄色葡萄球菌、厌氧性细菌多见，在未确定致病菌以前，可首先选用广谱抗生素，如氨苄西林或头孢类加氨基糖苷类抗生素（如链霉素、卡那霉素、庆大霉素、妥布霉素等），再根据细菌培养及抗生素敏感试验结果，选用针对性药物。同时可加用中医方法、中药辅助治疗。

（2）单个较大的脓肿可以在B超引导下行长针穿刺吸脓液，尽可能吸尽脓液，并注入抗生素，将脓液送细菌培养和抗生素敏感试验，此法可反复使用；也可穿刺置管引流，冲洗脓腔和注入抗菌药物，而不需手术切开引流。

（3）多发小脓肿全身抗生素治疗不能控制者，可以考虑肝动脉或门静脉内置导管滴注抗生素治疗，但此种方法极少使用。

2. 手术治疗

（1）脓肿切开引流术：对于较大的脓肿，估计有穿破可能，或已有穿破并发腹膜炎、脓胸以及胆源性肝脓肿或慢性肝脓肿，在应用抗生素治疗的同时，应积极进行脓肿切开引流术。常用的手术途径有以下3种。

1）经腹切开引流术：这种方法引流充分有效，不仅可明确诊断，还可探查确定原发灶，予以及时处理。如对伴有急性化脓性胆管炎患者，可同时进行胆总管切开引流术。

2）经前侧腹膜外脓肿切开引流术：适用于位于肝右叶前侧和左外叶的脓肿，与前腹膜发生紧密粘连者。方法是：做右肋缘下或右腹直肌切口，不切开前腹膜，用手指在腹膜外推开肌层，直达脓肿部位。穿刺吸到脓液后，切开脓腔，处理方法与经腹切开引流相同。

3）经后侧腹膜外脓肿切开引流术：适用于肝右叶后侧脓肿。

（2）肝叶切除术：适用于慢性厚壁脓肿、脓肿切开引流后脓壁不塌陷、留有无效腔或窦道长期流脓不愈者及肝内胆管结石并发左外叶多发性脓肿，且该肝叶已严重破坏、失去正常功能者。急诊肝叶切除术，因有使炎症扩散的危险，一般不宜施行。但对部分肝胆管结石并发左叶脓肿、全身情况较好、中毒症状不严重的患者，在应用大剂量抗生素的同时，可急诊行左外叶肝切除。

（四）预后

细菌性肝脓肿为继发病变，多数病例可找到原发病灶，如能早期确诊、早期治疗，可防止其发生。即使在肝脏感染早期，如能及时合理应用抗生素，加强全身支持，结合中西医结合治疗，也可防止脓肿形成或促进脓肿的吸收消散。一旦形成大的脓腔，应及时引流。合理充分的引流加合理的抗生素治疗，肝脓肿预后较好，多能治愈。

二、阿米巴性肝脓肿

（一）概述

阿米巴性肝脓肿是肠阿米巴病最常见的并发症，多见于温、热带地区。多数在阿米巴痢疾期间形成，部分发生在痢疾愈后数周或数月，甚至个别长达二三十年之久，农村高于城市。

溶组织阿米巴是人体唯一致病型阿米巴。阿米巴包囊随被污染的食物或饮水进入胃，在小肠被碱性肠液消化，虫体脱囊而出，经二次分裂即形成 8 个小滋养体。机体或肠道局部抵抗力低，则滋养体侵入肠壁，寄生在黏膜或黏膜下层，并分泌溶组织酶，使肠黏膜形成溃疡。常见部位为盲肠、升结肠，其次为乙状结肠和直肠。阿米巴滋养体可经由破损的肠壁小静脉或淋巴管进入肝脏；大多数滋养体到达肝脏后即被消灭。少数存活者在门静脉内迅速繁殖而阻塞门静脉小分支，造成肝组织局部缺血坏死，加之阿米巴滋养体不断分泌溶组织酶、破坏静脉壁、溶解肝组织，致使肝组织呈点状或斑片状坏死，周围充血，以后坏死斑点逐渐融合成团块状病变，此即阿米巴性肝炎或脓肿前期。此时如能及时有效地治疗，坏死灶吸收；如得不到适时治疗，病变继续发展，使变性坏死的肝组织进一步溶解液化形成肝脓肿。

阿米巴性肝脓肿多单发，脓腔多较大，多位于肝右叶，右肝顶部常见。脓肿分 3 层：外层早期为炎性肝细胞、随后有纤维组织增生形成纤维膜；中间层为间质；内层为脓液。脓液内充满溶解和坏死的肝细胞碎片和血细胞。典型的阿米巴性肝脓肿呈果酱色（即巧克力色），较黏稠，无臭味。滋养体在脓液中很难找到，但在脓肿壁上常能找到。

慢性阿米巴性脓肿常招致葡萄球菌、链球菌、肺炎链球菌、大肠埃希菌等继发感染。如穿破则感染率更高。感染后的脓液呈黄色或绿色，有臭味，临床上有高热，可呈脓毒症表现。

（二）诊断

1. 病史及查体要点

本病的发展过程较为缓慢。症状主要为发热、肝区疼痛及肝肿大。体温多持续在38～39 ℃，常为弛张热或间歇热，在肝脓肿后期，体温可正常或仅有低热。如继发细菌感染，体温可达40 ℃以上，伴有畏寒、多汗，患者尚有食欲不振、腹胀、恶心、呕吐，甚至腹泻、痢疾等症状。体重减轻、衰弱乏力、消瘦、贫血等常见，10%～15%出现轻度黄疸。肝区常有持续性钝痛与明显叩痛。如脓肿位于右肝顶部，可有右肩胛部或右腰背放射痛。较大的右肝脓肿可出现右下胸部膨隆、肋间饱满、局部皮肤水肿、压痛、肋间隙增宽。脓肿在右半肝下部时可见右上腹膨隆，有压痛、肌肉紧张，或扪及肿块。肝脏常呈弥漫性肿大，触之边缘钝圆，有充实感，触痛明显，少数患者可出现胸腔积液。

2. 辅助检查

（1）常规检查。

1）反复检查新鲜大便，寻找阿米巴包囊或滋养体。

2）乙状结肠镜检查发现结肠黏膜有特征性凹凸不平的坏死性溃疡或愈合后的瘢痕，自溃疡面刮取材料做镜检，有时能找到阿米巴滋养体。

3）B超检查：可显示不均质液性暗区，与周围肝组织边界清楚。

4）B超定位下肝穿刺如抽得典型的果酱色无臭脓液，则诊断确立。脓液中查阿米巴滋养体阳性率很低（仅3%～4%），脓液中加入链激酶，孵育后再检查，可提高阳性率。

5）血清学试验：血清阿米巴抗体检测，以间接血凝法较灵敏，阳性率可在90%以上，且在感染后多年仍为阳性，故对阿米巴性肝脓肿的诊断有一定价值。

6）血常规及红细胞沉降率（ESR）检查：急性期白细胞计数可达 15×10^{12}/L左右，中性粒细胞在80%以上，病程长者可有贫血、红细胞沉降率增快。

（2）其他检查。

1）肝功能检查：多正常，偶见丙氨酸氨基转移酶、碱性磷酸酶轻度升高，少数患者胆红素可增高。

2）X线检查：可见到肝脏阴影增大、右膈肌抬高、运动受限或横膈呈半球状隆起等，有时尚能见到胸膜反应或积液。

3）CT、MRI等有助于做出肝脓肿的诊断，并定位。

3. 诊断标准

有长期不规则发热、出汗、乏力、食欲缺乏、贫血、肝区疼病、肝肿大伴压痛及叩痛者，特别是有痢疾病史时，应疑为阿米巴性肝脓肿。但缺乏痢疾病史，不能排除本病可能，应结合各种检查全面分析。经上述检查，高度怀疑本病者，可试用抗阿米巴药物治疗，如治疗后临床症状、体征迅速改善，可确诊本病，是为治疗性诊断。典型的阿米巴性肝脓肿较易诊断，但不典型病例，诊断困难。

肝脓肿诊断治疗流程见图6-1。

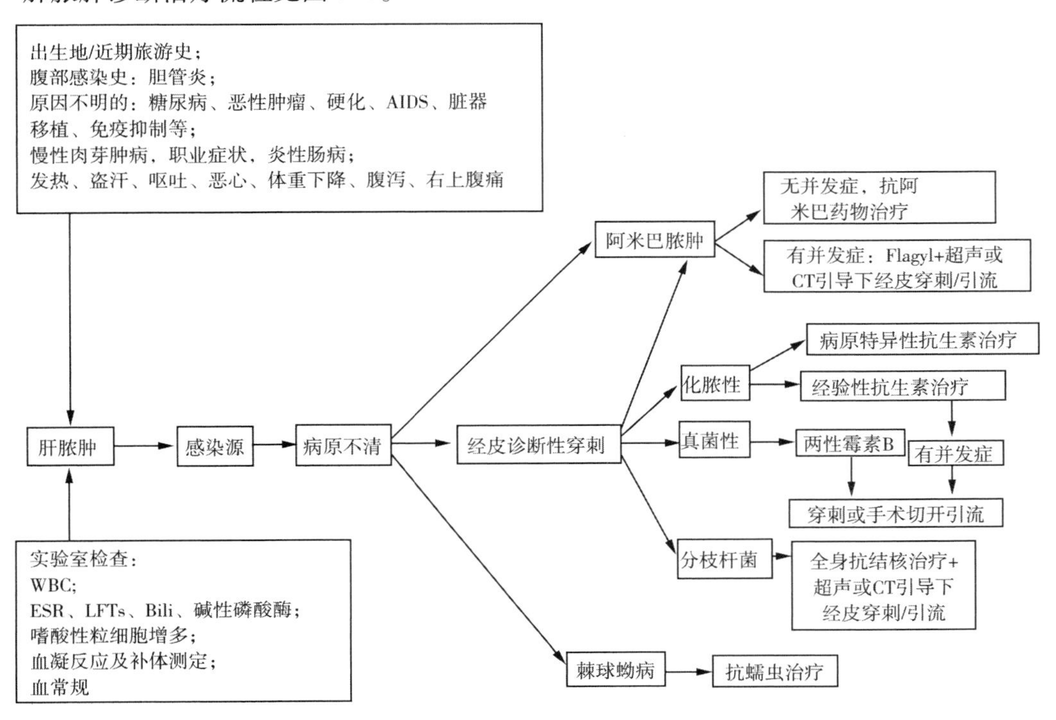

图6-1 肝脓肿诊断治疗流程

4. 鉴别诊断

（1）细菌性肝脓肿：细菌性肝脓肿病程急骤，脓肿以多发为主，全身毒血症状较明显，一般不难鉴别，其鉴别要点见表6-1。

（2）原发性肝癌：原发性肝癌可有发热、右上腹痛和肝肿大等，但原发性肝癌常有肝炎史，并发肝硬化者占80%以上，且肝质地较硬，常触及癌块，可结合AFP检测，B超、CT或肝动脉造影检查等以鉴别。

（3）膈下脓肿：常继发于胃、十二指肠穿孔，阑尾炎穿孔或腹腔手术之后，X线检查见肝脏向下推移，横膈普遍抬高，活动受限，但无局限性隆起，膈下可发现气液面。

表6-1　阿米巴性肝脓肿和细菌性肝脓肿的鉴别

项目	阿米巴性肝脓肿	细菌性肝脓肿
病史	有阿米巴痢疾史	常继发于胆管感染（如化脓性胆管炎、胆管蛔虫等）或其他化脓性疾病
症状	起病较缓慢、病程较长	起病急骤，全身脓毒血症症状明显，有寒战、高热等
体征	肝肿大显著，可有局限性隆起	肝肿大不显著，一般多无局限性隆起
脓肿	脓肿较大，多为单发性，位于肝右叶	脓肿较小，常为多发性
脓液	呈巧克力色，无臭味，可找到阿米巴滋养体，若无混合感染，脓液细菌培养阴性	多为黄白色脓液，涂片和培养大都有细菌，肝组织为化脓性病变
血常规	白细胞计数可增加	白细胞计数及中性粒细胞占比均明显增加
血培养	若无混合感染，细菌培养阴性	细菌培养可阳性
粪便检查	部分患者可找到阿米巴滋养体或包囊	无特殊发现
诊断性治疗	抗阿米巴药物治疗后症状好转	抗阿米巴药物治疗无效

5. 并发症

（1）继发细菌感染：多见于慢性病例，常见细菌为葡萄球菌、链球菌、大肠埃希菌或肺炎链球菌等。继发细菌感染后即形成混合性肝脓肿，症状明显加重，毒血症症状明显，体温可高达40 ℃以上，呈弛张热，血液中白细胞计数及中性粒细胞占比显著增高。吸出脓液为黄色或黄绿色，有臭味，镜检有大量脓细胞。

（2）脓肿破溃：如治疗不及时，脓肿逐渐增大，脓液增多，腔内压不断升高，即有破溃危险，靠近肝表面的脓肿更易破溃，向上可穿入膈下间隙形成膈下脓肿，或再穿破膈肌形成脓胸；也可穿破至肺、支气管，形成肺脓肿或支气管胆管瘘。左肝叶脓肿可穿入心包，引起心包积脓；向下穿破则产生急性腹膜炎。阿米巴肝脓肿破入门静脉、胆管或胃肠道者罕见。

（三）治疗

1. 非手术治疗

首先考虑非手术治疗，以抗阿米巴药物治疗和反复穿刺吸脓及支持疗法为主。由于本病病程较长，全身情况较差，常有贫血和营养不良，应给高糖、高蛋白、高维生素和低脂肪饮食；有严重贫血或水肿者，需多次输给血浆和全血。

常用抗阿米巴药物为甲硝唑、氯喹啉和盐酸吐根碱（依米丁）。甲硝唑对肠道阿米巴病和肠外阿米巴原虫有较强的杀灭作用，对阿米巴性肝炎和肝脓肿均有效；氯喹啉对阿米巴滋养体有杀灭作用，口服后肝内浓度较高，排泄慢、毒性小、疗效高；盐酸吐根碱对阿米巴滋养体有较强的杀灭作用，但该药毒性大，目前已少用。

脓肿较大，或病情较重者，应在抗阿米巴药物治疗下行肝穿刺吸脓（图6-2）。穿刺点应视脓肿部位而定。一般以压痛较明显处，或在超声定位引导下，离脓腔最近处刺入。需注意避免穿过胸腔，并应严格无菌操作。在局部麻醉后用14～16号粗穿刺针，进入脓腔内，尽量将脓液吸净。随后根据脓液积聚的快慢，隔日重复抽吸，至脓液转稀薄，B超检查脓腔很小，体温正常。如并发细菌感染，穿刺吸脓后，于腔内置管注入抗生素并引流。

2. 手术治疗

常用的3种方法如下。

（1）闭式引流术：对病情较重、脓腔较大、积脓较多者，或位于右半肝表浅部位的较大脓肿，或多次穿刺吸脓而脓液不减少者，可在抗阿米巴药物治疗的同时行闭式引流术。穿刺选择脓肿距体表最近处，行闭式引流术。

（2）切开引流：阿米巴性肝脓肿切开引流后，会继发细菌感染、增加死亡率。但下列情况下，仍应考虑手术切开引流：①经药物治疗及穿刺排脓后高热不退者；②脓肿伴有继发细菌感染，综合治疗不能控制者；③脓肿穿破入胸腔或腹腔，并发脓胸及腹膜炎者；④左外叶肝脓肿，穿刺易损伤腹腔脏器或污染腹腔者；⑤脓肿位置较深，不易穿刺吸脓者。切开排脓后，应放置多孔乳胶管或双套管持续负压吸引。

（3）肝叶切除术：对慢性厚壁脓肿，药物治疗效果不佳，切开引流腔壁不易塌陷者，或脓肿切开引流后形成难以治愈的残留无效腔或窦道者，可考虑行肝叶切除术。

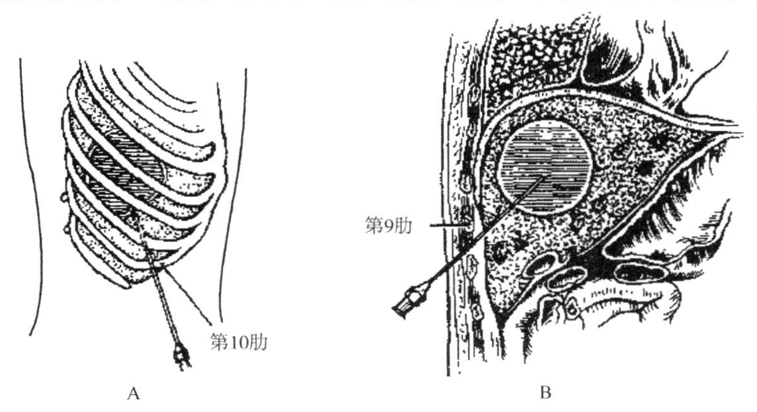

图6-2 阿米巴肝脓肿穿刺抽脓

A. 侧面观；B. 正面观

（四）预后

阿米巴性肝脓肿如及时治疗，预后较好。国内报道，抗阿米巴药物治疗加穿刺抽脓者死亡率为7.1%，但如并发细菌感染或脓肿穿破则死亡率成倍增长。

（五）预防

阿米巴性肝脓肿的预防，主要是防止阿米巴痢疾感染。严格粪便管理，讲究卫生，对阿米巴痢疾进行及时而彻底的治疗，可防止阿米巴性肝脓肿的发生。即使发生阿米巴性肝炎，及时用抗阿米巴药物治疗，也可以防止肝脓肿的形成。

其他少见肝脓肿类型包括棘球蚴病性肝脓肿、分枝杆菌性肝脓肿、真菌性肝脓肿。诊断除上述方法外，可结合 ESR、肝功能检查（LFTs）、碱性磷酸酶、嗜酸性粒细胞、血凝反应及补体测定、经内镜逆行胆管造影（ERCP）等检查。治疗上棘球蚴病性脓肿，以抗蠕虫治疗；分枝杆菌性肝脓肿以全身抗结核治疗加 B 超或 CT 引导下穿刺引流；真菌性肝脓肿以抗真菌治疗辅以穿刺引流或手术切除。

（马文超）

第二节　肝脏良性肿瘤与瘤样病变

肝脏良性肿瘤在肝脏肿瘤中较为少见，其发病率占肝脏肿瘤的5%～10%。近年来，随着超声、CT 等影像学诊断技术的发展，肝脏良性肿瘤的检出率已明显提高。大部分肝脏良性肿瘤不引起明显临床症状及肝脏检验指标异常，其诊断往往有赖于超声、CT、MRI 等影像学方法。肝组织穿刺活检、针吸细胞学作为确诊的金标准，应注意其应用的适应证和禁忌证。肝脏良性肿瘤的治疗包括保守观察、病灶切除及肝叶（段）切除等。因此，应根据不同类型肝脏良性肿瘤的自然病程及患者自身特点制订恰当的临床治疗方案。

肝脏良性肿瘤可来自肝脏本身的各种细胞以及胚胎发育过程中异位于肝内的肌肉、骨髓和软骨等。根据良性肿瘤的来源将其分类，见表6-2。

表6-2　肝脏良性肿瘤分类

组织来源	肿瘤名称
上皮性	肝细胞腺瘤、胆管腺瘤、混合腺瘤、局灶性结节性增生
间质性	海绵状血管瘤、肝脂肪瘤、髓质脂肪瘤、血管肌脂瘤、平滑肌瘤、纤维瘤、婴幼儿血管内皮细胞瘤、毛细血管瘤、良性间皮瘤
上皮/间质性	间质错构瘤、良性畸胎瘤
其他	肾上腺残余瘤（Grawits 瘤）、炎性假瘤

一、肝血管瘤

肝脏良性肿瘤中，以肝血管瘤最为常见，约占总数的85%，尸检或超声的检出率为0.4%～20%。本病可发生于任何年龄，成人以30～70岁多见，平均发病年龄为47岁，男女发病比例为1∶3。有文献报道，肝血管瘤在青年女性更易发生，且妊娠或口服避孕药物可以促使血管瘤短期内迅速增大，但相关机制尚未阐明，血管瘤是否为激素依赖也尚未确定。

肝血管瘤可分为较小的毛细血管瘤和较大的海绵状血管瘤，以前者更为常见，但临床意义不大。有文献报道，海绵状血管瘤可与肝局灶结节性增生并存，同时部分患者特别是儿童可并发皮肤或其他内脏器官血管瘤。

大多数病例瘤体生长缓慢，症状轻微，迄今尚无肝血管瘤恶变的报道。鉴于儿童肝血管瘤的临床病理特征与成人有所不同，本文将单独予以讨论。

（一）病因

肝海绵状血管瘤的确切发病原因尚未明确，有以下两种学说。

1. 发育异常学说

该学说认为血管瘤的形成是由于在胚胎发育过程中血管发育异常，引起瘤样增生所致，而这种异常往往在出生或出生不久即可发现。

2. 其他学说

肝组织局部坏死后血管扩张形成空泡状，其周围血管充血、扩张；肝内区域性血液循环停滞，致使血管形成海绵状扩张；肝内出血后，血肿机化、血管再通形成血管扩张。毛细血管组织感染后变形，导致毛细血管扩张。

（二）病理

肝海绵状血管瘤通常表现为边界清楚的局灶性包块，多数单发，以肝右叶居多，也有少数为多发，可占据整个肝脏，称为肝血管瘤病。瘤体小者直径仅为数毫米，大者可达 20 cm 以上。肉眼观察可见海绵状肝血管瘤呈紫红色或蓝紫色，境界清楚，表面光滑或呈不规则分叶状，切面呈蜂窝状，内充满血液，可压缩，状如海绵。显微镜下可见大小不等的囊状血窦，内衬单层内皮细胞，血窦内满布红细胞，有时有血栓形成。血窦之间为纤维组织所分隔，偶见有被压缩细胞索，大的纤维隔内有血管和小胆管，纤维隔和管腔可有钙化或静脉石。

毛细血管瘤特点为血管腔狭窄、毛细血管增生、间隔纤维组织丰富。

（三）临床表现

1. 症状体征

血管瘤较小时（直径 <4 cm）患者常无症状，多因其他原因行影像学检查或手术时发现。直径 >4 cm 者 40% 有症状，超过 10 cm 者 90% 以上有症状。上腹不适及胀痛最为常见，肿瘤压迫邻近脏器还可导致腹胀、厌食、恶心、呕吐、黄疸等。偶有巨大血管瘤因外伤、活检或自发破裂导致瘤内、腹腔出血，出现急性腹痛、休克等表现。血栓形成或肝包膜有炎症反应时，腹痛剧烈，可伴有发热和肝功能异常。个别病例尚可并发血小板减少症或低纤维蛋白原血症，即 Kasabach-Merritt 综合征。此与巨大血管瘤血管内凝血或纤溶亢进消耗了大量的凝血因子有关，为肝血管瘤的罕见并发症，多见于儿童。体检时，较大血管瘤可触及随呼吸运动的腹部肿块，与肝脏关系密切，肿瘤表面光滑，除有纤维化、钙化或血栓形成者外，肝血管瘤从质地和硬度上难与正常肝脏组织区分，仅在瘤体增大到一定程度才有囊性感和可压缩性；可有轻压痛，偶尔能听到血管杂音。

2. 实验室检查

多数患者实验室检查结果正常，少数巨大海绵状血管瘤患者可出现贫血、白细胞和血小板计数以及纤维蛋白原减少。绝大多数患者相关肿瘤标志物（AFP）无异常升高。

3. 影像学检查

包括以下 5 个方面。

（1）超声检查：超声作为一种无创、便捷的检查方法，能够检出直径 >2 cm 的肝血管瘤。多数小血管瘤由于血窦腔小壁厚，反射界面多，故呈高回声，边界清晰，内部回声较均匀。呈低回声者多有网状结构，以类圆形多见，也可有不规则形，边界清晰。病灶对周围肝实质及血管无明显压迫表现，多普勒彩超通常无血流信号。大血管瘤切面可呈分叶状，内部回声仍以增强为主，亦可呈管网状，或出现不规则的结节状或条块状的低回声区，有时还可出现钙化高回声及后方声影，系血管腔内血栓形成、机化或钙化所致。

（2）CT 检查：肝血管瘤的 CT 表现有一定特征性，平扫时为低密度占位，边界清晰，可呈分叶状，约 10% 的患者可见到继发于纤维化或血栓形成后的钙化影。增强后早期即在病变周围出现环形或斑片状高密度区，延迟期造影剂呈向心性弥散。但对于较小的病变有时仍难与多血供的肝转移癌相区分。

（3）MRI 检查：有文献报道 MRI 诊断肝血管瘤的敏感性和特异性分别在 73% ~100%、83% ~97%。检查时 T_1 加权像呈低信号，稍大的血管瘤信号可略有不均，T_2 加权像呈高信号，且强度均匀，边缘清晰，与周围肝脏反差明显，即灯泡征。这是血管瘤在 MRI 的特异性表现，极具诊断价值，直径小至 1 cm 的病灶，仍能准确检出。MRI 动态扫描的增强模式同 CT。血管瘤内血栓、机化灶在 T_1 加权像和 T_2 加权像时均为更低信号。

（4）选择性血管造影：血管造影曾被公认为诊断肝血管瘤最敏感、可靠的方法。其典型表现为造影剂进入瘤体较快、显影早而弥散慢，清除时间长，即所谓"快进慢出"；根据瘤体大小，可表现为棉团状、雪片状。但由于检查本身系有创性，仅在必要时用于术前了解血管瘤与肝脏血管的解剖关系，不应列为常规检查项目。

（5）ECT：放射性核素标记红细胞肝扫描对诊断血管瘤也有高度特异性，典型表现为早期有充盈缺损，延迟 30 ~ 50 分钟后呈向心性充填。但该项检查难以检出直径 <2 cm 的肿瘤。

（四）诊断

肝血管瘤缺乏特异性临床表现，大多数情况下实验室检查也无明显异常，故其诊断有赖于影像学检查。在上述几种影像学检查方法中，首选 B 超，为避免误诊、漏诊，对于初诊患者还应行 CT 或 MRI 检查，必要时可加行 ECT 检查。如两项或以上检查均符合血管瘤特征，方可确诊。因穿刺活检或针吸细胞学检查可引起大出血，故应视为禁忌。

（五）鉴别诊断

肝血管瘤主要与肝癌及其他肝脏占位性病变鉴别。特别是原发性肝癌，在我国发病率很高，故对于肝脏占位性病变，应综合考虑患者病史、体检及辅助检查结果以尽量明确病变性质，及时选择合适的治疗。

1. 原发性肝癌及转移性肝癌

前者多有慢性乙肝、肝硬化病史，早期症状可不明显，疾病进展可有厌食、恶心、肝区疼痛、肿块、消瘦、黄疸等表现。化验可有肝功能异常，AFP 持续增高等。CT 平扫为低密度灶，边界不清，增强扫描病灶不均匀强化，可有出血、坏死，造影剂排除较快。后者多为多发，以原发灶表现为主。

2. 非寄生虫性肝囊肿

B 超表现为边界光滑的低回声区，CT 平扫为低密度灶，增强扫描不强化。应注意少数多囊肝有时可与海绵状血管瘤混淆。多囊肝半数以上并发有多囊肾，病变大多满布肝脏，可有家族病史。

3. 细菌性肝脓肿

通常继发于某种感染性疾病，起病较急，主要表现为寒战、高热、肝区疼痛和肝肿大。严重时可并发胆管梗阻、腹膜炎等，B 超有助于确诊。

4. 肝棘球蚴病

有牧区生活史及羊、犬接触史，肝棘球蚴内皮试验阳性，血常规见嗜酸性粒细胞增高。

（六）治疗

大多数肝血管瘤为良性，较少引起临床症状，自身发展缓慢，目前尚未有恶变病例报道。其主要并发症包括破裂出血（外伤性、自发性）及由于瘤体压迫导致布—加综合征，均少见。故目前大多数学者均主张应慎重选择对肝血管瘤进行外科治疗。有学者提出肝血管瘤的手术切除原则：①直径≤6 cm 者不处理，定期随访；② 6 cm＜直径＜10 cm，伴有明显症状者或患者精神负担重者，或并发其他上腹部良性疾病（如胆囊结石等）需手术者选择手术切除；③直径≥10 cm 主张手术切除；④随访中发现瘤体进行性增大者；⑤与 AFP 阴性的肝癌不易鉴别者应手术探查、切除；⑥并发 Kasabach－Merritt 综合征可短期采用血制品（如血小板、纤维蛋白原、新鲜血浆）纠正凝血功能后手术切除。

（七）预后

本病为良性疾病，无恶变倾向，发展缓慢，一般预后良好。但由于某种原因（如妊娠、剧烈运动等）可促使瘤体迅速增大，或因外伤、查体、分娩等导致肿瘤破裂，病情凶险，威胁生命。部分带蒂肿瘤可因底部较长发生蒂扭转，从而引起肿瘤坏死、疼痛等。

二、肝腺瘤

肝腺瘤是少见的肝脏良性肿瘤，病理上可分为肝细胞腺瘤、胆管细胞腺瘤（包括胆管腺瘤、囊腺瘤）和混合腺瘤。约占肝脏所有肿瘤的0.6%，占肝脏良性肿瘤的10%。多见于20～40 岁女性，Nagorney 在 1995 年报道的男女发病比例为1 ∶ 11。

（一）病因

肝腺瘤的发病原因尚不清楚，有人将肝腺瘤分为先天性与后天性两类，前者多见于婴幼儿。据文献统计 20 世纪 60 年代口服避孕药出现之前，肝腺瘤罕见。但以后有关肝腺瘤的报道逐渐增多，究其原因可能与避孕药物的使用增加有关。有学者指出避孕药（羟炔诺酮、异炔诺酮）及其同类药物可促使肝细胞坏死、增生从而发展为腺瘤。Meissner（1998）报道在口服避孕药的肝细胞腺瘤患者，肿瘤更易发生迅速增长、坏死及破裂。同时亦有文献报道若停用避孕药，腺瘤体积即有所缩小。可见口服避孕药与肝腺瘤的发生、发展有着密切关系。此外，也有学者提出肝腺瘤的发生与继发于肝硬化或其他损伤，如梅毒、感染、静脉充血等所致的代偿性肝细胞结节增生有关。近年还发现糖原贮积病（Ⅰ型与Ⅳ型）、Fanconi 贫血、Hurler 病、重症联合免疫缺陷病（SCID）、糖尿病、半乳糖血症和皮质激素、达那唑、卡马西平等代谢性疾病及药物导致广泛肝损害和血管扩张引起肝细胞腺瘤的发生。

（二）病理

肝细胞腺瘤常为单个、圆球形，与周围组织分界清楚，几乎都有包膜。镜检见肿瘤主要由正常肝细胞组成，但排列紊乱，失去正常小叶结构，内可见毛细血管，通常不存在小胆管。偶见不典型肝细胞和核分裂，此时难与分化良好的肝细胞肝癌区分。

胆管腺瘤罕见，常为单发，直径多小于 1 cm，偶有大于 2 cm，多位于肝包膜下。镜下可见肿瘤由小胆管样的腺瘤样细胞组成，边界清楚，无包膜。瘤细胞呈立方形或柱状，大小一致，胞质丰富，核较深染，核分裂象罕见。

胆管囊腺瘤发生于肝内，呈多房性，内含澄清液体或黏液，多见于肝右叶，边界清楚。囊壁衬附柱状上皮。胞质呈细颗粒状、淡染，胞核大小、形状规整，位于细胞中央。

混合腺瘤是肝腺瘤和胆管腺瘤同时存在于一体的肿瘤，一般多见于儿童，发展较快。

（三）临床表现

本病属良性肿瘤，生长缓慢，病程长，多见于口服避孕药的育龄期妇女，疾病早期可无任何症状（5% ~10%），临床表现取决于肿瘤生长速度、部位及有无并发症。

1. 腹块型

25% ~35% 的患者以上腹部包块为主要表现，多不伴其他不适症状。当肿块体积较大压迫周围脏器时，可出现上腹饱胀不适、恶心、隐痛等。查体时可触及肿块与肝脏关系密切，质地与正常肝组织相近，表面光滑。如为囊腺瘤，可有囊性感。

2. 急性腹痛

占 20% ~25% 。瘤内出血（通常肿瘤直径 >4 cm）时可表现为急性右上腹痛，伴发热，偶见黄疸、寒战，右上腹压痛、肌紧张，临床上易误诊为急性胆囊炎；肿瘤破裂引起腹腔内出血时可出现右上腹剧痛、心慌、冷汗，查体可见腹膜刺激征，严重时还可发生休克，病情危急。大多数以急腹症为表现的肝腺瘤患者均有口服避孕药史。

（四）辅助检查

肝腺瘤在 B 超上表现为边界清楚的占位性病变，回声依周围肝组织不同而不同；CT 表现为稍低或低密度，动态增强扫描见动脉期和肝门静脉期均轻度强化，并可见假包膜。部分伴有糖原贮积病患者肿瘤可表现为高密度；肝腺瘤在 MRI 表现为 T_1WI 和 T_2WI 上以高信号为主的混杂信号，脂肪抑制后 T_1WI 上的高信号无变化，绝大多数有假包膜，且在肝门静脉期或延迟期出现轻度强化。

实验室检查在疾病初期可无明显异常，但由于瘤体出血、坏死及压迫周围胆管影响胆汁引流可出现肝功能异常、胆红素增高等。对于未发生恶变的患者，血甲胎蛋白水平应在正常范围之内。

（五）诊断

发现右上腹肿块，增长缓慢，平时无症状或症状轻微，全身情况较好。体检时肿块表面光滑，质韧，无压痛，随呼吸上下活动，应考虑本病可能。如出现急性腹痛症状，应警惕腺瘤破裂出血可能。对于生育年龄女性，既往有长期口服避孕药史，可作为诊断本病的重要参考。

各种影像学检查均有助于明确诊断，但均缺乏特异性征象。经皮细针肝穿刺活检因受术者和病理科医师经验所限，其准确率亦不能达到 100% ，同时还存在腹腔出血的风险。因此，应将辅助检查结果与临床资料相结合以期做出正确的诊断。

（六）鉴别诊断

肝腺瘤易误诊为肝癌，特别是与低度恶性的肝癌，即便肉眼观察也难以鉴别。因此对有怀疑者应行多处切片，反复仔细镜检。肝局灶结节性增生在临床上也易与肝腺瘤混淆。相比较而言，肝腺瘤引起相关临床症状及化验指标异常更为常见。在影像学上局灶结节性增生在 B 超可显示血流增强，从中心动脉放射向周围的血管，病理肉眼可见中心星状瘢痕。

（七）治疗

肝腺瘤可发生破裂出血等并发症，有报道其病死率可达 90%。此外，更重要的是肝腺瘤有癌变风险。Foster 等于 1994 年报道了 39 例肝细胞腺瘤未切除患者，随访 30 年结果有 5 例发展为肝癌，恶变率约为 10%。另有文献指出恶变均发生在直径 >4 cm 的肝腺瘤，且男性患者居多。根据以上原因，多数学者支持对于肝腺瘤，特别是瘤体较大，生长迅速难以与肝癌鉴别者，无论症状是否明显一旦拟诊即应争取尽早手术治疗。同时也有学者认为对于有口服避孕药史，肿瘤较小的患者，也可先停服口服避孕药，观察肿瘤是否缩小。对于因肝细胞腺瘤破裂所致腹腔内出血，可根据患者病情选择不同治疗方式。Croes 报道的 8 例治疗经验中，4 例经非手术治疗分别于 2 ~4 个月后行肝叶或肿瘤切除术。另外 4 例行急诊腹腔镜探查术，其中 3 例行纱布压迫止血获得成功，并于 3 个月后行肝部分切除术；另 1 例行急诊肝部分切除术。

肝腺瘤手术方式包括如下 3 种。

1. 肝叶切除术

肿瘤侵犯一叶或半肝，可行局部、肝叶或半肝切除。由于多数肿瘤有包膜，可沿包膜切除肿瘤，疗效满意。对于多发性肝腺瘤，可将大的主瘤切除，余下的小瘤逐一切除，疗效亦满意。

2. 囊内剜除术

此法适用于肝门处靠近大血管和胆管的肿瘤。但因部分肝腺瘤即便术中肉眼观察亦难与肝癌区分，故一般仍以完整切除为宜。

3. 肝动脉结扎或栓塞术

部分肿瘤位于第 1、第 2、第 3 肝门，由于位置深在或紧邻大血管、胆管，局部切除困难，或瘤体与邻近脏器紧密粘连难以分开时，可结扎肝左、右动脉，亦可在肝动脉结扎同时用吸收性海绵等行肝动脉栓塞。此法对于控制肿瘤生长及防止腺瘤破裂具有一定作用。

（八）预后

肝腺瘤在手术切除后，一般预后良好，但也有报道肝腺瘤术后复发或恶变者。故为预防此种情况发生，应争取将肿瘤完整切除，包括部分正常肝组织。此外，对于有口服避孕药者，应立即停用。

三、肝脏良性肿瘤的手术治疗

上述大多数肝脏良性肿瘤仍需要以手术治疗为主，下面就肝脏良性肿瘤的手术治疗进行总结性讨论。

目前公认的世界首例肝脏切除手术是由德国外科医师 Carl Langenbuch 于 1888 年报道完成的。随后，Tiffany、Luke 和 Keen 等相继于 1890 年、1891 年及 1899 年成功完成了肝脏切除手术。至此以来，肝脏外科已经历了百余年的发展历程。然而，由于肝脏解剖结构复杂，血供丰富，术中出血难以控制，术后并发症多，手术死亡率高，一直制约着肝脏外科的发展。

1951 年，瑞士的 Hjortsjo 首次建立了肝脏管道铸型腐蚀标本和胆管造影的研究方法，经过 10 例的观察提出肝动脉和肝胆管呈节段性分布，并将肝脏分成内、外、后、前、尾共 5

段。1957 年，Couinaud 根据肝静脉的分布，提出了具有里程碑式意义的肝脏八段解剖分段法。肝脏解剖学的研究，反过来也促进了肝脏外科的发展。20 世纪 50 年代中期时，Goldsmith和 Woodburne 强调肝叶切除术应严格遵循肝脏内部的解剖，提出规则性肝叶切除术的概念。Quattlebaum 于 1952 年对一位肝血管瘤患者成功施行了肝右叶切除手术，并于 20 世纪 50 年代末期提出广泛肝切除手术的要素，包括充分显露、入肝血管结扎、完全游离肝脏、钝性分离肝实质。这些观点至今在肝脏手术中仍然不失其重要性。与此同时，输血技术的应用、麻醉技术的改进及抗生素的问世等，也都大大促进了肝脏外科的发展。1980 年，Starzl 发明了扩大的肝右叶切除术，其术式至今仍为常用方法。Hugeut 用肝血管阻断方法进行肝左叶扩大切除，在肝血管阻断下，可以在无血的情况下沿肝右静脉向远端分离，手术结束时，可以清楚地看到肝右静脉走行在肝断面上。自 20 世纪末期以来，随着肝移植技术的发展，国内外学者对体外静脉—静脉血液转流、肝脏缺血耐受时限、肝脏低温灌注和离体肝脏体外保存等方面进行了深入研究，体外肝脏手术的概念逐渐建立起来，从而有效提高病变肝脏切除的安全性、准确性和根治性。

相对于恶性肿瘤而言，肝脏良性肿瘤因早期常无症状，故发现时往往瘤体已较大。近年文献报道，肝脏良性肿瘤切除术的手术死亡率为 0 ~ 3%，手术并发症发生率为 10.7% ~ 27%。值得注意的是，如肿瘤已致相关并发症，则手术风险将大大增加，如当肝血管瘤发生破裂出血后，手术死亡率高达 36.4%。因此，应加强对肝脏良性肿瘤外科治疗的重视，特别是对手术指征的把握、术式的选择、手术技巧和应急处理等问题更应做到心中有数，以提高肝脏良性肿瘤外科治疗水平。

（一）适应证与禁忌证

肝脏良性肿瘤的治疗方法多样，包括随诊观察、介入放疗、局部注射药物及手术切除等。其中，手术切除因其能够彻底清除病灶、获得病理组织学诊断等优势，地位不容忽视。另外，相对于恶性肿瘤，肝脏良性肿瘤是肝脏的局部病变，其余肝组织大都正常，患者肝功能也往往正常，因此，局限性的肝良性肿瘤是肝切除的最佳适应证。应该注意到，不同类型的肝脏良性肿瘤，对于手术时机的选择也有所不同，应在充分理解肝脏良性肿瘤手术适应证的基础上根据具体情况灵活应用。

1. 肝脏良性肿瘤手术的适应证

（1）不能除外恶性肿瘤可能的肝占位性病变，特别是少数良性肿瘤可伴有 AFP 升高，术前鉴别诊断十分困难，对此类患者手术指征应适当从宽把握。

（2）瘤体巨大或短期内生长迅速，易并发破裂或恶变者。

（3）诊断明确，肿瘤位于左外叶或边缘部，伴有较明显的症状。

（4）肿瘤已发生破裂或其他并发症者。

2. 肝脏良性肿瘤手术的禁忌证

（1）无症状的肝脏良性肿瘤，且排除恶变可能。

（2）中央部或Ⅰ、Ⅷ段可明确性质的小肿瘤。

（3）患者一般状况较差，难以耐受手术，或同时合并其他肝脏疾病致肝功能受损，术后肝脏功能难以代偿。

（二）手术方式

临床上最常用的是肿瘤包膜外切除、局部不规则切除及规则性肝叶切除。目前还有微创腹腔镜肝叶切除术和仍有争议的体外肝脏手术。

1. 常规手术切口选择

肝脏切除手术常用的切口包括肋下弧形切口、上腹正中切口、上腹屋顶形切口、上腹"人"字形切口和鱼钩形切口。应根据肿物所在部位，同时结合肿物大小、患者体型情况、肋弓角度大小进行选择，以达到良好的暴露和充分的游离，同时适当的切口选择也是减少肝切除手术中出血的重要因素之一。

2. 不规则肝切除的方法

包括肿瘤包膜外切除术、局部不规则切除术等方法在内的切肝方法可用指捏法、止血钳压碎法、肝钳法、缝合法、止血带法、微波固化法、超声吸引法、刮吸法、水压分离法等。无论哪种方法，关键是不能损伤肝门静脉、肝静脉主干。当病变紧靠主要的血管时，可用无损伤血管钳钳夹，先将病灶切除，然后才有足够的空间暴露、检查血管是否受损伤并根据具体情况做出修补或吻合，恢复血管的通畅。

3. 肝血流阻断方法

肝切除手术首要的问题是如何控制术中出血。大量研究表明，手术中的出血与术后并发症的发生率及病死率呈明显正相关。常用的肝血流阻断方法包括如下几种。

（1）第1肝门血流阻断法（Pringle法）：用1根橡胶管通过小网膜孔绕肝十二指肠韧带两圈后扎紧，以阻断肝动脉和肝门静脉血流，减少切肝时的出血。其特点是无须分离、解剖第1肝门，具有止血确切、简便、安全等优点。除第1、第2和第3肝门区肿瘤外，几乎可用于各类型的肝切除术。但该法最大的缺点是阻断了肝动脉及肝门静脉的入肝血流，为了减少肝脏热缺血损害，肝门阻断应有时间的限制。肝叶切除术时暂时阻断血供的Pringle手法已应用100余年，但阻断血供时限研究绝大多数为动物实验，尤其是肝硬化时阻断时限尚缺乏临床研究。目前的经验认为，对于无肝硬化的患者，持续阻断时间在30分钟内是安全的。而对于伴有轻至中度肝硬化的患者，控制在20分钟内也是安全的。但对于重度肝硬化的患者，最好不用此方法。

（2）单侧（半肝）入肝血流阻断法：本方法又分为完全性半侧入肝血流阻断和选择性半侧入肝血流阻断两种。两者区别在于是否分离肝动脉及肝门静脉分支后进行阻断。单侧入肝血流阻断的优点是，保留了健侧肝脏的正常血供，不造成健侧肝损害，尤其是肠系膜血流仍可通过健侧肝脏回流入体循环，不会发生因肝门阻断所造成的肠道内细菌及内毒素移位和肠黏膜的损伤，术后肝功能损害轻，患者恢复快。本方法特别适用于并发肝硬化的患者。然而，单侧入肝血流阻断法需要有熟练的肝门解剖技术，否则易误伤格利森（Glisson）鞘内的管道，造成出血或胆漏。

（3）选择性肝门阻断法：本方法是解剖第1肝门，切肝时阻断肝门静脉主干，患侧肝动脉按需要阻断。本方法不需要解剖位置较深而又紧贴肝实质的肝门静脉分支，操作相对容易。此法阻断了75%的入肝血供，可以有效减少出血；同时又保证了肝动脉的供氧，故常温下阻断时间可明显延长，为切肝提供了足够的时间，适合于对并发肝硬化的患者行肝段的非解剖性切除。曾有学者报道应用此法阻断长达105分钟未见肝损害。

（4）全肝血流阻断法：本方法主要是用来处理位于第1、第2、第3肝门的病变或中央型的肝脏肿瘤及来自肝后下腔静脉和肝静脉的大出血和空气栓塞的问题。对于一些复杂的肝切除手术，切肝前均需做好全肝血流阻断的准备，在肝上、肝下下腔静脉和第1肝门预置血管吊带备用阻断。尽管时常是“备而不用”，但可以防止术中意外的发生，增加手术的安全性。应该注意到，肝血流阻断虽能有效地减少肝切除术中的出血，但同时也会造成肝缺血和再灌注损伤，而且会对术中机体的血流动力学造成一定影响。

4. 腹腔镜肝叶切除术

1996 年，Azagra 等首次进行真正意义上的腹腔镜肝切除术。此后腹腔镜肝切除的报道不断增多。根据欧洲一项多中心 87 例手术资料分析，腹腔镜肝叶切除治疗肝脏良性肿瘤无手术死亡，并发症发生率为 5%，术中输血率为 6%，中转或术后开腹手术为 10%，其中 45% 因出血而再次手术探查。术后平均住院时间仅为 5 日（2～13 日）。目前认为腹腔镜下切除肝良性肿瘤是安全可靠的，但仅适用于肝左叶和右前部的肿瘤。尽管有报道称已成功完成腹腔镜下肝Ⅶ、Ⅷ段血管瘤切除术，但有些学者认为由于显露困难使手术过程复杂费时、术中出血不容易控制等原因，目前该方法不推荐应用于中央部肿瘤或是巨大肿瘤的肝叶切除。

5. 体外肝脏手术

有学者曾提出对不能采用常规或非常规肝切除方法切除的肝脏良性巨大肿瘤也可考虑施行体外肝脏手术，理由是这样的肝脏储备功能良好，手术的耐受能力强。但肝脏良性肿瘤是否值得冒如此大的手术风险进行体外肝脏手术是争论的焦点。

（三）注意事项

考虑到肝脏良性肿瘤的生物学特点，大多数情况下在行肝切除术时通常不用考虑肿瘤复发和所谓“安全切缘”的问题，因此在切除肿瘤的同时应最大限度地保留正常肝脏组织，并尽可能地减少术中失血。在手术过程中，应注意到如下问题。

（1）当肝脏占位病变与恶性肿瘤鉴别困难时，常以恶性肿瘤进行手术探查，因而主张施行规则性肝叶切除或有一定“安全切缘”的局部切除；但是，对于中央型和位于Ⅰ、Ⅷ段的 5 cm 以下小肿瘤因位置深，在操作时较为困难，手术风险高，仍应选择局部切除，以免患者因较小的良性肿瘤而损失大量肝组织或引发严重手术并发症。

（2）当肿瘤体积巨大时，应注意做好全肝血流阻断的准备。因为绝大多数此类肿瘤直接压迫下腔静脉和第 1、第 2 肝门，由于肿瘤体积大，术中显露困难，肝内血管分布失常，术中较易损伤下腔静脉或肝静脉主干导致大出血。此外，在分离切除紧贴下腔静脉的肿瘤时，常可因肝短静脉处理不当而引发出血，常见原因是肝短静脉结扎线脱落、钳夹止血不当而致下腔静脉损伤。术中一旦出现下腔静脉或肝静脉主干出血，最好立即行全肝血流阻断并修复损伤血管，切不可在慌乱中盲目钳夹，以免造成更为严重的损伤。在注意控制出血的同时，还应注意对于巨大肝脏肿瘤，常已压迫周围胆管，在行半肝或扩大半肝切除时常易损伤肝内或肝外胆管，因此术中除仔细解剖辨认外，探查胆总管并置“T”形管引流是防止胆管损伤和术后胆漏的重要措施。对已明确发生严重肝胆管损伤者，应努力仔细修复后行“T”形管引流或改行胆肠 Roux-en-Y 内引流术并在肝下放置较长一段时间的负压引流管。

（马文超）

第三节　原发性肝癌

原发性肝癌是一种常见的恶性肿瘤，为癌症致死的重要原因之一，全球每年发病人数达

120 万人。本病在世界范围内居男性常见恶性肿瘤第 7 位，居女性的第 9 位，在我国列为男性恶性肿瘤的第 3 位，仅次于胃癌、食管癌，女性则居第 4 位。原发性肝癌是非洲撒哈拉一带和东南亚地区最常见的恶性肿瘤之一。近年来，乙型和丙型传染性肝炎在全球的流行导致了亚洲和西方国家肝癌发病率正快速升高。我国原发性肝癌的分布特点是：东南沿海地区高于西北和内陆；东南沿海大河口及近陆岛屿和广西扶绥地区，形成一个狭长明显的肝癌高发带。通常，男性较女性更易罹患原发性肝癌，我国普查资料表明，男女发病比约为 3 ∶ 1。原发性肝癌可发生在任何年龄，但以中壮年为多见。据我国 3 254 例的统计分析，平均患病年龄为 43.7 岁，而非洲班图族人的平均年龄为 37.6 岁，印度为 47.8 岁，新加坡为 50 岁，日本为 56.6 岁，美国为 57 岁，加拿大为 64.5 岁；而在原发性肝癌高发地区主要发生在较年轻的人中，如莫桑比克 25 ~34 岁年龄组的男性肝癌发病率约为英、美同龄组白人的 500 倍。但在 65 岁以上年龄组中，前者发病率仅为后者的 15 倍。我国原发性肝癌的比例远较欧美为高，据卫健委统计，我国每年约 13 万人死于肝癌，占全球肝癌死亡总数的 40%。因此，研究原发性肝癌的病因、诊断和治疗是我国肿瘤工作的一项重要任务。

一、病因

原发性肝癌的病因迄今尚不完全清楚，根据临床观察和实验研究，可能与下列因素有关。

1. 乙型肝炎病毒（HBV）

一般说来，相关性研究已证实肝细胞癌的发病率在 HBsAg 携带者的流行率呈正相关关系。因为东南亚和非洲撒哈拉地区 HBsAg 流行率很高（超过 10%），所以这些地区的肝细胞癌发生率也是最高的。但在大部分欧美国家的人群中，肝细胞癌发病率低，其 HBsAg 携带者的流行率亦低。用克隆纯化的 HBV-DNA 杂交试验证明，由肝细胞癌建立的肝细胞系，肝细胞癌患者的恶性肝细胞以及长期无症状的 HBsAg 携带者肝细胞的染色体组中都整合进了 HBV-DNA。在非肝细胞癌患者中这种整合现象的存在表明整合不足以发生肝细胞癌。总之，在若干（不同的）人群中 HBV 和肝细胞癌之间的强度、特异性和一致性的关系，HBV 感染先于肝细胞癌发生的明确证据，以及来自实验室研究的生物学可信性，都表明 HBV 感染和肝细胞癌发生之间呈因果关系。

2. 黄曲霉素

黄曲霉素是由黄曲霉菌产生的真菌毒素，主要有黄曲霉素 B_1 和 B_2、G_1 和 G_2 四类。在动物实验中证明黄曲霉素有很强的致癌作用。其中黄曲霉素 B_1 的作用最显著，但对人的致癌作用证据尚不足。不过，流行病学调查表明，随着饮食中黄曲霉素摄入的增加，肝癌发病率也随之增高。

3. 肝硬化与肝细胞癌

肝硬化与肝细胞癌的关系密切，据 1981 年全国肝癌协作组收集的 500 例病理资料，肝硬化的发生率为 84.4%，而肝硬化也绝大多数属于大结节型的坏死后肝硬化。大结节性肝硬化常见于非洲和东南亚地区，这些地区为肝细胞癌的高发区。而小结节性肝硬化常见于欧洲和美国的肝细胞癌低发区。大结节性肝硬化的产生多半与 HBV 有关，并趋向于亚临床，患病的第一信号通常与肝细胞癌有关。因此，有人总结肝癌的发病过程为急性肝炎—慢性肝炎—肝硬化—肝细胞癌。这进一步说明了 HBV 可通过启动致癌过程，或既充当启动因子又通过与肝硬化有关的肝细胞再生作为后期致癌剂，从而引起肝细胞癌。

4. 其他因素

遗传因素是值得进一步探讨的，江苏启东县调查 259 例肝癌患者家族，发现有 2 人以上患肝癌有 40 个家族，占 15.4%。非洲班图族肝细胞癌多见，而居于当地的欧洲人则肝癌少见。另外，还有较多致癌很强的化学物质——亚硝胺类化合物可以诱发原发性肝细胞癌。肝癌患者中约有 40% 有饮酒史，吸烟致癌的系列研究中某些观察结果表明，肝细胞癌有中等程度增高。有人提示血吸虫与肝癌也有联系。众所周知，在口服避孕药的妇女中患肝细胞腺瘤的危险性增加。综上所述，原发性肝癌的演变过程是多种多样的，因此，对其病因尚无法做出肯定性结论。

二、病理

原发性肝癌据大体形态可分为结节型、巨块型和弥漫型（图 6-3）三型，其中以结节型为多见。结节型肿瘤大小不一，分布可遍及全肝，多数患者伴有较严重的肝硬化。早期癌结节以单个为多见，多发癌结节的形成可能是门静脉转移或癌组织多中心发生的结果，本型手术切除率低，预后也较差。巨块型呈单发的大块状，直径可达 10 cm 以上，也可由许多密集的结节融合而成，局限于一区，肿块呈圆形，一般比较大，有时可占据整个肝叶。巨块型肝癌由于癌肿生长迅速，中心区容易发生坏死、出血，使肿块变软，容易引起破裂、出血等并发症。此型肝癌也可伴有肝硬化，但一般较轻。弥漫型肝癌较少见，有许多癌结节散布全肝，呈灰白色，有时肉眼不易与肝硬化结节区别，此型发展快，预后差。

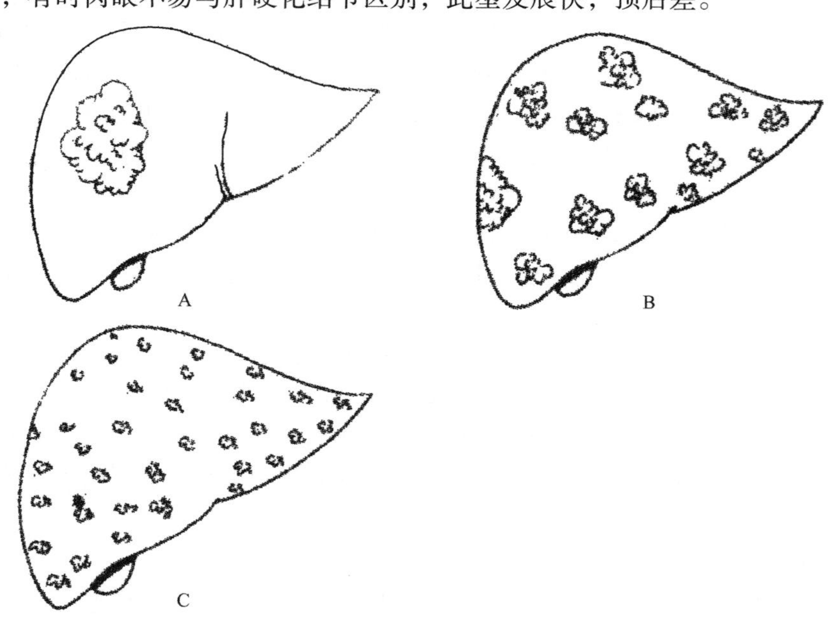

图 6-3 原发性肝癌的大体类型

A. 巨块型；B. 结节型；C. 弥漫型

中国肝癌病理协作组根据 500 例尸检肝癌大体特征的研究，提出了四大型六亚型的分类法。弥漫型：小癌结节弥漫性地散布于全肝，因而此种类型仅在肝癌尸检病例中可以见到。

块状型：癌块直径为5～10 cm，超过10 cm为巨块型。根据癌块的数量与形态又分为单块状型、融合块状型和多块状型3个亚型。结节型：癌结节直径为3～5 cm，又分为单结节型、多结节型和融合结节型3个亚型。小癌型：单个或双个癌结节，直径≤3 cm。血清甲胎蛋白阳性者在肿瘤切除后转为正常。从病理组织来看，原发性肝癌也可分为3类：肝细胞型、胆管细胞型和二者同时出现的混合型。肝细胞癌占绝大多数，为85%以上。癌细胞呈圆形或多角形，核大而核仁明显，胞浆丰富呈颗粒状，癌细胞排列成索状或巢状，尤以后者为多见。胆管细胞型肝癌多为单个结节，极少并发肝硬化，血清AFP阴性。肿瘤因含有丰富的纤维间质而呈灰白色，质地实而硬。混合型肝癌：肝细胞癌与胆管细胞癌同时存在，称为混合型肝癌。两种癌细胞成分可以在一个结节中不同区域或混合存在，通常认为源自同一细胞克隆。混合型肝癌多并发肝硬化，在临床上更多地表现出肝细胞癌的特征。

Anthony根据263例肝细胞癌的细胞形态、排列以及间质多少的不同，将肝细胞癌分为4型。①肝细胞型（77.7%）：癌细胞的形态及其排列与正常肝细胞极为相似。②多形细胞型（11.4%）：此型癌细胞多种多样，排列不规则，成窦性团块，无小梁和血窦。③腺样型（7.2%）：癌细胞呈腺管状结构。④透明细胞型（1.5%）：癌细胞似透明细胞，内含有糖原和脂肪。胆管细胞癌较少见，细胞多呈立方形或柱状，排列形成大小不一的腺腔。混合型最少见，癌细胞的形态部分似肝细胞，部分似胆管细胞，有时混杂，界限不清。

原发性肝癌极易侵犯门静脉和肝静脉引起血行转移，肝外血行转移至肝门淋巴结最多，其次为胰周、腹膜后、主动脉旁及锁骨上淋巴结。此外，向横膈及附近脏器直接蔓延和种植性转移也不少见。

三、临床表现

原发性肝癌的临床表现和体征多种多样，往往在患者首次就诊时多已属晚期。主要原因是除了肝癌生长迅速，在某些病例中肿瘤倍增时间可短至10日内，另外，肝脏体积大意味着肿瘤在被感觉到或侵犯邻近的脏器结构前必定已达到相当大的体积；肝脏大的储备量，使大部分肝脏组织被肿瘤替代前不会出现黄疸和肝功能衰竭。因此，肝细胞癌起病隐匿，并在早期处于静止阶段，难以做出早期诊断；加之缺乏特异性症状与体征，肝脏深藏于肋缘内，触诊时手难于触及，况且肝功能生化检查缺乏特异性变化等综合因素，皆延迟了肝癌的进一步诊断。到发展为大肝癌方式治疗，已无法改变其不良预后。由于肝细胞癌自发地表现出症状时预后已很差，近年来，人们越来越多地把注意力集中到早期诊断上，采用血清AFP检测，B超、CT、MRI等检查有助于早期发现。在高危人群的普查中，可以发现几乎无症状的小肝癌，即亚临床期肝细胞癌，肝癌常见的临床表现是肝区疼痛、肝大或腹胀、食欲减退、消瘦、乏力和消化道症状等。

1. 肝区疼痛

是最常见的症状和最常开始的主诉。疼痛多为持续性隐痛、钝痛、胀痛，有时可放射至背部，或牵涉到右肩痛。如疼痛逐渐加重，经休息或治疗仍不见好转，应特别警惕患肝癌的可能。疼痛多由癌肿迅速生长使肝包膜紧张所致。如突然发生剧烈的腹痛并伴有腹膜刺激征和休克，多有肝癌破裂的可能。肝硬化患者出现原因不明的上腹部疼痛时，应当怀疑肝细胞癌的可能。

2. 腹胀

患者可因腹胀症而自动减食而加速消瘦，体重减轻。当患者腹围增大或全腹胀时，应考虑有中等或大量腹腔积液。在肝硬化患者中出现原因不明的肝肿大或腹腔积液（尤其是血性腹腔积液），应警惕肝细胞癌发生的可能。门静脉或肝静脉癌栓，可出现顽固性腹腔积液或腹胀。

3. 食欲减退、恶心、呕吐等消化道症状

典型的肝细胞癌的症状是上腹部疼痛伴不同程度的虚弱、乏力、厌食、消瘦和腹胀，其消化道症状诸如恶心、呕吐、便秘、腹泻和消化不良也可出现，但这些非特异性表现对诊断帮助甚微。

4. 发热

肝区疼痛或有不明显原因发热应怀疑肝癌，因为巨块型肝癌易发生坏死，释放致热原进入血液循环引起发热。

临床上肝癌患者的体征以肝肿大为主要症状的占94%以上。如患者在短期内肝脏迅速肿大，肋下可触及肿块，质硬有压痛，表面光滑或有结节感，更易诊断。如肿块位于肝的下部则比较容易扪到，如肿块位于膈顶部，可见右膈肌上抬，叩诊时浊音界也抬高，有时膈肌固定或运动受限，甚至出现胸腔积液。晚期肝癌可出现脾肿大，这是因为原有长期肝硬化病史，脾肿大是由门静脉高压所引起。脾在短期内增大应警惕门静脉癌栓阻塞的可能性。

除上述症状和体征外，有临床有肝硬化背景的患者可能出现黄疸，初诊时黄疸可能为轻度，随着病程的发展，黄疸逐渐加深。黄疸多见于弥漫型或胆管细胞癌。癌肿结节压迫胆管或因肝门区淋巴结肿大压迫胆管时，均可出现黄疸。当肝硬化严重而有肝癌的患者还可出现一系列肝硬化的症状，如鼻出血、牙龈出血，以及门静脉高压症所致呕血或黑便等。

由于肝癌的早期症状和体征不明显，而且部分患者无症状和体征，所以早期普查已越来越受到重视。

四、诊断

1. 诊断标准

2001 年 9 月在广州召开的第八届全国肝癌学术会议上通过的肝癌诊断标准。

（1）AFP≥400 μg/L，持续 4 周，能排除妊娠、生殖腺胚胎源性肿瘤、活动性肝病及转移性肝癌，并能触及肿大、坚硬及有大结节状肿块的肝脏或影像学检查有肝癌特征的占位性病变者。

（2）AFP＜400 μg/L，能排除妊娠、生殖系胚胎源性肿瘤、活动性肝病及转移性肝癌，并有两种影像学检查有肝癌特征的占位性病变或有两种肝癌标志物（DCP、GGTⅡ、AFU 及 CA19-9 等）阳性及一种影像学检查有肝癌特征的占位性病变者。

（3）有肝癌的临床表现并有肯定的肝外转移病灶（包括肉眼可见的血性腹腔积液或在其中发现癌细胞）并能排除转移性肝癌者。

自从采用 AFP 检测以来，肝癌的诊断水平又有了迅速提高，我国临床诊断的正确率已达90%以上。尤其是肿瘤影像学技术的显著进步，如血管造影术、CT 和超声显像术再加上 MRI 使肝癌的早期诊断变得更容易。但肝癌早期症状不明显，中晚期症状多样化，AFP 检测虽然对原发性肝癌诊断有特异性，但在临床上有 10% ~20% 的假阴性，因此，在肝癌的诊断过程中，医务人员必须根据详细的病史、体格检查和各项实验室检查及一些特殊检查结果加以认真分析，从而做出正确的诊断。

肝癌多见于30岁以上的男性，但在肝癌多发地区，发病年龄高峰移向更年轻人群，这与肝炎发生于年轻人群的流行病学特点相吻合。在多发地区肝癌的高发率主要是发生在较年轻的患者。

2. 免疫学检查

肝癌诊断上的突破性进展是肿瘤标志物AFP的发现。1956年Abelev利用新生小鼠血清为抗原，制备成抗血清，首先在带有移植性肝细胞癌的小鼠血清中发现此种胚胎性血清蛋白。1964年Tatarinov首先证实原发性肝癌患者血清中存在AFP。此后，血清的AFP检测试验便广泛用于临床上诊断原发性肝癌。

AFP是在胚胎时期在肝实质细胞和卵黄囊中合成的，存在于胎儿血清中，在正常成人血清中一般不存在这种蛋白，即使有也是极微量。但当发生肝细胞癌时，在血清中又出现这种蛋白。肝细胞癌具有合成AFP的能力，对诊断原发性肝癌提供了有力依据。我国率先使用AFP测定进行大规模的肝癌普查，在临床诊断亚临床期肝癌积累了大量资料，阳性率达72.3%，于是给原发性肝癌的早期诊断及早期手术开辟了道路。

肝细胞癌的分化程度与AFP也有一定的关系，高度分化及低度分化的肝细胞癌或大部分肝细胞癌变性坏死时，AFP的检测结果可呈假阴性。①AFP在肝细胞癌患者血清中出现占60%～90%，但在胆管细胞癌患者不出现。②在肝转移癌的患者中不出现。③肝脏的良性肿瘤和非肿瘤肝病患者中不出现AFP。④经手术完全切除肝细胞癌后，血清中AFP即消失，随访过程中，AFP又出现阳性时，说明癌肿复发。

目前常用的AFP检测方法是抗原抗体结合的免疫反应方法。临床上常用的琼脂扩散和对流免疫法是属于定性的诊断方法，不很灵敏，但比较可靠，特异性高，肝癌时的阳性率大于80%，若用比较灵敏的放射免疫法测定，可有90%的患者显示有不同程度的血清AFP升高。各种不同方法能测得的血中AFP含量的范围如下：

琼脂扩散法 >2 000 μg/L。

对流免疫法 >300 μg/L。

反向间接血凝法 >50 μg/L。

火箭电泳法 >25 μg/L。

放射免疫法 >10 μg/L。

AFP假阳性主要见于肝炎、肝硬化，占所有“假阳性”的80%。另外，生殖腺胚胎癌因含卵黄囊成分，故可以产生一定量的AFP。除此之外，胃肠道肿瘤，特别是有肝转移者也可能有AFP假阳性出现。

血清AFP虽是诊断HCC的可靠指标，但存在着较高的假阳性或假阴性。随着分子生物学的发展，已经可以采用反转录聚合酶链式反应（RT-PCR）来检测外周血AFP mRNA，其灵敏度比放射免疫法还高，有助于肝癌早期诊断、肝癌转移或术后复发的监测。

除AFP诊断肝癌以外，较有价值的肝癌标志物探索正方兴未艾。

（1）α-L-岩藻糖苷酶（AFU）：AFU属溶酶体酸性水解酶类，主要生理功能是参与岩糖基的糖蛋白、糖脂等生物活性大分子的分解代谢。1980年法国学者Deugnier等研究发现，原发性肝癌患者血清AFU升高。AFU超过110 nKat/L（1 nKat = 0.06 IU）时应考虑为肝细胞癌。在 AFP 阴性的病例中，有 70% ~85% 出现 AFU 的阳性结果，在小肝癌病例血清 AFU 的阳性率高于 AFP，因此同时测定 AFU 与 AFP，可使 HCC 的阳性检出率从单侧的 70% 提高至 94%。AFP 阴性和 AFP 升高而不足以诊断 HCC 患者，其血清 AFU 的阳性率达 80.8%。肝组织活检证实为 HCC 患者，血清 AFU 的阳性率（67%）为 AFP 阳性率（20%）3 倍以上。因此，AFU 测定对 AFP 阴性和小细胞肝癌的诊断价值更大。

（2）CA19-9：它是一种分子量为 5 000 kD 的低聚糖类肿瘤相关糖类抗原，其结构为 Lea 血型抗原物质与唾液酸 Lexa 的结合物。CA19-9 为消化道癌相关抗原，是胰腺癌和结、直肠癌的标志物。血清 CA19-9 阳性的临界值为 37 kU/L。肿瘤切除后 CA19-9 浓度会下降；如再上升，则可表示复发。结直肠癌、胆囊癌、胆管癌、肝癌和胃癌的阳性率也会很高。若同时检测 CEA 和 AFP 可进一步提高阳性检出率。

（3）癌胚抗原（CEA）：正常值 <2.5 μg/L。原发性肝癌可有升高，但转移性肝癌尤多。

（4）碱性磷酸酶（AKP）：正常值 <13 金氏单位，肝癌中阳性率 73.7%，肝外梗阻 91.2%。同工酶 AKP 为肝癌特异，原发性肝癌 75% 阳性，转移肝癌 90% 阳性。

（5）γ-谷氨酰转肽酶（γ-GTP）：正常值<40 单位，肝癌及梗阻性黄疸皆可升高。

（6）5′-核苷酸磷酸二酯同工酶Ⅴ（5′-NPD-Ⅴ）：原发性肝癌 70% 阳性，转移性肝癌 80% 阳性。

（7）铁蛋白：正常值 10 ~200 μg/L，肝癌中升高占 76.3%，有报道在AFP <400 μg/L 的肝癌病例中，70% 铁蛋白 >400 μg/L。从以上介绍不难看出，除 AFP 外，目前常用的肝癌肿瘤标志物大多缺乏特异性，但有助于 AFP 阴性肝癌的诊断。

3. 超声检查

自超声显像问世以来，使肝占位性病变诊断取得了很大进展。目前，超声显像在检查小病灶如小肝细胞癌方面已成为不可缺少的手段，并正在继续完善以进一步提高分辨力。超声显像根据肿瘤的形状可分为结节型、巨块型和弥漫型 3 种。①结节型：肿瘤与肝实质分界明显，因此，肿瘤能清晰识别，该型肿瘤可为单发或多发。②巨块型：肿瘤通常较大，直径 5 cm，虽然一般瘤体轮廓可辨，但较模糊。③弥漫型：瘤体不清晰，边界模糊，肝实质内呈弥漫性分布，可看到不均匀、粗糙的异常回声光点。

肝癌的超声回声类型有以下 4 种。①低回声：病灶回声比肝实质为低，常见于无坏死或出血，内质均匀的肿瘤。此型常见于小肝细胞癌、小的转移性肝癌及大的增生结节等。②周围低回声型：肿瘤以低回声环与肝实质形成清晰的分隔，其瘤体内部回声可较周围实质稍高或等同，或者高低混合。③高回声型：其内部回声一般比周围实质高，从组织学上可见肿瘤广泛坏死或出血，此型见于有脂肪变性的肝细胞癌。④混合回声型：瘤体内部为高低回声混合的不均匀区域，可能因在同一肿瘤中出现各种组织学改变所致，此型常见于大肝癌和大的转移性肝癌。超声可显示直径 0.3 cm 的癌结节，直径 3 ~5 cm 的小肝癌呈圆形或不规则圆形，主要见于结节型肝癌；直径 6 ~7 cm 的肝癌呈卵圆形团块，多由数个结节融合，边缘可辨认或模糊不清，大于 8 cm 的巨块其形态多不规则；弥漫型肝癌多发生于肝硬化的基础上，肝弥漫性回声增强，呈密集或较密的粗颗粒状中小光点与强回声条索，其间散在多个细小的低回声结节；卫星样结节出现在肝癌大块病灶周围，癌灶部分包膜局部连续中断，有子结节突出；较大的低回声肿瘤边缘呈蚕蚀状，形态不整。小肝癌的超声表现为圆形、椭圆形，直

径 <3 mm 的结节，分低回声（77.4%）、强回声（16.2%）和等回声（6.4%）。小肝癌的超声图像特征是癌周围有声晕。①低回声（或相对低、弱回声）型，显示后方回声可增强，低回声中仍有少许强光点；大的低回声结节较少见，生长慢，坏死不明显，有门静脉、小胆管中断现象。②强回声型，显示周围有声晕，边缘不规则，内部回声较肝组织增强。③等回声型，显示肿瘤周围有低回声声晕，厚 1 ~2 mm 或有薄的完整的包膜，侧方有声影，无内收表现；或后方回声稍强，内部回声不均匀。

4. CT 检查

CT 是借助电子计算机重建不同组织断面的 X 射线平均衰减密度而形成影像。因 CT 是逐层次扫描而且图像密度分辨率高，故与常规的 X 射线摄影相比有很大优越性和特性。在各种影像检查中，CT 最能反映肝脏病理形态表现，如病灶大小、形态、部位、数目及有无病灶内出血坏死等。从病灶边缘情况可了解其浸润性，从门脉血管的癌栓和受侵犯情况可了解其侵犯性，CT 被认为是补充超声显像估计病变范围的首选非侵入性诊断方法。肝癌的 CT 表现，平扫表现：病灶几乎总是表现为低密度块影，部分病灶周围有一层更低密度的环影（晕圈征）。结节型边缘较清楚，巨块型和混合型边缘多模糊或部分清楚。有时也表现为等密度块影，极个别可呈高密度块影，衰减密度值与周围肝脏相似的肿瘤，无论肿瘤大小如何均难以为 CT 平扫所发现。因此，一般需增强扫描，其目的在于：①更好地显示肝肿瘤；②发现等密度病灶；③有助于明确肿瘤的特定性质。增强表现：静脉注射碘造影剂后病灶和肝组织密度得到不同程度的提高，谓之增强。包括动态增强扫描和非动态扫描。①动态增强扫描，采用团注法动态扫描或螺旋 CT 快速扫描，早期（肝动脉期）病灶呈高密度增强，高于周围正常肝组织时间 10 ~30 秒，随后病灶密度迅速下降，接近正常肝组织为等密度，此期易遗漏；病灶密度继续下降肝组织呈低密度灶，此期可持续数分钟，动态扫描早期增强图易于发现肿块直径 <1 cm 或 1 ~2 cm 的卫星灶，亦有助于小病灶的发现。②非动态扫描，普通扫描每次至少 15 秒以上，故病灶所处肝脏层面可能落在上述动态扫描的任何一期而呈不同密度，极大部分病灶落在低密度期，因此病灶较平扫时明显降低。门脉系统及其他系统受侵犯的表现：原发性肝癌门静脉系统癌栓形成率高，增强扫描显示未强化的癌栓与明显强化的血液间差异大，表现条状充盈缺损致门脉主干或分支血管不规则或不显影。少数患者有下腔静脉癌栓形成。肝门侵犯可造成肝内胆管扩张，偶见腹膜后淋巴结肿大、腹腔积液等。肺部转移在胸部 CT 检查时呈现异常，比 X 线胸片敏感。

近年来新的 CT 机器不断更新，CT 检查技术的不断改进，尤其是血管造影与 CT 结合技术如肝动脉内插管直接注射造影剂作 CT 增强的 CTA、于肠系膜上动脉或脾动脉注射造影剂于门静脉期行 CT 断层扫描（CTAP），以及血管造影时肝动脉内注入碘化油后间隔 2 ~3 周行 CT 平扫的 lipiodol-CT 等方法，对小肝癌特别是直径 <1 cm 的微小肝癌的检出率优于 CT 动态扫描。但上述多种方法中仍以 CT 平扫加增强列为常规，可疑病灶或微小肝癌选用 CTA 和 CTAP 为确诊的最有效方法。

5. 磁共振成像（MRI）检查

MRI 可以准确了解腹部正常与病理的解剖情况，由于氢质子密度及组织弛豫时间 T_1 与 T_2 的改变，可通过 MRI 成像探明肝脏的病理状态。虽然肝组织成像信号强度按所受的脉冲序列而变化，但正常肝组织一般均呈中等信号强度。由于肝的血管系统血流流速快，在未注射造影剂的情况下就能清楚地显示正常肝内血管呈现的低信号强度的结构。肝细胞癌的信号强度与正常肝组织相比按所使用的以获得成像的MRI序列而不同，肝细胞癌的信号强度低于正常肝组织用MRI成像可以证实肝细胞癌的内部结构，准确显示病灶边缘轮廓，清晰地描绘出肿瘤与血管的关系。由于正常肝组织与肝细胞癌的组织弛豫时间 T_1 与 T_2 的差别较显著，因此，MRI成像对单发或多发病灶肝细胞癌的诊断通常十分容易。大部分原发性肝癌在MRI T_1 加权像上表现为低信号，病灶较大者中央可见更低信号区，系坏死液在 T_2 加权像上多数病变显示为不均匀的稍高信号，坏死液化区由于含水增多显示为更高信号，包膜相对显示为等或高信号，原因是病变内含脂增多。含脂越多在 T_1 加权像上病灶信号越高。少部分原发性肝癌在 T_2 加权像上显示为等信号，容易遗漏病变，因而要结合其他序列综合确定诊断。部分小肝癌（小于3 cm）出血后，病灶内铁质沉积，此种病变无论是在 T_1 加权像还是 T_2 加权像上，均显示为低信号。原发性肝癌病变中央区常因缺血产生液化坏死，MRI T_1 加权像上坏死区信号比肿瘤病变更低，在 T_2 加权像上则比肿瘤病变更高。MRI对原发性肝癌包膜显示较CT好，由于包膜含纤维成分较多，无论在 T_1 加权像或 T_2 加权像均显示为低信号。尤其是在非加权像上，原发性病变表现为稍高信号，包膜为带状低信号，对比清晰，容易观察。文献报道极少数原发性肝癌病变由于肝动脉和门脉双重供血，在CT双期扫描时相中均显示为等密度，因此不易被检出，MRI由于其密度分辨率高，则可清楚显示病变。

6. 肝血管造影检查

尽管近年CT、超声显像和MRI检查方面有许多进展，但血管造影在肝肿瘤诊断与治疗方面仍为一重要方法。唯有利用肝血管造影才能清晰显示肝动脉、门静脉和肝静脉的解剖图。对直径为2 cm以下的小肝癌，造影术往往能更精确迅速地做出诊断。目前国内外仍沿用Seldinger经皮穿刺股动脉插管法行肝血管造影，以扭曲型导管超选择法成功率最高，为诊断肝癌，了解肝动脉走向和解剖关系，导管插入肝总动脉或肝固有动脉即可达到目的，如疑血管变异可加选择性肠系膜上动脉造影。如目的在于栓塞治疗，导管应尽可能深入超选择达接近肿瘤的供血动脉，减少对非肿瘤区血供影响。肝癌的血管造影表现如下。①肿瘤血管和肿瘤染色：是小肝癌的特征性表现，动脉期显示肿瘤血管增生紊乱，毛细血管期示肿瘤染色，小肝癌有时仅呈现肿瘤染色而无血管增生。治疗后肿瘤血管减少或消失和肿瘤染色变化是判断治疗反应的重要指标。②较大肿瘤可显示以下恶性特征：如动脉位置拉直、扭曲和移位；肿瘤湖，动脉期造影剂积聚在肿瘤内排空延迟；肿瘤包绕动脉征，肿瘤生长浸润使被包绕的动脉受压不规则或僵直；动静脉瘘，即动脉期显示门静脉影；门静脉癌栓形成，静脉期见到门静脉内有与其平行走向的条索状“绒纹征”，提示门静脉已受肿瘤侵犯，有动静脉瘘同时存在时此征可见于动脉期。血管造影对肝癌检测效果取决于病灶新生血管多少，多血管型肝癌更易显示。近年来发展有数字减影血管造影（DSA），即利用电子计算机把图像的视频信号转换成数字信号，再将相减后的数据信号放大转移成视频信号，重建模拟图像输出，显示背景清晰、对比度增强的造影图像。肝血管造影检查意义不仅在诊断、鉴别诊断，而且在术前或治疗前用于估计病变范围，特别是了解肝内播散的子结节情况；血管解剖变异和重要血管的解剖关系以及门静脉浸润可提供正确客观的信息。对判断手术切除可能性和彻底性以及决定合理的治疗方案有重要价值。血管造影检查不列入常规检查项目，仅在上述非创伤性检查不能满意时方考虑应用。此外血管造影不仅起诊断作用，有些不宜手术的患者可在造影时立即进行化疗栓塞或导入抗癌药物或其他生物免疫制剂等。

7. 放射性核素显像检查

肝胆放射性核素显像是采用γ照相或单光子发射计算机断层仪（SPECT）近年来为提高显像效果致力于寻找特异性高、亲和力强的放射性药物，如放射性核素标记的特异性强的抗肝癌的单克隆抗体或有关的肿瘤标志物的放射免疫显像诊断已始用于临床，可有效地增加放射活性的癌/肝比；^{99m}Tc-吡多醛五甲基色氨酸（^{99m}Tc-PMT）为一理想的肝胆显像剂，肝胆通过时间短，肝癌、肝腺瘤内无胆管系统供胆汁排泄并与PMT有一定亲和力，故可在肝癌、肝腺瘤内浓聚停留较长时间，在延迟显像（2~5小时）时肝癌和肝腺瘤组织中的^{99m}Tc-PMT仍滞留，而周围肝实质细胞中已排空，使癌或腺瘤内的放射性远高于正常肝组织而出现“热区”，故临床应用于肝癌的定性定位诊断，如用于AFP阴性肝癌的定性诊断，鉴别原发性和继发性肝癌，肝外转移灶的诊断和肝腺瘤的诊断。由于肝细胞癌阳性率仅为60%左右，且受仪器分辨率影响，2 cm以内的病变尚难显示，故临床应用尚不够理想。

五、治疗

原发性肝癌是我国常见的恶性肿瘤，近年来诊断和治疗水平有了很大的提高。目前对肝癌的治疗和其他恶性肿瘤一样，采用综合疗法，包括手术切除、放射治疗、化学药物治疗、免疫疗法及中医中药治疗等。一般对早期肝癌采取手术治疗为主，并辅以其他疗法，对暂时不能切除的肝癌可经肝动脉插管化疗栓塞缩小后再切除，明显增加了手术切除率，减少了手术死亡率。因此，如何及时、正确地选用多种有效的治疗方法，或有计划地组合应用，是目前值得十分重视的问题。

1. 手术治疗

目前全球比较一致的意见是：外科手术切除仍是治疗HCC的首选方法和最有效的措施。现代科技的高速发展，带动了外科技术的迅速进步，也使人们对肝癌切除概念不断更新。当今的肝脏外科已不存在手术禁区。

2. 射频消融术（RFA）

RFA引入我国只是近几年的事，但早在20世纪80年代中期，日本学者就已将其应用于临床。只不过当时是单电极，肿瘤毁损体积小，疗效也欠佳。经过改良，RFA双电极、伞状电极、冷却电极、盐水增强电极等陆续面世，使RFA在临床上的应用有了质的飞跃。其治疗原理为：插入瘤体内的射频电极，其裸露的针尖发出射频电流，射频电流是一种正弦交流电磁波，属于高频电流范围。此电流通过人体时，被作用组织局部由于电场的作用，离子、分子间的运动、碰撞、摩擦产生热以及传导电流在通过组织时形成的损耗热，可使肿块内的温度上升到70~110 ℃，细胞线粒体酶和溶酶体酶发生不可逆变化，肿瘤发生凝固性坏死。同时为了防止电极针尖部周围组织在高温下碳化影响热的传导，通过外套针持续向针尖部灌注冰水，降低其温度，以扩大治疗范围和增强疗效。对于肝癌并发肝硬化者，因为肝纤维组织多，导电性差，热量不易散发，可形成“烤箱效应”，所以RFA治疗原发性肝癌的疗效好于继发性肝癌。RFA的最佳适应证为：直径≤3 cm病灶，少于5个的肝血管瘤患者和原发性、继发性、术后复发性肝癌患者，特别是肿瘤位于肝脏中央区、邻近下腔静脉或肝门的肿瘤，肝功能不低于Ⅱ级，患者一般情况尚可。由于RFA有多电极射频针，实际上对肿瘤直径在5 cm左右的患者也可进行治疗。每周治疗一次，每次治疗1~3个病灶，每个病灶治疗12~15分钟。肝癌治疗方面，RFA治疗后肿瘤的完全凝固坏死率为60% ~95%，肿瘤直径越小者完全坏死率越高。目前报道RFA治疗的最大肿瘤为14 cm×13 cm×13 cm。多数临床病例报道RFA治疗后1年、3年、5年生存率不亚于手术组，且术后复发率显著低于手术组。另外，较RFA先应用于临床的经皮激光治疗和经皮微波固化治疗，其治疗原理与RFA相似，都是使肿瘤组织产生高温，形成坏死区。但插入瘤体内的光纤和微波电极周围组织，在温度升高后常伴随组织碳化，阻止了能量的输出，无法达到使肿瘤全部坏死的效果。两者治疗的适应证与RFA相似。RFA以其适用范围广、痛苦小、安全、疗效可靠、可反复治疗，甚至可以在门诊进行治疗而成为微创治疗的新兴生力军。而经皮激光治疗和经皮微波固化治疗在肝脏外科中的应用似趋于冷落。但RFA治疗费用昂贵，并且难以与手术治疗的彻底性和PEI的普及性相比，还有待于进一步发展和完善。

3. 无水乙醇瘤内注射治疗（PEI）

对无法手术切除的原发性肝癌，可在B超引导下用无水乙醇注射治疗，这是一种安全有效的方法。

（1）适应证：无水乙醇适用于肿瘤直径<2 cm的肝癌，结节总数不超过3个的小肝癌患者。直径3 cm以上的肝癌常有肿瘤包膜浸润或血管侵犯，可以获得满意疗效。

（2）术前准备：①应详细了解肝肿瘤的位置、大小、包膜与血管、胆管的关系，肝外血管侵犯和肝外转移情况；②术前检查肝、肾功能、出凝血机制。

（3）操作方法：设备及操作步骤如下。

1）操作设备：①超声导向设备，选用有导向穿刺装置的超声探头；②22号穿刺细针或PTC细针；③ 99.5%以上的纯乙醇、局部麻醉药等。

2）操作步骤：主要包括以下4步。①在B超引导下反复取不同方向体位比较，选择适宜穿刺部位穿刺进针点。②常规消毒铺巾。③穿刺针刺入皮内后在超声引导下向肿瘤部位穿刺，抵达肿瘤后拔出针芯，接上无水乙醇注射器，注入无水乙醇。较大的肿瘤可采用多方向、多点、多平面穿刺，注射操作者感到注射区内部有一定压力时停止注射，退出穿刺针。为避免无水乙醇沿针道溢出刺激腹膜产生一过性疼痛，可在退针时注入局部麻醉药2 ~3 mL以减轻或防止疼痛。④乙醇注入剂量，2 cm以内的小肿瘤，一般2 ~5 mL；直径3 cm以上的肝癌，每次10 ~20 mL。每隔4 ~10日，一般7日1次。如体质较好可以耐受者，可每周2次，每个疗程4 ~6次。无水乙醇注射后不良反应少，有一过性局部灼痛，半数患者注射当日有低至中等发热。梗阻性黄疸患者穿刺易损伤胆管引起胆汁外漏，或穿刺后出血。近来随着超声设备不断地更新，技术操作水平的提高，超声介入治疗正向新的高度发展，已不仅限于瘤内乙醇注射方法，改进瘤内应用药物也多样化。经皮醋酸注射（PAI）和经皮热盐水注射（PSI）都是自PEI衍生出来的治疗方法。前者杀灭肿瘤的原理亦是使细胞蛋白质变性、凝固性坏死，但醋酸在瘤体内的均匀弥散优于无水乙醇；后者的治疗原理是利用煮沸的生理盐水直接杀灭肿瘤细胞，而热盐水冷却后成为体液的一部分，相对于无水乙醇和醋酸无任何不良反应。两者治疗的适应证与PEI相似。虽然有资料称PAI和PSI的疗效好于PEI，但目前尚缺少它们的大宗临床病例报道，其近、远期疗效有待进一步观察。

（王　瑶）

第四节　肝脏损伤

一、概述

肝脏是人体最重要的脏器之一，结构复杂，质地脆弱，血液循环丰富，具有复杂和重要的生理功能。在上腹部和下胸部的一些损伤中常被波及。肝损伤在开放性腹部损伤中的发生率为30%左右，仅次于小肠伤和结肠伤而居第三位；在闭合性腹部损伤中占20%左右，仅次于脾损伤位居第二。虽然肝脏损伤的死亡率近年来随着治疗手段的完善和水平提高不断下降（10%～15%），但仍有许多挑战性的问题需要解决。

二、病因与损伤特点

（一）病因

暴力和交通事故是引起肝脏损伤的两大主要原因。在欧洲，肝脏钝性损伤占所有肝损伤的80%～90%，而在南非和北美开放性肝损伤分别占66%和88%。我国何秉益报道331例肝脏损伤，钝性肝损伤占77%。钝性肝损伤主要有以下3种类型：①右下胸或右上腹受直接暴力打击，使质地脆弱的肝脏产生爆震性损伤；②右下胸或右上腹受到撞击和挤压，使肝脏受挤压于肋骨和脊柱之间，引起碾压性损伤；③当从高处坠地时，突然减速，使肝脏与其血管附着部位产生剪力，使肝脏和其血管附着部撕裂引起损伤。开放性肝损伤主要有刺伤和枪弹伤引起，后者常并发多脏器损伤。

（二）损伤特点

加速性损伤如交通事故、高空坠落等常引起Ⅴ、Ⅵ、Ⅶ、Ⅷ段损伤；上腹部直接暴力常引起肝脏中央部（Ⅳ、Ⅴ、Ⅷ段）损伤；下胸和脊柱的挤压伤常引起肝尾状叶（第Ⅰ段）的出血性损伤。肝损伤也常合并有多脏器损伤。肝脏损伤早期死亡原因为失血性休克，晚期死于胆汁性腹膜炎、继发性出血和腹腔感染等并发症。

三、诊断

（一）外伤史

开放性损伤的伤口部位和伤道常提示肝脏是否损伤，诊断较容易。钝性腹部创伤时，尤其是右上腹、右下胸、右腰及胁部受伤时，局部皮肤可有不同程度的损伤痕迹，应考虑肝脏损伤的可能。在创伤严重、多处多发伤及神志不清的患者，有时诊断较为困难。

（二）临床表现

1. 腹痛

患者伤后自诉有右上腹痛，肝损伤患者的腹部症状可能不及胃肠道破裂消化液溢出刺激腹膜引起的症状严重，但当损伤肝周围积血和胆汁刺激膈肌时，可出现右上腹痛、右上胸痛和右肩痛。严重肝外伤腹腔大量出血时，引起腹胀、直肠刺激症状等。

2. 腹腔内出血、休克

是肝外伤后的主要症状之一。当肝脏损伤较严重，尤其是肝后腔静脉撕裂时，可在短时间内发生出血性休克，表现为面色苍白、出冷汗、脉搏细速、血压下降、腹部膨胀、神志不清和呼吸困难等一系列腹腔内出血的症状。但如果为肝包膜下破裂或包膜下血肿，则患者可在伤后一段时间内无明显症状，或仅有上腹部胀痛，当包膜下血肿进行性增大破裂时，则引起腹腔内出血，而出现上述的一系列症状。

3. 体格检查

上腹、下胸或右季肋部有软组织挫伤或有骨折；腹部有不同程度的肌强直、肌紧张、压痛和反跳痛腹膜刺激症状；肝区叩击痛明显；腹腔有大量积血时移动性浊音呈阳性；如为肝包膜下、中央部位血肿或肝周有大量凝血块时，则有肝浊音界扩大；听诊肠鸣音减弱或消失。

（三）辅助检查

1. 诊断性腹腔穿刺和腹腔灌洗

当肝脏损伤后腹腔内有一定出血量时，腹腔穿刺多数能获得阳性的结果，反复穿刺和移动患者体位可提高腹腔穿刺诊断率。腹穿阳性固然有助于诊断，但阴性结果并不排除肝脏有损伤。如腹穿阴性，又高度怀疑肝脏损伤时，可做腹腔灌洗，阳性提示腹腔内出血准确率达 99%。

2. X 线检查

腹部平片可显示肝脏阴影增大或不规则、膈肌抬高、活动受限，并可观察有无骨折，对诊断肝脏损伤有帮助。

3. CT 检查

能清楚显示肝脏损伤的部位和程度、腹腔和腹膜后血肿，还可显示腹腔其他实质性脏器有无损伤，是目前应用最广、效果最好的诊断方法之一。Adan 认为对比增强 CT 是诊断肝脏损伤的“金标准”。

4. B 超检查

对诊断肝外伤有较高的诊断率和实用性。可显示肝破裂的部位，发现血腹、肝脏包膜下血肿和肝中央型血肿。Park 报道在美国 B 超是诊断肝外伤最常用的诊断手段。Mckenney 报道 1 000 例连续的闭合腹部损伤进行 B 超检查诊断的准确性为 88%，特异性为 95%。

四、治疗

（一）非手术治疗

Park 总结文献报道有 50% ~80% 肝外伤的出血能自行停止。随着脾外伤后采用保守治疗的报道不断增加，引起人们对肝外伤血流动力学稳定患者采用非手术治疗的关注，而且 CT 检查可对肝外伤采用非手术治疗提供较可靠的依据。早年只对损伤较轻的肝外伤采用非手术治疗，近年来对Ⅲ ~ Ⅴ级的肝外伤也可采用非手术治疗。Pachter 总结报道了 495 例肝外伤采用非手术治疗的结果，成功率为 94%，平均输血 1. 9 U，并发症发生率为 6%，其中与出血有关的并发症仅为 3%，平均住院时间为 13 天，并无与肝脏损伤相关的死亡。Crore 对 136 例血流动力学稳定的肝外伤患者采用非手术治疗进行了前瞻性研究，用 CT 估计肝脏损伤的程度，结果 24（18%）例实施了急诊手术，其余 112 例中 12 例保守治疗失败（其中有 7 例与肝损伤无关），另外 100 例成功地采用了非手术治疗，其中 30% 为Ⅰ ~ Ⅱ级的肝损伤，70% 为Ⅲ ~ Ⅴ级的肝损伤。

非手术治疗的适应证：适用于血流动力学稳定的肝损伤患者。①肝包膜下血肿。②肝实质内血肿。③腹腔积血少于 250 ~ 500 mL。④腹腔内无其他脏器损伤需要手术的患者，治疗方法主要包括卧床休息、限制活动，禁食、胃肠减压，使用广谱抗生素、止痛药物、止血剂，定期监测肝功能、复查腹部 CT 等。D'Amours 对 5 例选择性病例通过内镜和介入治疗，取得了良好效果，但住院时间可能延长。保守治疗过程中一定要密切监测患者生命体征，反复复查 B 超，动态观察肝损伤情况和腹腔内积血量的变化。对于非手术治疗把握不大时则需慎重。

（二）手术治疗

尽管目前肝外伤采用非手术治疗有增加的趋势，但是绝大部分患者仍需要急诊手术治疗。如果可能，患者在急诊室就应得到复苏，肝脏枪弹伤和不论任何原因引起的血流动力学不稳定的肝外伤均应采用手术治疗。

手术治疗的原则为：①控制出血；②切除失活的肝组织，建立有效的引流；③处理损伤肝面的胆管防止胆漏；④腹部其他合并伤的处理。

手术切口的选择应考虑充分显露肝脏和可能的开胸术，因此，可选用上腹正中切口或右上腹经腹直肌切口，要显露肝右后叶时，可将腹部切口向右侧延长。

肝外伤后出血是最主要的死亡原因，因此，控制出血是肝外伤治疗的首要任务，常用的手术方法有以下 8 种。

1. 肝脏缝合术

这是治疗肝外伤最古老的方法，Kausnetzoff 在 1897 年就有报道。目前对 Ⅰ ~ Ⅱ级的肝外伤保守治疗失败的患者仍使用这一方法。适用于肝脏裂开深度不超过 2 cm 的创口。网膜加强，缝合时缝针应穿过创口底部，以免在创面深部遗留无效腔，继发感染、出血等并发症。并在肝周置烟卷和皮管引流。

2. 肝实质切开直视下缝合结扎术

这是一种对肝实质严重损伤采用的治疗技术。适用于肝实质深部撕裂出血、肝脏火器伤弹道出血、肝脏刺伤伤道出血等。阻断肝门，切开肝实质，用手指折断技术，即拇指、示指挤压法，用超声解剖的方法显露出血来源，结扎或钳夹肝内血管、胆管，直视下结扎、缝扎或修补损伤血管和胆管。此项技术具有并发症少，死亡率低的优点。Pachter 报道 107 例 Ⅲ ~ Ⅳ级肝损伤的患者采用肝实质切开，实质内血管选择结扎止血治疗，手术死亡率为 6.5%。Beal 报道一组患者成功率为 87%。

3. 肝清创切除术

适用于肝边缘组织血运障碍，肝组织碎裂、脱落、坏死，肝脏撕裂和贯通患者。与规则性肝段或肝叶切除相比，此手术能够保留尽量多的正常肝组织，并且手术时间短，因此是一种较有效的治疗肝外伤的方法。肝清创切除术的关键在于紧靠肝损伤的外周应用手指折断技术或超声解剖技术清除失活肝组织，结扎肝中血管和胆管。Ochsner 认为尽可能清除所有失活肝组织是减少术后发生脓肿、继发性出血和胆瘘的关键。有少数情况，某一肝段大的胆管破碎，虽然无血运障碍，也必须切除这一肝段，否则容易发生胆瘘。

4. 规则性肝段或肝叶切除术

此法开始于 1960 年，但由于死亡率高，现在使用较少。目前使用规则性肝段或肝叶切除治疗肝外伤的比例约占 2% ~4%，死亡率接近 50%。仅适用于一个肝段或肝叶完全性碎裂、致命性大出血肝叶切除是唯一的止血方法以及某些肝外伤处理失败再出血的患者。

5. 选择性肝动脉结扎术

虽然此项技术曾经非常普遍地用于肝外伤动脉出血的控制，但目前已很少运用，因为其他的止血方法已足以控制出血。目前对于复杂的肝裂伤、贯通伤、中央部破裂、大的肝包膜下血肿等经清创处理后，仍有大的活动性出血或不可控制的出血，在运用其他方法不能止血时，可采用结扎肝总动脉或肝固有动脉、肝左或肝右动脉而达到止血的目的。

6. 肝周填塞止血术

早在1908年Pringle报道用手法阻断肝十二指肠韧带，以暂时性控制肝出血，这一方法后来被称为Pringle手法。由于Pringle止血法效果是暂时性的，必须有后续方法才能巩固止血效果。后来Halsted于1913年总结了第1次世界大战肝外伤采用肝内纱布填塞的经验，即将纱布垫的一端用力插入肝脏裂伤的深部以达到压迫止血的目的，另一端通过腹壁引到体外。这种方法一直沿用到第2次世界大战，战后总结发现91%的肝外伤在剖腹探查时出血已停止，于是认为胆瘘和肝实质损害远大于出血。以Madding为首的一些学者主张剖腹探查、清创缝合止血治疗肝外伤。但严重肝外伤的死亡率仍在50%左右。20世纪80年代Felicino等相继报道多篇腹腔填塞治疗肝外伤的文章，这一疗法得以被重新评价，变得更加合理和完善。

（1）肝周填塞止血的适应证：①肝外伤修复后或大量输血后所致凝血障碍；②广泛肝包膜撕脱或肝包膜下血肿并有继续扩大趋势；③严重的两侧肝广泛碎裂伤、出血难以控制；④严重酸中毒伴血流动力学或心功能不稳定的患者，长时间低温情况下，肝外伤出血难以控制；⑤常规止血方法不能止血而又不能耐受范围广、创伤大的其他救治肝损伤的手术；⑥严重肝外伤，低血压时间大于70分钟，或输血超过5 000 mL，患者伴有低温（$T<36.5$ ℃）和酸中毒（$pH<7.3$）；⑦血源紧缺或设备技术限制等需转院治疗。

（2）肝周填塞止血的方法：传统的填塞方法是使用纱布带填放于肝脏裂口的深部和表面，通过腹壁切口把纱布带尾端引出体外，便于术后逐渐拔除。这种纱布带松软、产生的压力不大，止血效果不尽满意，延期出血机会较大，不是理想的止血方法。目前的填塞技术是在有计划剖腹术的情况下，把干剖腹纱布垫直接填塞于受伤出血的肝脏创面上。关腹后腹腔产生一定的压力，直接作用于创面达到压迫止血的目的。由于创伤肝出血90%来自静脉系统，因此，压迫止血可产生可靠的效果。为了预防填塞的纱布垫与肝脏创面黏着，取出时引起出血，可先填入一高分子材料织物将填塞的纱布垫与肝脏创面隔开。但由于此法易造成感染、败血症、胆瘘、继发性出血等并发症，因此，Stone提出用带蒂大网膜填塞肝创面，因为大网膜是自源组织，有活性，不需再剖腹取出，败血症发生率低，适用于Ⅰ、Ⅱ级肝外伤的星状伤、深裂口和挫裂伤，对低压性静脉系统出血有良好效果。一般在术后3~5天尽早取出纱布垫修复和重建器官功能，以减少并发症的发生。Morris报道术后常见并发症的发生率为39%。另外，纱布拔出时间要足够长，时间短则易引起再出血，一般认为纱布可在7~15天逐步拔除。纱布周围可置数根引流管及时将肝脏创面周围渗出物引出，以免继发感染引起严重后果。

7. 可吸收网包裹法

近年来Steven，Jacobson，Ochsner，Brunet，Shuman等相继报道了用可吸收的聚乙醇酸或polyglactin制成的网包裹破损严重的肝左叶或肝右叶甚至两叶，达到止血目的（图6-4）。与肝周填塞相比，并发症少，不需再次手术。当用此法包裹右叶时为预防胆囊壁坏死，必须做胆囊切除。到目前为止，可吸收网包裹法止血临床经验有限，对Ⅲ～Ⅴ级肝外伤患者使用死亡率为20%左右，进一步的评估还需积累一定量的临床病例。

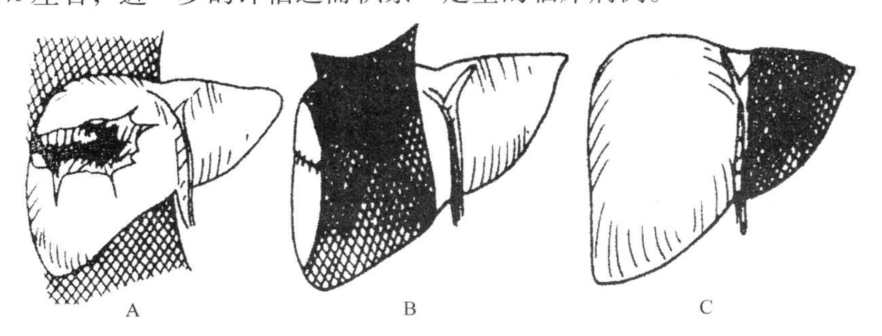

图6-4 可吸收网包裹法

A. 肝右叶破裂；B. 利用可吸收网包裹；C. 肝左叶可吸收网包裹

8. 肝周静脉损伤止血法

因解剖位置的关系，肝周静脉损伤处理相当困难，往往出血十分凶猛，难以用常规止血方法达到止血目的。以下方法可供选择。

（1）房—腔转流止血法：当采用Pringle手法不能控制出血，搬动肝叶从肝后汹涌出血时，诊断为肝周大静脉损伤出血。此时，应用纱布垫暂时填塞，立即劈开胸骨进胸，用Satinsky血管钳夹阻右心房，切开右心房，插入胸腔引流管，在导管相当于右心房和肾下腔静脉开口处导管各开一个孔。分别在肾静脉上和肝上下腔静脉上用阻断带结扎，以使下半身静脉血回流和减少从腔静脉或肝静脉破裂口的出血，然后修补损伤的血管，达到永久性止血的目的（图6-5）。

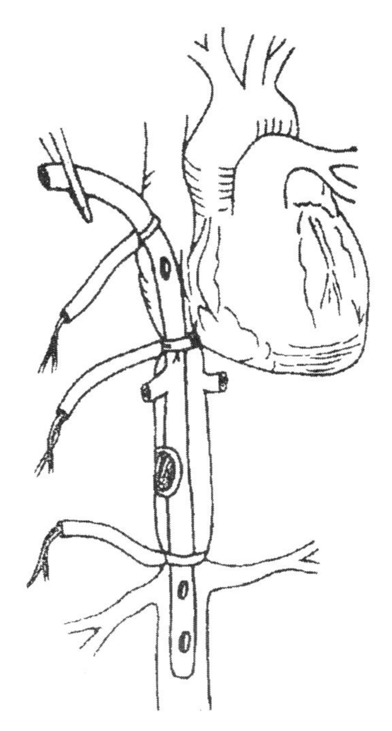

图6-5 肝后腔静脉损伤修补术

（2）下腔静脉插入分流管止血法：在肾静脉上方、下腔静脉前壁做一小切口，向上插入一端带有气囊的硅胶管，将气囊置于膈上方，管的另一端开 2 个侧孔。然后在肾静脉上方用阻断带扎住下腔静脉，气囊内注入等渗盐水 30 mL，使下腔静脉血流经导管回心脏。此时还应阻断肝门血流，使肝循环暂时完全停止。出血暂时控制后，即可分离肝脏，显露出破裂的肝静脉主干或下腔静脉，直视下做缝合修补。

（3）四钳法全肝血流阻断法：即在常温下同时阻断腹主动脉、第 1 肝门、肝上和肝下腔静脉，使损伤的肝后腔静脉或肝静脉隔离，修补损伤静脉，达到永久止血的目的。修复血管完成后按钳夹阻断的相反顺序松开血管钳，总的阻断时间 30 分钟内为安全。

（王　瑶）

第七章

胆管疾病

第一节　胆囊结石

一、概述

胆囊结石是指原发于胆囊内的结石，其病变程度有轻有重，有的可无临床症状，即所谓的无症状胆囊结石或安静的胆囊结石；有的可以引起胆绞痛或胆囊内外的各种并发症。

从发病率来看，胆囊结石的发病在20岁以上便逐渐增高，45岁左右达到高峰，女性多于男性，男女发病率之比为1∶（1.9～3）。儿童少见，但近年来发病年龄有儿童化的趋势。

胆囊结石的成因迄今未完全明确，可能为综合因素引起。①代谢因素：正常胆囊胆汁中胆盐、磷脂酰胆碱、胆固醇按一定比例共存于稳定的胶态离子团中，当胆固醇于胆盐之比低于1∶13时，胆固醇沉淀析出，聚合成较大结石。②胆管感染：从胆结石核心中已培养出伤寒杆菌、链球菌、魏氏芽孢杆菌、放线菌等，可见细菌感染在胆结石形成中有着重要作用，细菌感染除引起胆囊炎外，其菌落、脱落上皮细胞等均可成为结石的核心，胆囊内炎性渗出物的蛋白成分也可成为结石的支架。③其他：胆囊管异常造成胆汁淤滞、胆汁pH过低、维生素A缺乏等，也都可能是结石的成因。

二、诊断与鉴别诊断

（一）病史

1. 诱因

有饱餐、进油腻食物等病史。

2. 右上腹阵发性绞痛

常是临床上诊断胆石症的依据，但症状可能不典型，不容易与其他原因引起的痉挛性疼痛鉴别，也不易区别症状是来自胆囊还是胆管。

3. 胃肠道症状

恶心、呕吐，食后上腹饱胀、压迫感。

4. 发热

患者常有轻度发热，无畏寒，如出现高热，则表明已经有明显炎症。

（二）查体

右上腹有不同程度的压痛及反跳痛，墨菲（Murphy）征可呈阳性。如并发有胆囊穿孔或坏死，则有急性腹膜炎症状。

（三）辅助检查

1. 血常规

白细胞和中性粒细胞占比轻度升高或正常。

2. B 超检查

是第一线的检查手段，结果准确可靠，达 95% 以上。

（四）诊断

上述病史 1、2 项辅以查体以及 B 超检查多能确诊。

诊断流程见图 7-1。

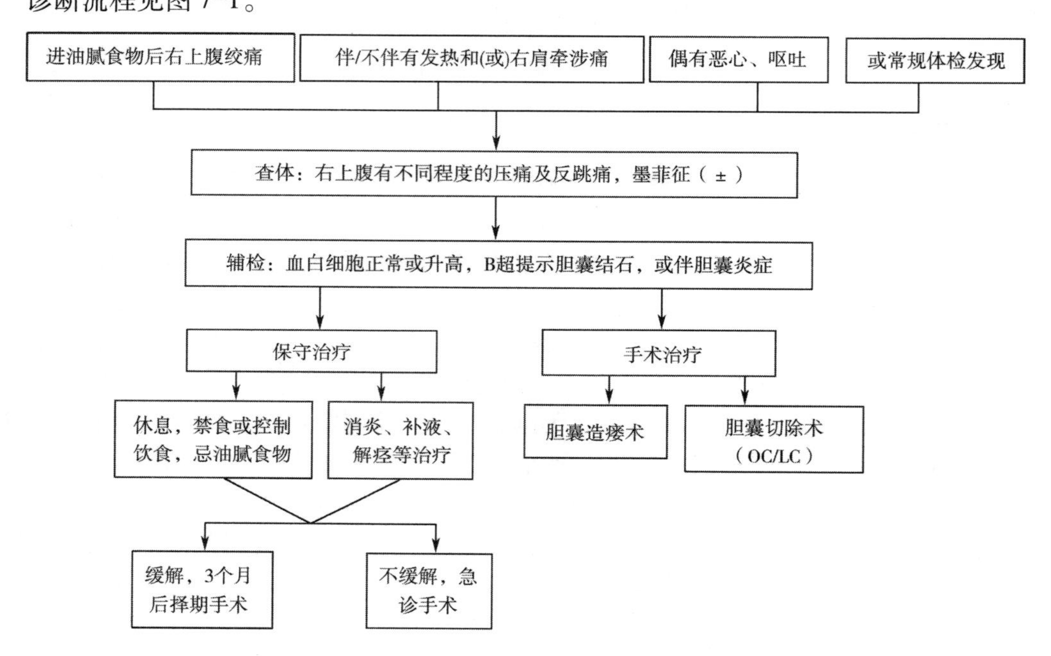

图 7-1 胆囊结石诊断流程

（五）鉴别诊断

胆囊炎胆石症急性发作期症状与体征易与胃、十二指肠溃疡穿孔，急性阑尾炎（尤其高位阑尾），急性腹膜炎，胆管蛔虫病，右肾结石，心绞痛等相混淆，应注意鉴别，辅以适当检查，多能区分。

三、治疗

1. 一般治疗

卧床休息，禁食或控制饮食，忌油腻食物。

2. 药物治疗

鹅去氧胆酸、熊去氧胆酸等药物有一定疗效。

3. 手术治疗

胆囊切除术是胆囊结石患者的首选治疗方法。腹腔镜胆囊切除术以最小的创伤切除了胆囊，而且没有违背传统的外科原则，符合现代外科发展的方向，已取代传统的开腹手术成为治疗胆囊结石的“金标准”。

4. 并发症

胆漏、术中、术后出血、胆管损伤、胆总管残余结石、残余小胆囊。

四、预后

部分患者饮食控制得当可以终身不急性发作。手术切除胆囊后对患者生活质量没有明显影响，部分患者有轻度腹泻等胃肠症状。

（丁　明）

第二节　胆管闭锁

一、概述

胆管闭锁并非少见疾病，至少占有新生儿长期阻塞性黄疸的半数病例，其发病率为1/14 000～1/8 000个存活出生婴儿，但地区和种族有较大差异，以亚洲报道的病例为多，东方民族的发病率高4～5倍，男女发病比为1 ：20。

以往认为胆管闭锁难以治疗，患者必将死于感染和肝功能衰竭，自Kasai首创的手术方法取得成功以来，疗效获得显著提高，7篇报道562例，存活206例。目前主要是争取早期诊断和早期手术，可能获得更多的存活机会。在日龄60天以内手术者，生存率可达75%；而90天以后接受外科治疗者降至10%。因此，对于新生儿、乳儿的阻塞性黄疸疾病应行早期筛选，以期做出早期诊断。

（一）病因

关于胆管闭锁的病因有诸多学说，如先天性发育不良学说、血运障碍学说、病毒学说、炎症学说、胰胆管连接畸形学说、胆汁酸代谢异常学说、免疫学说等。病因是一元论还是多元论，至今尚无定论。

早年认为胆管闭锁的发生类似十二指肠闭锁。胆管系的发育过程，经过充实期、空泡期和贯通期3个阶段，胚胎在第5～10周时如果发育紊乱或停止，即可形成胆管闭锁畸形。可是，从现实观察有许多不符之处。首先在大量流产儿和早产儿的解剖中，从未发现有胆管闭锁；其次，常见的先天发育异常，如食管闭锁、肛门闭锁等多伴有其他畸形，而胆管闭锁为一种孤立的病变，很少伴发其他畸形，罕有伴同胰管闭锁是明显的对比。黄疸的延迟发病和完全性胆汁淤积的渐进性征象（大便从正常色泽变为灰白色），就此怀疑胆管闭锁不是一种先天发育畸形，而是在出生前后不久出现的一种疾病。

近年发现以下事实。①第1次排出的胎粪，常是正常色泽，提示早期胆管是通畅的；个别病例在出现灰白色粪便之前，大便的正常颜色可以持续2个月甚至更长时间。肝门区域的肝内胆管也是开放的，以上现象提示管腔闭塞过程是在出生之后发生和进展的。②特发性新生儿胆汁淤积的组织学特征，具有多核巨细胞性变。有的病例曾做多次肝脏活组织检查，先为新生儿肝炎，后发展为胆管闭锁，尤其在早期（2～3个月前）做活检者。③从肝外胆管闭锁病例所取得的残存胆管组织做病理检查，往往发现有炎性病变，或在直视或镜下可见到中心部萎陷的管道结构或腺样结构含有细小而开放的管腔。因此，认为胆管闭锁是由于传染性、血管性或化学性等因素，单一或并发影响在宫内胎儿的肝胆系统造成的。由于炎性病变大的胆管发生管腔闭塞、硬化或部分消失，病变可进展至出生之后，由于不同的病期长短和肝内病变的严重程度，肝外胆管可全部、部分或一段闭塞。

新生儿肝炎与胆管闭锁属于同一范畴，是一种新生儿梗阻性胆管疾病，可能与遗传因素、环境因素和其他因素有关。因而，胆管闭锁与新生儿肝炎两者的鉴别非常困难，且可以同时存在，或者先为肝巨细胞性变而发展为胆管闭锁。原发病变最可能是乙型肝炎，它的抗原可在血液中持续存在数年之久。因此，母亲可为慢性携带者，可经胎盘传给胎儿，或胎儿吸入母血而感染。在病毒感染之后，肝脏发生巨细胞性变，胆管上皮损坏，导致管腔闭塞，炎症也可产生胆管周围纤维性变和进行性胆管闭锁。

Landing将新生儿肝炎综合征和胆管闭锁统称为婴儿阻塞性胆管病，根据病变累及部位分为4型：①当病变仅累及肝脏时为新生儿肝炎；②炎症累及肝外胆管而成狭窄但未完全阻塞者，为胆管发育不良，有时这种病变可能逐渐好转，管腔增大，胆管恢复通畅；有时炎症继续发展导致胆管完全阻塞成为胆管闭锁；③若阻塞在肝管或胆囊及胆总管的远端，则为“可治型”胆管闭锁；④若肝外胆管严重受累，上皮完全损坏，全部结构发生纤维化，胆管完全消失，仅有散在残存黏膜，是“不可治型”胆管闭锁。这种原因造成的胆管闭锁占病例的80%，而胆管先天性发育异常引起的胆管闭锁仅有10%。先天原因造成者常伴有其他先天性畸形。

（二）病理

一般将胆管闭锁分为肝内和肝外两型。肝内型可见到小肝管排列不整齐、狭窄或闭锁。肝外型为任何部位肝管或胆总管狭窄、闭锁或完全缺如。胆囊纤维化呈皱缩花生状物，内有少许无色或白色黏液。胆囊可缺如，偶尔也有正常胆囊存在。

Koop将胆管畸形分为3型：①胆管发育中断；②胆管发育不良；③胆管闭锁。此种分类对指导临床，明确手术指征和估计预后，有一定的实用意义。

1. 胆管发育中断

肝外胆管在某一部位盲闭，不与十二指肠相通。盲闭的部位在肝管上段，则肝管下段和胆总管均缺如；也有肝管、胆囊和胆总管上段均完整，盲闭部位在胆总管，仅下段缺如。以上两种仅占5%～10%病例。由于肝外胆管为一盲袋，内含胆汁，说明与肝内胆管相通，因此可以施行肝外胆管与肠道吻合术。

2. 胆管发育不良

炎症累及肝外胆管，使胆管上皮破坏，发生纤维性变，管腔发生狭窄，但未完全闭塞。有时这种病变可能逐渐好转，管腔增大，恢复通畅。有时炎症继续发展，使整个胆管系统完全阻塞，近年主张施行肝门肠管吻合术治疗这种病变。如果仔细解剖肝十二指肠韧带，并追踪至肝门区，可在此纤维结缔组织内发现有腔隙狭小的微细胆管，直径1～2 mm的发育不良胆管。

3. 胆管闭锁

肝外胆管严重受累，胆管上皮完全损坏，全部结构发生纤维化，胆管完全消失。在肝十二指肠韧带及肝门区均无肉眼可见的腔隙管道，组织切片偶尔可见少量黏膜组织。此种病例是真正的胆管闭锁。

4. 肝脏病变

肝脏病损与病期成正比，在晚期病例有显著的胆汁性肝硬化、肝肿大、质硬，呈黯绿色，表面有结节。肝穿刺组织在镜检下，主要表现为肝内胆小管增生，管内多为胆栓，门脉区积存大量纤维组织，肝细胞及毛细胆管内淤积胆汁，也可见到一些巨细胞性变，但不及新生儿肝炎为多。后者胆小管增生和胆栓均相对地少见。

二、诊断

（一）并发畸形诊断

胆管闭锁的并发畸形比其他先天性外科疾病的发生率低，各家报告差异较大，为 7% ~ 32%，主要是血管系统（下腔静脉缺如，十二指肠前门静脉，异常的肝动脉）、消化道（肠旋转不良）、腹腔内脏转位等。

胆管闭锁的典型病例，婴儿为足月产，在生后 1 ~2 周时往往被家长和医师视作正常婴儿，大多数并无异常，粪便色泽正常，黄疸一般在生后 2 ~3 周逐渐显露，有些病例的黄疸出现于生后最初几天，当时误诊为生理性黄症。粪便变成棕黄色、淡黄色、米色，以后成为无胆汁的陶土样灰白色。但在病程较晚期时，偶可略现淡黄色，这是因胆色素在血液和其他器官内浓度增高而少量胆色素经肠黏膜进入肠腔掺入粪便所致。尿色较深，将尿布染成黄色。黄疸出现后，通常不消退，且日益加深，皮肤变成金黄色甚至褐色，可因搔痒而有抓痕，有时可出现脂瘤性纤维瘤，但不常见。个别病例可发生杵状指，或伴有紫绀。肝脏肿大，质地坚硬。脾脏在早期很少扪及，如在最初几周内扪及肿大的脾脏，可能是肝内原因，随着疾病的发展而产生门静脉高压症。

在疾病初期，婴儿全身状况尚属良好，但有不同程度的营养不良，身长和体重不足。时常母亲叙述婴儿显得兴奋和不安，此兴奋状况可能与血清胆汁酸增加有关。疾病后期可出现各种脂溶性维生素缺乏现象，维生素 D 缺乏可伴发佝偻病串珠和阔大的骨骺。由于血流动力学的改变，部分动静脉短路和周围血管阻力降低，在心前区和肺野可听到高排心脏杂音。

（二）实验室检查

现有的实验方法较多，但特异性均差。胆管闭锁时，血清总胆红素增高，结合胆红素的比例亦相应增高。碱性磷酸酶的异常高值对诊断有参考价值。γ-谷氨酰转氨酶高峰值高于 300 IU/L，呈持续性高水平或迅速增高状态。5′-核苷酸酶在胆管增生越显著时水平越高，测定值 >25 IU/L，红细胞过氧化氢溶血试验方法较为复杂，溶血在 80% 以上者属阳性。甲胎蛋白高峰值低于 40 μg/mL，其他常规肝功能检查的结果均无鉴别意义。

（三）早期诊断

如何早期鉴别阻塞性胆管疾病，是新生儿肝炎综合征，还是胆管闭锁极为重要的。因为从当前的治疗成绩来看，手术时间在日龄 60 天以内者，术后胆汁排出率可达82% ~90%，黄疸消退率55%～66%；如手术时间延迟，则成绩低下，术后胆汁排出率为50%～61%。由于患儿日龄的增加，肝内病变继续发展，组织学观察可见肝细胞的自体变性和肝内胆管系的损害，日龄在60～100天者小叶间胆管数显著减少，术后黄疸消退亦明显减少，由此可见早期手术的必要性。

但要做出早期诊断是个难题，必须在小儿内外科协作的体制下，对乳儿黄疸病例进行早期筛选，在日龄30～40天时期进行检查，争取60天以内手术，达到诊断正确和迅速的要求。对于黄疸的发病过程、粪便的色泽变化、腹部的理学检查，应做追迹观察，进行综合分析。目前认为下列检查有一定的诊断价值。

1. 血清胆红素的动态观察

每周测定血清胆红素，如胆红素量曲线随病程趋向下降，则可能是肝炎；若持续上升，提示为胆管闭锁。但重型肝炎并伴有肝外胆管阻塞时，也可表现为持续上升，此时则鉴别困难。

2. 超声显像检查

若未见胆囊或见有小胆囊（直径1.5 cm以下），则疑为胆管闭锁。若见有正常胆囊存在，则支持肝炎。如能看出肝内胆管的分布形态，则更能帮助诊断。

3. ^{99m}Tc-DIDA排泄试验

近年已取代^{131}碘标记玫瑰红排泄试验，有较高的肝细胞提取率（48%～56%），优于其他物品，可诊断由于结构异常所致的胆管部分性梗阻。如胆总管囊肿或肝外胆管狭窄，发生完全梗阻时，则扫描不见肠道显影，可作为重症肝内胆汁淤积的鉴别。在胆管闭锁早期时，肝细胞功能良好，5分钟显现肝影，但以后未见胆管显影，甚至24小时后也未见肠道显影。当新生儿肝炎时，虽然肝细胞功能较差，但肝外胆管通畅，因而肠道显影。

4. 脂蛋白-X（Lp-X）定量测定

脂蛋白-X是一种低密度脂蛋白，在胆管梗阻时升高。据研究所有胆管闭锁病例均显升高，且在日龄很小时已呈阳性，新生儿肝炎病例早期呈阴性，但随日龄增长也可转为阳性。若出生已超过4周而Lp-X阴性，可除外胆管闭锁；如测定值>50 mg/dL，则胆管闭锁可能性大。也可服用消胆胺4 g/d，共2～3周，比较用药前后的指标，如含量下降则支持新生儿肝炎综合征的诊断，若继续上升则有胆管闭锁可能。

5. 胆汁酸定量测定

最近应用于血纸片血清总胆汁酸定量法，胆管闭锁时血清总胆汁酸为107～294 μmol/L，一般认为达100 μmol/L都属淤胆，同年龄无黄疸对照组仅为5～33 μmol/L，平均为18 μmol/L，故有诊断价值。尿内胆汁酸也为早期筛选手段，胆管闭锁时尿总胆汁酸平均为（19.93±7.53）μmol/L，而对照组为（1.60±0.16）μmol/L，较正常儿大10倍。

6. 胆管造影检查

ERCP已应用于早期鉴别诊断，造影发现胆管闭锁有以下情况：①仅胰管显影；②有时可发现胰胆管合流异常，胰管与胆管均能显影，但肝内胆管不显影，提示肝内型闭锁。新生儿肝炎综合征有下列征象：①胰胆管均显影正常；②胆总管显影，但较细。

7. 剖腹探查

对病程已接近2个月而诊断依然不明者，应做右上腹切口探查，通过最小的操作而获得肝组织标本和胆管造影。如发现胆囊，做穿刺得正常胆汁，提示近侧胆管系统未闭塞，术中造影确定远端胆管系统。假如肝外胆管未闭塞，则做切取活检或穿刺活检，取自两个肝叶以利诊断。如遇小而萎陷的胆囊得白色胆汁时仍应试做胆管造影，因新生儿肝炎伴严重肝内胆汁淤积或肝内胆管缺如，均可见到瘪缩的胆囊。如造影显示肝外胆管细小和发育不良，但是通畅，则做活检后结束手术。假如胆囊闭锁或缺如，则解剖肝门区组织进行肝门肠管吻合术。

三、治疗

1. 外科治疗

1959 年以来，自 Kasai 施行肝门肠管吻合术应用于所谓“不可治型”病例，得到胆汁流出，从而获得成功，更新了治疗手段。据报告 60 天以前手术者，胆汁引流成功达80% ~ 90%，90 天以后手术者降至 20%。在 2 ~ 3 个月手术成功者为 40% ~ 50%，120 天之后手术仅 10% 有胆流。

手术要求有充分的显露，做横切口，切断肝三角韧带，仔细解剖肝门区，切除纤维三角要紧沿肝面而不损伤肝组织，两侧要求到达门静脉分叉处。胆管重建的基本术式仍为单 Roux-en-Y 式空肠吻合术，也可采用各种改良术式。术后应用广谱抗生素、去氢胆酸和泼尼松龙利胆，静脉营养等支持疗法。

术后并发症常威胁生命，最常见为术后胆管炎，发生率在 50%，甚至高达 100%。其发病机制最可能是上行性感染，但败血症很少见。在发作时肝组织培养也很少得到细菌生长。有些学者认为这是肝门吻合的结果，阻塞了肝门淋巴外流，致使容易感染而发生肝内胆管炎。不幸的是每次发作加重肝脏损害，因而加速胆汁性肝硬化的进程。术后第 1 年较易发生，以后逐渐减少，每年 4 ~ 5 次至 2 ~ 3 次。应用氨基糖甙类抗生素 10 ~ 14 天，可退热，胆流恢复，常在第 1 年内预防性联用抗生素和利胆药。另一重要并发症是吻合部位的纤维组织增生，结果胆汁停止，再次手术恢复胆汁流通的希望是 25%。此外，肝内纤维化继续发展，结果是肝硬化，有些病例进展为门脉高压、脾功能亢进和食管静脉曲张。

2. 术后的内科治疗

第 1 年注意营养是很重要的，一定要有足量的胆流，饮食处方含有中链甘油三酸酯，使脂肪吸收障碍减少到最低限度和利用最高的热量。需要补充脂溶性维生素 A、维生素 E 和维生素 K。为了改善骨质密度，每日给维生素 D_3，剂量 0. 2 mg/kg，常规给预防性抗生素，如氨苄青霉素、先锋霉素、甲硝哒唑等。利胆剂有苯巴比妥 3 ~ 5 mg/（kg · d）或消胆胺 2 ~ 4 g/d。门脉高压症在最初几年无特殊处理，食管静脉曲张也许在 4 ~ 5 岁时自行消退，出血时注射硬化剂。出现腹腔积液则预后差，经限制钠盐和应用利尿剂等内科处理可望改善。

四、预后

胆管闭锁不接受外科治疗，仅 1% 生存至 4 岁。但接受手术也要做出很大的决心，对婴儿和家庭都具有深远的影响，早期发育延迟，第 1 年要反复住院，以后尚有再次手术等复杂问题。

接受手术无疑能延长生存，报告 3 年生存率为 35% ~65%。长期生存的依据是：①生后 10 ~12 周之前手术；②肝门区有一大的胆管（直径 >150 μm）；③术后 3 个月血胆红素浓度 <150. 5 μmol/L（8. 8 mg/dL）。Kasai 报道 22 年间施行手术 221 例，尚有 92 例生存，79 例黄疸消失，10 岁以上有 26 例，最年长者 29 岁，长期生存者中，2/3 病例无临床问题，1/3病例有门脉高压、肝功能障碍。

多年来认为 Kasai 手术应用于胆管闭锁可作为第一期处理步骤。待婴儿发育生长之后，再施行肝移植，以达到永久治愈。近年活体部分肝移植治疗胆管闭锁的报道增多，病例数日见增加，手术年龄在 4 个月至 17 岁，3 年生存率在 80% 以上。

（丁　明）

第三节　胆管肿瘤

一、胆囊良性肿瘤

（一）概述

胆囊良性肿瘤少见，B 超上可见胆囊黏膜充盈缺损，偶尔在胆囊结石行胆囊切除术时也可发现。真正的腺瘤只占 4% 左右。胆囊息肉样病变（PLG）是来源于胆囊壁并向胆囊腔内突出或隆起的病变的总称，多为良性。一般分为以下两类。

1. 肿瘤性息肉样病变

包括腺瘤和腺癌。腺瘤性息肉可呈乳头状或非乳头状，为真性肿瘤，可单发或多发，有时可充满胆囊腔，可并发慢性胆囊炎及胆囊结石。此外，如血管瘤、脂肪瘤、平滑肌瘤、神经纤维瘤等均属罕见。

2. 非肿瘤性息肉样病变

大部分为此类。常见的如炎性息肉、胆固醇息肉、腺瘤性增生等。胆固醇性息肉最常见，不是真正的肿瘤，直径常在 1 cm 以内，并有蒂，常为多发性；炎症性息肉可单发或多发，一般直径 <1. 0 cm，常并发有慢性胆囊炎及胆囊结石。此外，腺肌增生或腺肌瘤属胆囊的增生性改变，可呈弥漫性或局限性改变，其特点是过度增生的胆囊黏膜上皮向增厚的肌层陷入形成。其他如黄色肉芽肿、异位胃黏膜或胰组织等，均罕见。

（二）诊断

1. 病史要点

胆囊良性肿瘤的主要症状与慢性胆囊炎相似，有上腹部疼痛不适、消化不良表现。胆囊颈部息肉影响胆汁排泄时，可有胆囊肿大、积液。

2. 查体要点

一般无阳性体征，有时可扪及胀大的胆囊。

3. 辅助检查

（1）常规检查：B 超检查可检出胆囊息肉的位置、大小、根有无蒂等情况，但对病变的性质难以确定。

（2）其他检查：CT 检查对较小的胆囊息肉诊断价值不大，但对肝脏、胰腺有较高的分辨率。

4. 诊断标准

胆囊息肉样病变在以往临床诊断较为困难，随着 B 超检查的普及，诊断不难。

（三）治疗

1. 一般治疗

息肉直径 <0.5 cm，无症状、多发、生长速度不快者，可随诊观察。

2. 手术治疗

一般行腹腔镜胆囊切除，除非术前已高度怀疑是胆囊癌。

对胆囊息肉是否手术有不同意见。一般认为是否手术取决于以下因素。①息肉大小及增长快慢，直径 >1 cm 的或短期内增大迅速者恶性可能性大，直径 <0.5 cm 可随诊观察。②数目，多发者常为胆固醇息肉等非肿瘤性息肉样病变，腺瘤或癌多为单发。③形状，乳头状、蒂细长者多为良性，不规则、基底宽或局部胆囊壁增厚者，应考虑恶性。④部位，腺肌性增生好发于胆囊底部，位于胆囊体部又疑为恶性息肉样病变者，易浸润肝，应采取积极态度治疗。⑤症状，有症状者考虑手术治疗。⑥年龄大于 50 岁的患者，考虑手术治疗。

二、胆囊癌

（一）概述

胆囊癌较少见，预后极差。胆囊癌与胆囊结石的发生有一定的关系，胆囊癌多发生于 50 岁以上的中老年患者，女性多于男性，80% 以上的患者并发有胆囊结石。

胆囊癌多发生于胆囊体或底部。80% 为腺癌，可分为浸润型和乳头状型两类。组织学上胆囊癌可直接浸润周围脏器，也可经淋巴管、血液循环、神经、胆管等途径转移及腹腔内种植。

按病变侵犯范围，Nevin（1976）将胆囊癌分为 5 期。Ⅰ期：黏膜内原位癌。Ⅱ期：侵犯黏膜和肌层。Ⅲ期：侵犯胆囊壁全层。Ⅳ期：侵犯胆囊壁全层并周围淋巴结转移。Ⅴ期：侵及肝和（或）转移至其他脏器。

（二）诊断

1. 病史要点

胆囊癌缺乏特异性临床症状，早期诊断困难，有时在施行胆囊切除术时偶然发现。多数被误诊为胆囊炎、胆石症。出现右上腹痛、右上腹包块或贫血等症状时病情常已属晚期。胆囊癌的临床症状有中上腹及右上腹疼痛不适、消化不良、嗳气、纳差、黄疸和体重减轻等。常并发有胆囊结石病史 5 年以上；不并发胆囊结石的胆囊癌患者，病程多较短，常在半年左右。黄疸往往是晚期表现。胆囊癌的转移早而广泛，最常见的是引起肝外胆管梗阻、进行性肝功能衰竭及肝脏的广泛转移。如癌肿侵犯十二指肠，可出现幽门梗阻症状。

2. 查体要点

晚期常有黄疸、右上腹部硬块、体重下降。

3. 辅助检查

（1）常规检查。

1）肿瘤标志物：胆囊癌患者常有血清 CEA 升高，但在早期诊断无价值。

2）B 超：诊断准确率达 75% ~82%，为首选检查方法。

（2）其他检查。

1）CT 扫描：对胆囊癌的敏感性约为 50%，对早期胆囊癌的诊断不如 B 超。如果肿瘤侵犯肝脏或有肝门、胰头淋巴结转移，多能在 CT 下显示。

2）彩色多普勒血流显像：占位内异常的高速动脉血流信号是胆囊原发性恶性肿瘤区别于良性肿块的重要特征。

3）细胞学检查：细胞学检查法有直接取活检或抽取胆汁查找癌细胞两种。阳性率虽不高，但结合影像学检查方法，仍可对半数以上胆囊癌患者做出诊断。

4. 诊断标准

胆囊癌的早期诊断常比较困难，当临床上已能在胆囊区摸到硬块时，病程多已是晚期。另一些患者只诊断为胆囊结石，对癌变未能有足够的注意，待切除胆囊后送病理检查时，才在标本上发现癌变。

（三）治疗

1. 放化疗

胆囊癌对各种化疗药物均不敏感，很难观察其疗效，多用于术后辅助治疗。放疗仅作为一种辅助手段应用于手术后或已无法切除的病例。

2. 手术治疗

手术切除是胆囊癌唯一有效的治疗方法，但结果令人失望。

（1）胆囊切除术：若癌肿仅侵犯至黏膜层或肌层者，单纯行完整胆囊切除术已达根治目的，可不必再行第二次根治性手术。但位于胆囊颈、胆囊管的隐匿性胆囊癌，无论其侵犯至胆囊壁的哪一层，均应再次行肝十二指肠韧带周围淋巴结清扫术。

（2）胆囊癌的根治手术：根治术的范围主要包括胆囊切除、肝部分切除和淋巴结清扫。应清扫肝十二指肠韧带的淋巴结，必要时还应清扫胰十二指肠上、胰头后淋巴结。

（3）胆囊癌的姑息性手术：对于无法根治的晚期胆囊癌病例，手术原则为减轻痛苦，提高生活质量。

三、胆管癌

（一）概述

胆管癌包括肝门部胆管、肝总管、胆总管区域内的原发性癌肿，约占尸检结果的 0.01% ~0.85%。60 岁以上多见。男性稍多，男女发病比约为 3 ∶ 2。

本病病因至今尚不清楚，有 16% ~30% 的胆管癌患者伴有胆结石；先天性胆总管囊肿患者胆管癌发生率高；胆管良性乳头状瘤可转变为胆管癌，原发性硬化胆管炎并发溃疡性结肠炎者发生胆管癌的比例高；胆管血吸虫病也是病因之一。

胆管癌约 1/3 ~1/4 并发有结石。根据癌肿部位常分为肝门部（上部）胆管癌（Klatskin 肿瘤）、胆管中部癌及胆管下端癌。肝门部胆管癌系指左右肝管主干及其与肝总管汇合部的癌肿，约占胆管癌的1/3～1/2，多发生于左肝管，癌肿常向对侧肝管及肝总管浸润。胆管中部癌多位于胆囊管、肝总管、胆总管三者交接处。胆管下端癌主要指胆总管下端癌，多归于壶腹部肿瘤。三者在临床病理、手术治疗方法、预后上均有一定的差别。

（二）诊断

1. 病史要点

临床症状主要为伴有上腹部不适的进行性黄疸、食欲不振、消瘦、瘙痒等。如并发胆结石及胆管感染，可有怕冷、发热等，且有阵发性腹痛及隐痛。当肿瘤来源于一侧肝管时，早期可不出现黄疸，直至肿瘤延伸至肝总管或对侧肝管时，才出现明显的阻塞性黄疸。黄疸一般进展较快，呈进行性加重。

2. 查体要点

检查可见肝肿大、质硬，胆囊不肿大；如为胆总管下端部，则可扪及肿大的胆囊；如肿瘤破溃出血，可有黑便或大便隐血试验阳性、贫血等表现。

3. 辅助检查

（1）常规检查。

1）B 超：可显示肝内胆管扩张、肝门部肿块，肝外胆管不扩张，胆囊不肿大。

2）CT 检查效果与 B 超相同。

对于一侧的肝管的肿瘤，早期时尚未引起梗阻性黄疸时，B 超及 CT 检查仅能发现一侧的肝内胆管扩张。

（2）其他检查。

1）^{99m}Tc-HIDA 放射核素扫描：可以鉴别阻塞性黄疸是来源于肝外胆管阻塞或肝内胆汁淤积。

2）PTC：是最直接而可靠的诊断方法。患者的肝内胆管扩张，PTC 的成功率高，如果穿刺后未能立即施行手术或血清总胆红素在 171 μmol/L 以上者，应行 PTCD 以暂时引流胆管，改善黄疸。

3）ERCP/MRCP：可了解胆管情况。

4）血管造影：选择性动脉造影可显示胆管癌本身的血管情况，经皮肝穿刺门静脉造影（PTP）可了解门静脉是否受累。

5）腹腔镜检查：可直观了解肿瘤的位置、大小、形态，以及探查肿瘤与周围血管等组织的关系，尤其可以利用病理活检，了解肿瘤的良恶性。

4. 诊断标准

根据进行性黄疸的病史，结合影像学表现，一般均可获得正确诊断。诊断流程见图7-2。

5. 鉴别诊断

不应满足于阻塞性黄疸以及胆管结石或胆管炎性狭窄的诊断。应与胆囊癌鉴别。还需要与肝门部转移癌、肝门部肝细胞性肝癌、肝门淋巴结转移癌或淋巴瘤相鉴别。近端胆管癌常并发有胆囊结石、肝胆管结石，胆管癌梗阻性黄疸并发感染时可出现胆管炎的症状、体征。在 B 超检查中结石及胆囊癌容易被发现。

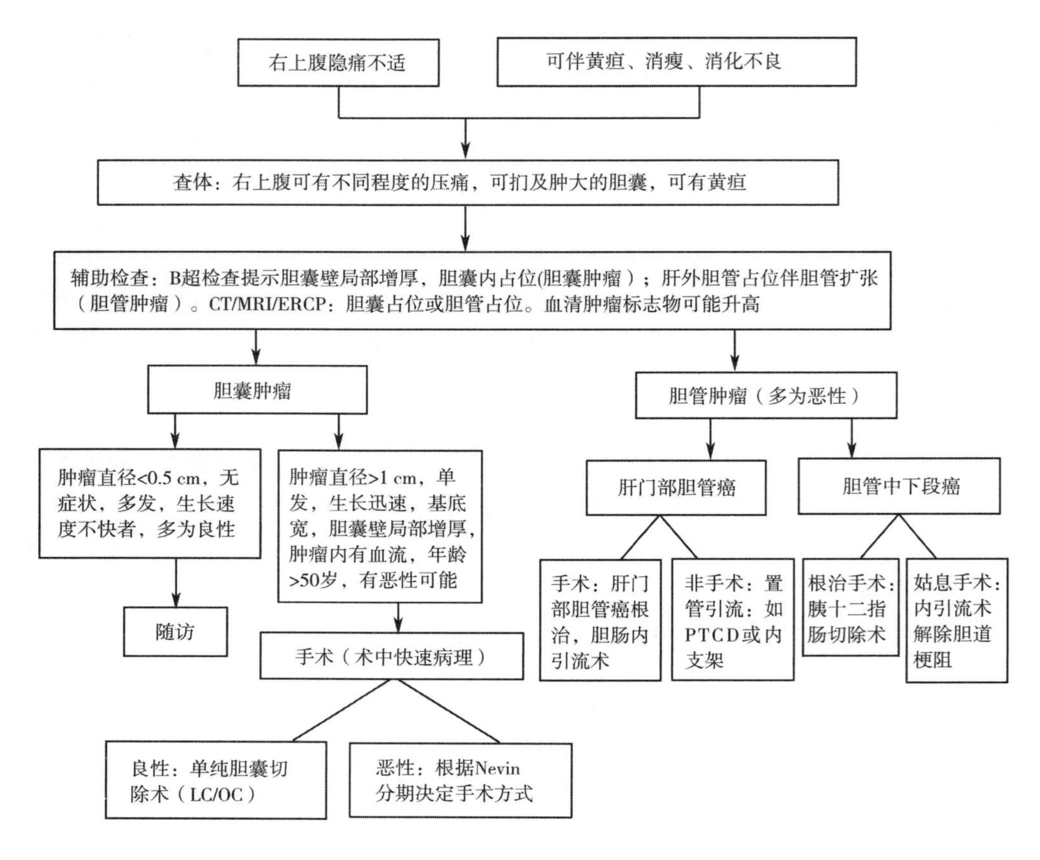

图 7-2 胆管癌诊断流程

（三）治疗

1. 一般治疗

术前准备同一般阻塞性黄疸。

2. 手术治疗

手术方法的选择如下。

（1）中、下部胆管癌切除术：中、下部胆管癌比肝门部及乳头部癌少见。目前多数学者为其手术方式是胰十二指肠切除术。中下部癌无法切除者，可用姑息性方法。

（2）上段胆管癌的手术治疗：根据 Bimuth-Corlett 分型，上段胆管癌分 4 型。Ⅰ型：肿瘤位于肝总管，未侵犯左右肝管汇合部。Ⅱ型：肿瘤侵犯汇合部，未侵犯左或右肝管。Ⅲa 型：已侵犯右肝管。Ⅲb 型：已侵犯左肝管。Ⅳ型：同时侵犯左右肝管。其中Ⅰ、Ⅱ型可行肝外胆管、胆囊切除术的同时做区域淋巴结清扫、肝门胆管与空肠 Roux-en-Y 吻合术；Ⅲ型以上的病变，则需要在上述术式的基础上再附加左或右肝叶部分切除术；Ⅳ型者则需行扩大根治切除，包括左或右半肝切除。

（3）肝门部胆管癌姑息性手术：胆肠内引流术是首选的姑息手术方法。原则是胆肠吻合口应尽量远离病灶，不能行内引流者常用扩张癌性狭窄后放置尽可能粗而较硬的 T 形管、U 形管或内支撑导管。非手术置管引流常用的方法为 PTCD，也可经 PTCD 窦道扩大后放置内支撑管。

（四）预后

胆管癌预后极差。手术切除组一般平均生存期为 13 个月，如单做胆管内或外引流，其平均生存仅 6～7 个月，很少超过 1 年。下段胆管癌预后最好，胰十二指肠切除术后的 5 年生存率为20%～35%。

（丁　明）

第四节　肝外胆管结石

肝外胆管结石较常见，其中绝大多数为原发性肝外胆管结石。继发性肝外胆管结石常由肝内胆管结石下降引起，少部分来自胆囊结石。肝外胆管结石可位于肝总管或胆总管，但大多数位于胆总管下端。结石嵌顿时可引起胆管梗阻，并发感染可导致急性梗阻性化脓性胆管炎，严重时危及患者生命；结石嵌顿于胆总管壶腹部则可引起胆源性胰腺炎；结石梗阻并发感染可导致胆源性肝脓肿、胆管出血，以及胆汁性肝硬化。

一、临床表现

主要取决于有无梗阻和感染，一般静止期可无症状。如若结石阻塞胆管并发急性化脓性胆管炎时，其典型的表现为夏柯三联征，即腹痛、寒战高热、黄疸。

（一）腹痛

绝大多数患者表现为剑突下和右上腹阵发性剧烈绞痛，或是持续性疼痛阵发性加剧，常向右肩背部放射，伴有恶心、呕吐，进食油腻食物和体位改变常为诱发或加重的因素。

（二）寒战、高热

约有 2/3 的患者在胆绞痛发作之后出现寒战高热。一般表现为弛张热，体温可高达 39～40 ℃。这是由于胆管内压升高，胆管感染的细菌及其毒素经肝血窦逆行扩散进入体循环，引起全身性感染所致。

（三）黄疸

在胆绞痛和寒战、高热后 1～2 天出现梗阻性黄疸。如梗阻为不完全性或间歇性，黄疸程度较轻且呈波动性；如梗阻完全且并发感染时则黄疸明显，并呈进行性加深；如胆囊已被切除或有严重病变，常于梗阻后 8～24 小时内发生黄疸。黄疸时常有尿色加深，大便颜色变浅，有的可出现皮肤瘙痒。

1. 体格检查

剑突下和右上腹有深压痛，感染严重者则出现右上腹肌紧张、肝区叩击痛，有时可扪及肿大而有压痛的胆囊。

2. 实验室检查

白细胞计数和中性粒细胞占比升高；血清胆红素升高，尿胆红素增加而尿胆原降低或消失，粪中尿胆原降低；血清转氨酶、γ-转肽酶、碱性磷酸酶等均升高。

3. 影像学检查

B 超为首选的检查方法，可发现胆管内结石及胆管扩张，但对胆管下端病变显示较差。

必要时可采用 PTC、ERCP、CT、MRI 等检查可进一步明确诊断。

二、诊断

根据病史及典型的夏柯三联征，多可作出诊断，如能结合实验室检查和影像学检查则可确定诊断。

三、治疗

肝外胆管结石以手术治疗为主，并可酌情采用中西医结合治疗。手术的原则：①术中尽可能取尽结石；②解除胆管狭窄及梗阻，去除感染病灶；③确保术后胆汁引流通畅，防止结石再发。

（一）手术治疗

手术时机和手术方法应根据病情和术中探查发现来决定。通常对于症状较轻、初次发作、胆管不完全性梗阻者，可采用非手术治疗，待病情好转或急性发作后行择期手术；对于反复发作或复发性结石患者，也可在发作的间歇期行择期手术；但当结石完全梗阻并发急性重症胆管炎时，则应果断地施行急诊手术。常用手术方法如下。

1. 胆总管切开取石 +T 管引流术

适应于单纯胆管结石，胆管无狭窄或其他病变。如伴胆囊结石和炎症，可同时切除胆囊。有条件者可采用术中胆管造影、B 超检查或胆管镜检查以防止结石残留。手术时应将 T 管妥善固定、防止压迫和脱落。术后每日观察胆汁的引流量、色泽和性状。T 管引流胆汁量平均每日为 200 ~400 mL，如超过此量则提示胆总管下端有梗阻。如胆汁正常且流量逐日减少，说明胆总管下端通畅。一般于术后 12 天左右，可先行试夹管 1 ~2 天，如患者无腹痛、发热等不适可经 T 管胆管造影，如无异常发现，于造影 24 小时后，可夹管 2 ~3 天，仍无症状可予拔管。如造影发现结石残留，则需保留 T 管 6 周以上待窦道形成坚固，再拔除 T 管经窦道行纤维胆管镜取石。

2. 胆肠内引流术

其适应证为：①胆管明显扩张，下端有炎性狭窄等器质性病变，且用一般手术方法难以解除者，但胆总管上段必须通畅无狭窄；②泥沙样结石难以取尽，以及结石残留或复发者。常用术式有胆管空肠 Roux-en-Y 吻合术，间置空肠胆管十二指肠吻合术（JICD）等。行胆肠内引流术时，无论胆囊有无病变均应同时切除。

3. 奥狄（Oddi）括约肌成形术

其适应证同胆肠吻合术，尤其是胆总管扩张程度较轻而又不适应于做胆肠吻合术者。

4. 内镜下括约肌切开取石术

适用于结石嵌顿于壶腹部以及胆总管下端的良性狭窄。但若胆管内结石多于 5 枚，结石直径 >1 cm，或狭窄段过长，该手术疗效不佳。

（二）非手术治疗

该疗法不仅是急性胆管炎发作期重要的治疗方法，也是手术前准备的主要措施。主要包括：①禁食和补液，在纠正水电解质和酸碱平衡失调的同时补充热能；②应用足量有效的抗生素，尽快控制感染；③解痉止痛，对症治疗；④补充维生素 K，纠正凝血功能障碍；⑤全身支持，酌情输血或给血液制品，支链氨基酸等，增强患者的抗病能力。

（丁　明）

第五节　肝内胆管结石

肝内胆管结石又称肝胆管结石，原发于肝内胆管，多为胆色素性结石，是我国常见而难治的胆管疾病。

一、病因与病理

肝内胆管结石可弥漫于整个肝内胆管系统，也可局限于某肝叶或肝段的胆管内。由于肝左叶肝管较长呈水平方向行走，与肝总管成锐角，不利于胆汁的引流，故左叶结石多于右叶。本病发病原因复杂，主要与肝内感染、胆汁淤积、胆管蛔虫等因素有关。

肝内胆管结石引起肝内胆管炎症，反复炎症导致狭窄，狭窄部位以上的胆管扩张，呈囊状。结石长时间堵塞肝段、肝叶胆管，使该区域细胞坏死、纤维增生、肝组织萎缩。长期的胆管结石或炎症可诱发胆管癌。

二、临床表现

肝内胆管如不并发肝外胆管结石，可多年无症状或仅有肝区和胸背部胀痛不适。并发肝外胆管结石时，其临床表现与肝外胆管结石相似。如发生梗阻和并发细菌感染，可表现为胆管炎症状，主要为寒战、发热，体检有上腹压痛、肝大、肝区叩击痛等，严重者出现急性梗阻性化脓性胆管炎的表现。除双侧胆管均有梗阻或发生胆汁性肝硬化晚期，肝内胆管结石一般不出现黄疸。肝内胆管结石并发感染容易引起多发肝脓肿，脓肿穿破膈肌可发生胆管—支气管瘘。广泛的肝内结石、反复胆管炎易引发胆汁性肝硬化，晚期可继发门静脉高压。对病史较长，年龄较大，近期内频繁发作胆管炎，伴进行性黄疸、腹痛及发热难以控制者，应怀疑并发肝胆管癌的可能。

三、诊断

除病史及临床表现外，主要依靠影像学检查，B 超、CT、PTC、MRCP 等均有助于肝内胆管结石的诊断与鉴别诊断，并能准确定位，指导治疗。

四、治疗

肝内胆管结石主要采用手术治疗。治疗原则为尽可能取净结石，解除胆管狭窄及梗阻、去除结石部位和感染病灶、恢复和建立通畅的胆汁引流、防止结石的复发。手术方法包括以下几种。

（一）胆管切开取石

是最基本的治疗方法，应争取切开狭窄的部位。沿胆总管纵行向上做肝总管及左右肝管的“Y”形切开，显露 1 ~2 级肝管，直视下取出结石。或者在手术中行 B 超检查协助定位，按照位置取出结石。术中胆管镜检查并取石是取净胆管内结石的最有效方法。

（二）胆肠吻合术

高位肝管切开取石后，多需做各种胆管空肠吻合内引流术，以预防狭窄，利于残留结石的排出及预防结石复发。但胆肠吻合手术决不能代替对胆管狭窄、结石等病灶的有效手术处理。

（三）肝切除术

局限于肝段、肝叶的结石，在确定没有其他部位结石的基础上，尤其是并发纤维化、萎缩和丧失功能时，可考虑做肝段、肝叶切除手术。不仅去除了结石的再生源地，还可防止病变肝段的癌变。

（四）残留结石的处理

术后结石残留较常见，可通过 T 管窦道插入纤维胆管镜取出残留结石；结石过大可采用激光等其他方法将结石碎裂后取出，经 T 管注入溶石药物也有一定疗效。

（丁　明）

第八章

胰腺疾病

第一节　急性胰腺炎

一、概述

急性胰腺炎是外科临床常见的急腹症之一，轻型和重型严重度不一，所以预后相差甚远。在急性胰腺炎中，约 80% 为轻型胰腺炎，经非手术治疗可以治愈。而另 20% 的重型胰腺炎由于起病突然，病情发展迅速，患者很快进入危重状态，往往在数小时至数十小时之内产生全身代谢紊乱、多脏器功能衰竭并继发腹腔及全身严重感染等，即使给予及时治疗（包括外科的干预），仍有 30% 左右的死亡率。因此，虽然目前对急性胰腺炎的病情发展和病程转归有了一定的认识，治疗手段也有显著进步，但对于重症急性胰腺炎的发病机制、病情变化规律及治疗方法仍存在较多的难题，有待我们去解决。

二、病因及发病机制

急性胰腺炎是指胰腺消化酶被异常激活后对胰腺本身及其周围脏器和组织产生消化作用而引起的炎症性疾病。到目前为止对于急性胰腺炎的发病机制仍未完全清楚，基本原因与肝胰（Vater）壶腹部阻塞引起胆汁反流入胰管和各种因素造成胰管内压力过高、胰管破裂、胰液外溢等有关。急性胰腺炎发病因素多，如胆道疾病、酗酒、高脂血症和医源性创伤都可以诱发胰腺炎，其中，最常见的病因是胆道疾病，其次是酗酒及医源性的创伤包括手术损伤、内镜操作等。近年来，高脂血症诱发的急性胰腺炎逐渐增多。其他的病因还有外伤、十二指肠病变（如十二指肠憩室）、高钙血症、药物因素（如他莫昔芬、雌激素等）的诱发，以及妊娠等。另外，有少数急性胰腺炎找不到原因，称特发性胰腺炎。

急性胰腺炎是因胰腺分泌的各种消化酶被各种因素异常激活，导致对胰腺组织本身及其周围脏器和组织产生消化，即“自我消化”作用。正常情况下，胰腺腺泡分泌的消化酶并不能引起自身消化，主要是有一系列的保护机制运作：①胰腺导管上皮有黏多糖保护；②胰酶在胰腺内主要以胰酶原的形式存在，胰酶原是没有活性的；③各种胰酶原以酶原颗粒的形式存在于胰腺腺上皮细胞内，酶原颗粒呈弱酸性，可以保持胰蛋白酶原的稳定形式；④在胰腺实质和胰管之间，胰管和十二指肠之间的胰液分泌压和胆管中的胆汁分泌压之间均存在着正常的压力梯度，维持胰管内胰液的单向流动，使胰液不会发生反流，奥狄（Oddi）括约肌和胰管括约肌也是保证压力梯度存在、防止反流的重要因素。总之，保持胰酶在胰腺内以非活化形式存在是维持胰腺正常功能的关键，任何原因诱发了酶原在胰腺内被异常激活都将启动急性胰腺炎的病程。

急性胰腺炎的发病机制复杂，在病情发展过程中，还有新的因素参与，促使病情进一步变化。至今，确切的发病机制尚不完全清楚，目前已了解的发病机制归纳如下。

（一）急性胰腺炎的启动因素

1. 胰酶被异常激活

胆管和胰管在解剖学上的特异性造成胆胰管的压力联动。通常，近 80% 的正常人群存在胆胰管的共同通道。当共同通道受阻时，可造成胆汁反流进入胰管，胰管出口梗阻也会导致胰管内压力的升高。胆管内的结石梗阻在共同通道的末端，以及胆管癌、胰头癌、十二指肠乳头的病变，十二指肠镜逆行性胰胆管造影（ERCP）都可以导致胆胰管开口梗阻和胰管内压力的升高。反流进入胰管的胆汁中的游离脂肪酸可以直接损伤胰腺组织，也可以激活胰酶中的磷脂酶原 A，产生激活的磷脂酶 A。它使胆汁中的卵磷脂成为有细胞毒性的溶血卵磷脂，引起胰腺组织的坏死。磷脂酶 A 除作用于胰腺局部，还作用于全身，引起呼吸和循环功能障碍。弱碱性的胆汁也可以激活胰管内胰酶颗粒中的各种酶原，提前启动胰酶活性。胰管内压力的上升还可以破坏胰管上皮，使胰液逆向流入胰腺间质内，被激活的各种胰酶对胰腺组织产生“自身消化”，导致胰腺坏死。急慢性的胆道系统炎症也会诱发十二指肠乳头的炎症性水肿、痉挛和狭窄，胆胰管内的压力升高，导致急性胰腺炎。

此外，十二指肠乳头周围病变（如十二指肠憩室）、十二指肠穿透性溃疡、胃次全切除术后输入袢淤滞症等都可以造成十二指肠腔内压力的升高，导致十二指肠内容物反流入胰管。因十二指肠内容物中含有肠激酶及被激活的各种胰酶、胆汁酸和乳化的脂肪，这些内容物进入胰管后，再激活胰管内胰液中的各种胰酶原，造成胰腺组织自身消化，发生急性胰腺炎。

2. 酒精中毒

在西方国家，酒精中毒引起的急性胰腺炎约占总数的25%。酒精中毒导致胰腺炎的机制尚未完全明确，大致归纳为以下 2 个方面。①酒精的刺激作用，大量饮酒刺激胰腺分泌增加，同时酒精可以引起奥狄括约肌痉挛，这样使胰管内压升高，导致细小胰管破裂，胰液进入胰腺实质，胰蛋白酶原被胶原酶激活，胰蛋白酶再激活磷脂酶、弹力蛋白酶、糜蛋白酶等，导致胰腺“自身消化”。②酒精对胰腺的直接损伤作用，血液中的酒精可直接损伤胰腺组织，使胰腺腺泡细胞变性坏死，蛋白合成能力减弱。

3. 高脂血症

目前，国内外较为公认的高脂血症导致胰腺炎的机制有以下两点。①三酰甘油的分解产物对腺泡的直接损伤。高脂血症患者体内游离脂肪酸产生过多，超出了白蛋白的结合能力，胰腺内高浓度聚集的游离脂肪酸就会产生细胞毒性，损伤胰腺腺泡细胞和小血管，导致胰腺炎的发生。此外，游离脂肪酸可以诱发胰蛋白酶原激活加速，加重腺泡细胞的自身消化和胰腺炎的病理损害。②当血清内血脂 >2. 15 mmol/L 时，患者的血液黏滞度增高，Ⅶ因子活性、纤溶酶原激活抑制物活性增高，干扰纤溶过程，易形成血栓。高脂血症也会激活血小板，产生缩血管物质血栓素 A_2，导致胰腺血液微循环障碍。而高脂血症中大分子的乳糜微粒可直接栓塞毛细血管，使胰腺缺血坏死。

4. 其他因素

除以上较为常见的因素以外，还有暴饮暴食的饮食因素，外伤和医源性损伤的创伤因素，以及妊娠、高钙血症等有关的代谢因素，以及一些药物相关的药物因素、败血症相关的感染因素和精神因素等。

（二）导致急性胰腺炎病变加重的因素

80%的急性胰腺炎患者属于轻型急性胰腺炎，这些患者保守治疗有效，经自限性的胰腺炎过程，很快能够恢复。但另外20%左右的患者，开始就呈现危及生命的临床表现，随着胰腺组织出血、坏死及后腹膜大量炎性液的渗出，病情急剧加重，全身代谢功能紊乱，出现肺、肾、心、脑多脏器功能障碍并继发局部及全身感染，最终导致患者死亡。近年来研究表明，尽管不同的始动因素诱发了急性胰腺炎，但在启动后的急性胰腺炎的进程上，它的病理生理过程是一致的，导致病变加重的因素也是相同的，而且这些因素又相互交叉、互相作用，使急性胰腺炎的病变严重化，病程复杂化。

1. 白细胞的过度激活和全身炎症反应

胰腺炎是一种炎症性疾病，炎症介质和细胞因子过度释放是重症急性胰腺炎病情加重的重要因素。1988年Rindernecht提出急性胰腺炎的白细胞过度激活学说。近年来的实验研究显示，巨噬细胞、中性粒细胞、内皮细胞和免疫系统均参与急性胰腺炎的病变过程，并诱发了多种细胞因子的级联反应。其中，单核巨噬细胞在损伤因子的刺激下，能够合成和释放多种细胞因子，如TNF-α、IL-1等，也释放活性自由基及蛋白酶和水解酶，引起前列环素类物质、白三烯等炎症介质的分泌，引起和增强全身炎症反应。细胞因子在炎症反应中，能刺激粒细胞的活化，大量释放损伤性炎性介质，其中PMN-弹力蛋白酶含量增高，它能够降解细胞外基质中的各种成分，水解多种血浆蛋白，破坏功能完好的细胞，加重胰腺出血、坏死和胰外脏器的损伤，并导致全身代谢功能的严重不平衡。临床上出现急性反应期症状，即形成全身炎症反应综合征（SIRS），最终可导致多脏器功能衰竭（MOF），此时是重症急性胰腺炎病程第一阶段，也是重症急性胰腺炎的第1个死亡高峰。

2. 感染

患者度过急性胰腺炎急性反应期的全身代谢功能紊乱和多脏器功能不全后，接着要面临的是胰腺坏死灶及胰外脂肪组织坏死灶的感染和全身的脓毒血症，它是急性坏死性胰腺炎第二阶段的主要病变，也是急性胰腺炎患者的第2个死亡高峰时期。急性胰腺炎患者并发的局部和全身的感染多为混合性感染，主要的致病菌是来自肠道的革兰阴性杆菌和厌氧菌。肠道菌群移位到胰腺和身体其他部位，是因为肠道黏膜屏障在急性胰腺炎的早期就受到破坏。急性胰腺炎发病早期血流动力学改变，使肠道供血减少、肠黏膜缺氧，黏膜屏障被损伤。早期的禁食治疗，也使肠黏膜绒毛的营养状态下降，加剧了肠道黏膜屏障破坏，使肠黏膜的通透性异常增加，细菌和内毒素移位到胰腺和胰外侵犯的坏死组织内，导致胰腺坏死灶继发感染、胰腺和胰周脓肿及全身脓毒血症。

3. 胰腺血液循环障碍的因素

有实验研究表明，胰腺供血不足和微循环障碍可以诱发和加重胰腺炎的发生和发展。在解剖学上，胰腺小叶内中央动脉是唯一的胰腺腺叶供血动脉，相互间缺少交通支。一旦中央动脉因各种原因导致供血障碍，容易发生胰腺小叶坏死，小叶内腺泡细胞的坏死会产生胰酶颗粒的释放和激活。在急性胰腺炎的病程中，胰腺血液循环障碍进一步加剧胰腺坏死的发展，使病变加重。

4. 急性胰腺炎全身代谢功能的改变和对重要脏器的影响

轻型急性胰腺炎病变仅局限在胰腺局部，而重症急性胰腺炎的病变则以胰腺病变和胰外侵犯共同存在为特点。重症急性胰腺炎影响全身多脏器功能的途径是多因素的，大量胰酶释放入血、失控的炎症反应、微循环障碍、再灌注损伤、感染等都可以诱导多脏器功能不全。其中全身炎症反应综合征（SIRS）是多脏器功能不全的共同途径。在重症急性胰腺炎的早期，主要表现为循环系统、呼吸系统和肾功能受到影响。而到了感染期则全身多脏器和代谢功能均受伤害。

（1）对循环系统的影响：重症急性胰腺炎患者胰腺、胰周组织、腹膜后的大量液体渗出导致全身循环血容量急剧丧失，造成低血容量性休克。同时，过度释放的损伤性炎性介质带来全身炎症反应综合征，炎症介质对心血管系统的作用和血液分布不均是休克的主要原因。因此临床上单纯的液体补充并不能有效地中止重症胰腺炎患者的休克病程。

（2）对呼吸功能的影响：胰腺炎症激活的弹性蛋白酶促使全身免疫细胞释放大量的炎症介质，具有细胞毒性的细胞因子和炎症介质导致血管内皮和肺泡上皮的损伤。肺毛细血管内皮损伤后大量血浆成分渗透到肺间质和肺泡内。磷脂酶 A_2 的异常释放和激活，使卵磷脂转变成溶血卵磷脂，破坏了肺泡表面的活性成分，肺泡表面张力增加。以上原因造成肺的顺应性降低，患者可表现为进行性缺氧和呼吸困难。急性胰腺炎并发的肺损伤（ALI）或急性呼吸窘迫综合征（ARDS）是短时间内患者死亡的主要原因，约占死亡总数的60%。此外，重症胰腺炎患者腹腔内的大量渗出和肠壁水肿、肠蠕动障碍产生腹腔内的高压（IAH），也迫使横膈抬高，影响了呼吸功能，造成呼吸困难和缺氧，这与 ARDS 有所不同。

（3）对肾功能的影响：在重症急性胰腺炎早期，肾前因素是导致肾功能损伤的主要原因。急性炎症反应期有效循环血量的相对或绝对不足引起严重的肾缺血，使肾小球滤过下降，肾组织缺氧。在长时间肾供血不足及全身炎症反应和感染的情况下，炎症介质也可以直接或间接导致肾功能损害，出现急性肾小管坏死。

（4）其他：对肝功能的影响是因为胰酶和血管活性物质及炎症介质通过门静脉回流入肝，破坏肝细胞，此外，血容量的不足也导致回肝血量的减少而损伤肝细胞。胰头水肿可压迫胆总管导致梗阻性黄疸。脑细胞缺血、缺氧以及磷脂酶的作用使中枢神经系统发生病变。在严重的感染期，真菌感染也可带来烦躁不安、神志模糊、谵妄等精神神经症状。

（5）代谢的改变：重症急性胰腺炎的代谢性改变主要表现在低钙血症和高血糖。

血钙低于1.87 mmol/L（7.5 mg/L）预示胰腺炎病变严重，预后不良。低钙血症往往发生在发病后的第3天。低钙血症的发生主要是因为胰周和腹膜后脂肪坏死区域发生钙盐皂化作用。由于血钙约半数与白蛋白结合，在低蛋白血症时也会导致总钙值降低。此外，胰腺炎时胰高血糖素的分泌增加，通过降钙素的释放和直接抑制钙的吸收可引起低钙血症。血钙严重降低代表脂肪坏死范围的增大，胰腺炎的胰周病变严重。

胰腺炎全程均可出现高血糖症。胰腺炎早期多是因为机体的应激反应，胰高糖素的代偿性分泌所致。后期则是因为胰腺坏死、胰岛细胞广泛受破坏、胰岛素分泌不足。

三、病理

急性胰腺炎的基本病理改变包括水肿、出血和坏死。任何类型的急性胰腺炎都具有上述

3 种改变，只是程度有差别。一般急性胰腺炎在病理上分为急性水肿性胰腺炎（又称间质性胰腺炎）和急性出血坏死性胰腺炎。

1. 急性水肿性胰腺炎

肉眼可见胰腺呈弥漫性和局限性水肿、肿胀、变硬，外观似玻璃样发亮。镜下可见腺泡和间质水肿、炎性细胞浸润，偶有轻度的出血和局灶性坏死，但腺泡和导管基本正常。此型胰腺炎占急性胰腺炎的绝大多数，其预后良好。

2. 急性出血坏死性胰腺炎

大体病理检查见胰腺肿大，胰腺组织因广泛出血坏死而变软，出血区呈黯红色或蓝黑色，坏死灶呈灰黄色或灰白色。腹腔伴有血性渗液，内含大量淀粉酶，网膜及肠系膜上有小片状皂化斑。镜检：胰腺组织呈大片出血坏死，腺泡和小叶结构模糊不清。胰导管呈不同程度扩张，动脉有血栓形成。坏死灶外有炎性区域围绕。当胰腺坏死灶继发感染时，称为感染性胰腺坏死。肉眼可见胰腺腺体增大、肥厚，呈黯紫色。坏死灶呈散在或片状分布，后期坏疽时为黑色，全胰坏死较少发生。

四、分类

急性胰腺炎因发病原因众多，病程进展复杂，预后差别极大，因此，分类侧重的方面不同，分类的方法也就有所不同。

1. 病因学分类

（1）胆源性胰腺炎：由于胆管结石梗阻或胆管炎、胆囊炎诱发的急性胰腺炎。患者首发症状多起自中上腹或右上腹，临床上 50% 以上的急性胰腺炎都是胆道疾病引起。

（2）酒精性胰腺炎：是因酗酒引起的急性胰腺炎，国外报道较多，西方国家约占急性胰腺炎的 25% 左右。

（3）高脂血症性胰腺炎：高脂血症诱发的急性胰腺炎。近年来逐渐增多，正常人群如血脂高于 11 mmoL/L，易诱发急性胰腺炎。

（4）外伤或手术后胰腺炎：胆道或胃的手术、奥狄括约肌切开成形术，ERCP 后诱发的急性胰腺炎。

（5）特发性胰腺炎：病因不明的急性胰腺炎，多数是微小胆石引起。

（6）其他：还有药物性急性胰腺炎、妊娠性急性胰腺炎等。

2. 病理学分类

（1）急性水肿性胰腺炎：又称急性间质水肿性胰腺炎。

（2）急性坏死性胰腺炎：又称急性出血坏死性胰腺炎。

3. 按病程和严重程度分类

（1）轻型急性胰腺炎：仅为胰腺无菌性炎症反应及间质水肿，或有胰周少量炎性渗出。

（2）重型急性胰腺炎：指胰腺炎症及伴有胰周坏死、脓肿或假性囊肿等局部并发症，造成全身代谢紊乱，水、电解质、酸碱平衡失调，出现低血容量性休克等。

（3）暴发性急性胰腺炎：指在起病 48 ~ 72 小时内经充分的液体复苏和积极脏器支持治疗后仍出现多脏器功能障碍的重症急性胰腺炎，病情极为凶险。

五、临床表现

急性胰腺炎起病急骤，临床表现的严重程度和胰腺病变的轻重程度相关，轻型胰腺炎或胆源性胰腺炎的初发症状较轻，甚至被胆道疾病的症状所掩盖。而重症胰腺炎在剧烈腹痛的临床表现基础上症状逐渐加重，出现多脏器功能障碍，甚至多脏器功能衰竭。

1. 腹痛、腹胀

突然出现上腹部剧烈疼痛是急性胰腺炎的主要症状。腹痛前，多有饮食方面的诱因，如暴饮暴食、酗酒和摄入油腻食物。腹痛常为突然起病，剧烈的上腹部胀痛，持续性，位于中上腹偏左，也可以位于中上腹、剑突下。胆源性胰腺炎患者的腹痛常起于右上腹，后转至正中偏左。可有左肩、腰背部放射痛。病情严重的患者，腹痛表现为全上腹痛。腹痛时，患者常不能平卧，呈弯腰屈腿位。

2. 演变

随病情的进展，腹痛为持续性胀痛，随后转为进行性腹胀加重。部分患者腹胀的困扰超过腹痛，少数老年患者可主要表现为腹胀。胰腺炎患者腹痛、腹胀的强度与胰腺病变的程度一致，症状的加重往往预示着病变严重程度的加重。

3. 恶心、呕吐

伴随腹痛恶心呕吐频繁，呕吐物大多为胃内容物，呕吐后腹痛腹胀症状并不能缓解为其特点。

4. 发热

多数情况下轻型急性胰腺炎及重型急性胰腺炎的早期体温常在 38 ℃左右，但在胆源性胰腺炎伴有胆道梗阻、化脓性胆管炎时，可出现寒战、高热。此外，在重症急性胰腺炎时由于胰腺坏死伴感染，高热也是主要症状之一，体温可高达 39 ℃以上。

5. 休克

在重症急性胰腺炎早期，由于大量的液体渗透到后腹膜间隙、腹腔内、肠腔内或全身的组织间质中，患者出现面色苍白、脉搏细速、血压下降等低血容量性休克症状，并有尿量减少。此外，在重症急性胰腺炎的感染期，如果胰腺及胰周坏死感染，组织和化脓性积液不及时引流，可出现感染性休克。有少数患者以突然的上腹痛及休克，伴呼吸衰竭等多脏器功能障碍和全身代谢功能紊乱的发病特点，称为暴发型胰腺炎。

6. 呼吸困难

在重症急性胰腺炎的早期，一方面由于腹胀加剧使横膈抬高影响呼吸，另一方面由于胰源性毒素的作用，使肺间质水肿，影响肺的气体交换，最终导致呼吸困难。患者呼吸急促，呼吸频率常在 30 次/分以上，$PaO_2 < 60$ mmHg。少数患者可出现心、肺、肾、脑等多脏器功能衰竭及弥散性血管内凝血（DIC）。

7. 其他

约有 25% 的患者会出现不同程度的黄疸，主要是因为结石梗阻和胰头水肿压迫胆总管所致，也可因胰腺坏死感染或胰腺脓肿未能及时引流引起肝功能不良而产生。此外，随着病情的进展，患者会出现少尿、消化道出血、手足抽搐等症状，严重者可有 DIC 的表现。

六、辅助检查

（一）体格检查

1. 一般情况检查

患者就诊时呈急腹症的痛苦面容，精神烦躁不安或神态迟钝，口唇干燥，心率、呼吸频率较快，心率大多在90次/分以上，呼吸频率在25次/分以上，一部分患者巩膜可黄染，血压低于正常。

腹部检查压痛，轻型水肿性胰腺炎，仅有中上腹或左上腹压痛，轻度腹胀，无肌强直，无反跳痛。重症坏死性病例，全腹痛，以中上腹为主，上腹部压痛，伴中重度腹胀，上腹部有肌强直、反跳痛等腹膜炎体征。根据胰腺坏死的程度和胰外侵犯的范围，以及感染的程度，腹膜炎可从上腹部向全腹播散。左侧腰背部也会有饱满感和触痛。有明显的肠胀气，肠鸣音减弱或消失。重症患者可出现腹腔积液，腹腔穿刺常可抽到血性液体，查腹腔积液淀粉酶常超过1 500U。坏死性胰腺炎进展到感染期时，部分患者有腰部水肿。

一些患者左侧腰背部皮肤呈青紫色斑块，被称为格雷·特纳（Grey-Turner）征。如果青紫色皮肤改变出现在脐周，被称为卡伦（Cullen）征。这些皮肤改变是胰液外渗至皮下脂肪组织间隙，溶解皮下脂肪，使毛细血管破裂出血所致，出现这两种体征往往预示病情严重。

2. 全身情况检查

胆源性胰腺炎患者如果有结石嵌顿在壶腹部，会出现黄疸。也有少数患者会因为炎症肿大的胰头压迫胆总管产生黄疸，但这种类型的黄疸程度较浅，总胆红素指数很少超过100 mmol/L。

早期或轻型胰腺炎体温无升高或体温 < 38 ℃。坏死性胰腺炎患者病程中体温超过38.5 ℃，预示坏死继发感染。

患者左侧胸腔常有反应性渗出液，患者可出现呼吸困难。少数严重者可出现精神症状，包括意识障碍、神志恍惚甚至昏迷。

重症坏死性胰腺炎在早期的急性反应期最易出现循环功能衰竭、呼吸功能和肾功能衰竭，此时会出现低血压和休克，以及多脏器功能衰竭的相关表现和体征，如呼吸急促、发绀、心动过速等。

（二）实验室检查

1. 淀粉酶的测定

血、尿淀粉酶的测定是胰腺炎诊断最常用和最重要的手段。血清淀粉酶在急性胰腺炎发病的2小时后升高，24小时后达高峰，4～5天恢复正常。尿淀粉酶在发病的24小时后开始上升，下降缓慢，持续1～2周。血尿淀粉酶在发病后保持高位不能回落，表明胰腺病变持续存在。很多急腹症都会有血清淀粉酶升高，如上消化道穿孔、胆道炎症、绞窄性肠梗阻等，故只有血尿淀粉酶升高较明显时才有临床诊断意义。使用Somogyi法，血淀粉酶正常值在40～110 U，超过500 U，有诊断急性胰腺炎的价值。数值越高，诊断的意义越大。

淀粉酶清除率/肌酐清除率：淀粉酶清除率/肌酐清除率（%）=（尿淀粉酶/血淀粉酶）/（尿肌酐/血肌酐）×100%，正常人该比值是1%～5%，一般小于4%，大于6%有诊断意义。急性胰腺炎时，肾脏对淀粉酶的清除能力增加，而对肌酐不变，因此，淀粉酶清除率/肌酐清除率比值的测定可以协助鉴别诊断。

2. 血清脂肪酶的测定

因血液中脂肪酶的唯一来源是胰腺，所以具有较高的特异性。发现血中淀粉酶和脂肪酶平行升高，可以增加诊断的准确性。

3. C 反应蛋白、PMN-弹力蛋白酶的测定

C 反应蛋白是急性炎症反应的血清标志物，PMN-弹力蛋白酶为被激活的白细胞释放，也反映了全身炎症反应的程度，因此，这两个指标表明急性胰腺炎的严重程度。48 小时的 C 反应蛋白达到 150 mg/L，预示为重症急性胰腺炎。

4. 血钙

由于急性坏死性胰腺炎周围组织脂肪坏死和脂肪内钙皂形成消耗了钙，所以，血钙水平降低也代表了胰腺坏死的程度。血钙降低往往发生在发病后的 2~3 天后，如果血钙水平持续低于 1.87 mmol/L，预后不良。

5. 血糖

急性胰腺炎早期，血糖会轻度升高，这与机体应激反应有关。后期，血糖维持在高位不降，超过 11.0 mmol/L（200 mg/dL），则是因为胰腺受到广泛破坏，预后不佳。

6. 血红蛋白和血细胞比容

急性胰腺炎患者血红蛋白和血细胞比容的改变常常反映了循环血量的变化。病程早期发现血细胞比容增加幅度大于 40%，说明血液浓缩，大量液体渗入人体组织间隙，表明胰腺炎病情危重。

7. 其他

在胰腺炎的治疗过程中，要随时监测动脉血气分析、肝肾功能、血电解质变化等指标，以便早期发现机体脏器功能的改变。

（三）影像学检查

1. B 超检查

B 超由于无创、费用低廉、简便易行而成为目前急腹症的一种普查手段。在急性胆囊炎、胆管炎、胆管结石梗阻等肝胆疾病领域，B 超诊断的准确性甚至达到和超过 CT，但 B 超检查结果受到操作者的水平、腹腔内脏器气体的干扰等影响。B 超也是急性胰腺炎的首选普查手段，可以鉴别是否有胆管结石或炎症，是否是胆源性胰腺炎。胰腺水肿改变时，B 超显示胰腺外形弥漫肿大，轮廓线膨出，胰腺实质为均匀的低回声分布，有出血坏死病灶时，可出现粗大的强回声。因坏死性胰腺炎时常常有肠道充气，干扰了 B 超的诊断，因此 B 超对胰腺是否坏死诊断价值有限。

2. CT 检查

平扫和增强 CT 检查是大多数胰腺疾病的首选影像学检查手段。尤其是对于胰腺炎，虽然诊断胰腺炎并不困难，但对于坏死性胰腺炎病变的程度、胰外侵犯的范围及对病变的动态观察，则需要依靠增强 CT 的影像学判断。单纯水肿型胰腺炎 CT 表现为：胰腺弥漫性增大，腺体轮廓不规则，边缘模糊不清。出血坏死型胰腺炎 CT 表现：肿大的胰腺内出现皂泡状的密度减低区，增强后密度减低区与周围胰腺实质的对比更为明显。同时，在胰周小网膜囊内、脾胰肾间隙、肾前后间隙等部位可见胰外侵犯。目前，CT 的平扫和增强扫描已是胰腺

炎诊疗过程中最重要的检查手段，临床已接受 CT 影像学改变作为病情严重程度分级和预后判别的标准之一。

（四）穿刺检查

1. 腹腔穿刺

是一种安全、简便和可靠的检查方法，对有移动性浊音者，在左下腹和右下腹的麦氏点穿刺，穿刺抽出淡黄色或咖啡色腹腔积液，腹腔积液淀粉酶测定升高对诊断有帮助。

2. 胰腺穿刺

适用于怀疑坏死性胰腺炎继发感染者。一般在 CT 或 B 超定位引导下进行，将吸出液或坏死组织进行细胞学涂片和细菌或真菌培养，对确定是否需要手术引流有一定帮助。

七、诊断

病史、体格检查和实验室检查可以明确诊断。急性水肿型胰腺炎，或继发于胆道疾病的水肿型胰腺炎，常不具有典型的胰腺炎临床症状。血尿淀粉酶显著升高，结合影像学检查结果也可以确立诊断。通常，急性胰腺炎患者血尿淀粉酶大于正常值的 5 倍以上，B 超或 CT 检查胰腺呈现上述改变，可以诊断急性水肿型胰腺炎。

急性出血坏死性胰腺炎又称重症急性胰腺炎，在此基础上可出现暴发性急性胰腺炎，它们是重症急性胰腺炎。在 2006 年西宁第十一届全国胰腺外科会议上，中华医学会外科分会胰腺外科学组制定了《重症急性胰腺炎诊治指南》，可供临床指导。

急性胰腺炎伴有脏器功能障碍，或出现坏死、脓肿或假性囊肿的局部并发症者，或两者兼有。腹部体征包括明显的压痛、反跳痛、肌紧张、腹胀、肠鸣音减弱或消失。可有腹部包块，偶见腰肋部皮下瘀斑征（Grey-turner 征）和脐周皮下瘀斑征（Cullen 征）。可以并发一个或多个脏器功能障碍，也可伴有严重的代谢功能紊乱，包括低钙血症，血钙低于 1.87 mmol/L（7.5 mg/dL）。增强 CT 为诊断胰腺坏死的最有效方法，B 超及腹腔穿刺对诊断有一定帮助。重症急性胰腺炎的 APACHE Ⅱ 评分≥8 分。Balthazar CT 分级系统在Ⅱ级或Ⅱ级以上。

在重症急性胰腺炎患者中，凡在起病 72 小时内经充分的液体复苏，仍出现脏器功能障碍者属暴发性急性胰腺炎。

八、并发症

1. 急性液体积聚

发生于胰腺炎病程的早期，位于胰腺内或胰周，为无囊壁包裹的液体积聚。通常靠影像学检查发现。影像学上为无明显囊壁包裹的急性液体积聚。急性液体积聚多会自行吸收，少数可发展为急性假性囊肿或胰腺脓肿。

2. 胰腺及胰周组织坏死

指胰腺实质的弥漫性或局灶性坏死，伴有胰周脂肪坏死。胰腺坏死根据感染与否又分为感染性胰腺坏死和无菌性胰腺坏死。增强 CT 是目前诊断胰腺坏死的最佳方法。在静脉注射增强剂后，坏死区的增强密度不超过 50 Hu（正常区的增强为 50～150 Hu）。

包裹性坏死感染，主要表现为不同程度的发热、虚弱、胃肠功能障碍、分解代谢和脏器功能受累，多无腹膜刺激征，有时可以触及上腹部或腰肋部包块，部分病例症状和体征较隐匿，CT 扫描主要表现为胰腺或胰周包裹性低密度病灶。

3. 急性胰腺假性囊肿

指急性胰腺炎后形成的有纤维组织或肉芽囊壁包裹的胰液积聚。急性胰腺炎患者的假性囊肿少数可通过触诊发现，多数通过影像学检查确定诊断。常呈圆形或椭圆形，囊壁清晰。

4. 胰腺脓肿

发生于急性胰腺炎胰腺周围的包裹性积脓，含少量或不含胰腺坏死组织。感染征象是其最常见的临床表现。它发生于重症胰腺炎的后期，常在发病后 4 周或 4 周以后。有脓液存在，细菌或真菌培养阳性，含极少或不含胰腺坏死组织，这是区别感染性坏死的特点。胰腺脓肿多数情况下是由局灶性坏死液化继发感染而形成的。

九、治疗

近年来，对急性胰腺炎的病理生理认识逐步加深，针对不同病程分期和病因的治疗手段不断更新，使急性胰腺炎的治愈率稳步提高。由于急性胰腺炎的病因病程复杂，病情的严重程度相差极大，单一模式的治疗方案不能解决所有的急性胰腺炎病例。因此，结合手术和非手术治疗的综合治疗才能收到预期的效果。总体来说，在非手术治疗的基础上，有选择的手术治疗才能达到最好的治愈效果。总的治疗原则为：在非手术治疗的基础上，根据不同病因、不同病程分期选择有针对性的治疗方案。

（一）非手术治疗

非手术治疗原则：减少胰腺分泌，防止感染，防止病情进一步发展。单纯水肿型胰腺炎经非手术治疗可基本治愈。

1. 禁食、胃肠减压

主要是防止食糜进入十二指肠，阻止促胰酶素的分泌，减少胰腺分泌胰酶，打断可能加重疾病发展的机制。禁食、胃肠减压也可减轻患者的恶心、呕吐和腹胀症状。

2. 抑制胰液分泌

使用药物对抗胰酶的分泌，包括间接抑制药物和直接抑制药物。间接抑制药物有 H_2 受体阻滞剂和质子泵抑制剂如西咪替丁和奥美拉唑，通过抑制胃酸分泌减少胰液的分泌。直接抑制药物主要是生长抑素，它可直接抑制胰酶的分泌。有人工合成的生长抑素八肽和生物提取物生长抑素十四肽。

3. 镇痛和解痉治疗

明确诊断后，可使用止痛剂，缓解患者痛苦。要注意的是哌替啶可产生奥狄括约肌痉挛，故联合解痉药物如山莨菪碱等同时使用。

4. 营养支持治疗

无论是急性水肿性胰腺炎还是急性出血坏死性胰腺炎，起病后，为了使胰腺休息，都需要禁食较长的一段时间，因此营养支持尤为重要。起病早期，患者有腹胀、胃肠道功能障碍，故以全胃肠道外的静脉营养支持为主（TPN）。对不同病因的急性胰腺炎，静脉营养液的配制要有不同。高脂血症型急性胰腺炎，要减少脂源性热量的供给。一旦恢复肠道运动，就可以给予肠道营养。目前的观点认为，尽早采用肠道营养，尽量减少静脉营养，可以选择空肠营养和经口的肠道营养。肠道营养的优点在于保护和维持小肠黏膜屏障，阻止细菌的肠道移位。在静脉营养、空肠营养和经口饮食 3 种方法中，鼻肠管（远端在屈氏韧带远端

20 cm以下）和空肠造瘘营养最适合早期使用。无论是静脉营养还是肠道营养，都要注意热量的供给及水电解质的平衡，避免低蛋白血症和贫血。

5. 预防和治疗感染

抗生素的早期预防性使用目前尚有争议。通常，在没有感染时预防性使用抗生素，但有临床研究证实预防应用抗生素并未减少胰腺感染的发生和提高急性胰腺炎的治愈率，长期、大剂量应用抗生素反而加大了真菌感染的机会。一般认为，在急性水肿性胰腺炎，没有感染的迹象，不建议使用抗生素。而急性坏死性胰腺炎，可以预防性使用抗生素。首选广谱、能穿过血胰屏障的抗生素如喹诺酮类、头孢他啶、亚胺培南等。

6. 中医中药治疗

内服生大黄和外敷皮硝，可以促进肠功能早期恢复和使内毒素外排。50 mL 水煮沸后灭火，加入生大黄 15 ~20 g 浸泡 2 ~3 分钟，过滤冷却后给药。可以胃管内注入，也可以直肠内灌注。皮硝 500 g，布袋包好外敷于上腹部，每天 2 次，可以促进腹腔液体吸收，减轻腹胀和水肿，控制炎症的发展。

（二）针对性治疗方案

在上述急性胰腺炎基本治疗基础上，对不同原因、不同病期的胰腺炎病例，还要有针对性地治疗，包括对不同病因采用不同的治疗手段，对处于不同病期的患者采用个体化的治疗方案。

1. 针对不同病因的治疗方案

（1）急性胆源性胰腺炎的治疗：急性胆源性胰腺炎是继发于胆道疾病的急性胰腺炎，它可以表现为胆道疾病为主并发有胰腺炎症，也可以表现为以胰腺炎症状为主同时伴有胆道系统的炎症。对这类疾病，首先是要明确诊断，胆管是否有梗阻。

1）胆管有梗阻：无论是否有急性胆管炎的症状，都要外科手段解决胆道梗阻。首选手段是ERCP + EST、镜下取石，有需要可行鼻胆管引流。内镜治疗不成功，或患者身体条件不适合十二指肠镜检查，可行开腹手术。开腹可切除胆囊、胆总管切开引流、胆道镜探查并取石。手术一定要彻底解除胆胰管的梗阻，保证胆总管下端和胆胰管开口处的通畅，这与急性梗阻性化脓性胆管炎的处理还是有区别的。

2）胆管无梗阻：胆囊炎引起胰腺炎或胆管小结石已排出，胆总管无梗阻表现，可先行非手术的保守治疗，待胰腺炎病情稳定，出院前，可行腹腔镜胆囊切除术。

（2）急性非胆源性胰腺炎的治疗：单纯水肿性胰腺炎可通过上述保守治疗治愈。而急性坏死性胰腺炎，则要对病例进行胰腺炎的分期，针对不同的分期选用不同的方案。

（3）高脂血症性急性胰腺炎的治疗：近年来此类患者明显增多，因此在患者入院时要询问高脂血症、脂肪肝和家族性高脂血症病史，静脉抽血时注意血浆是否呈乳糜状，且早期检测血脂。对于该类患者要限制脂肪乳剂的使用，避免应用可能升高血脂的药物。三酰甘油值 >11. 3 mmol/L 易发生急性胰腺炎，需要短时间内降到 6. 8 mmol/L 以下。可使用的药物有小剂量的低分子肝素和胰岛素。快速降脂技术有血脂吸附和血浆置换等。

2. 对于重症急性胰腺炎要针对不同病期的治疗方案

（1）针对急性炎症反应期的治疗。

1）急性反应期的非手术治疗：重症急性胰腺炎，起病后就进入该期，出现早期的全身代谢功能的改变和多脏器功能衰竭，因此该期的非手术治疗主要是抗休克、维持水电解质平衡、对重要脏器功能的支持和加强监护治疗。由于急性坏死性胰腺炎胰周及腹膜后大量渗出，造成血容量丢失和血液浓缩，同时存在着毛细血管渗漏，因此以中心静脉压（CVP）或肺毛细血管楔压（PWCP）为扩容指导，纠正低血容量性休克，并要注意晶体胶体比例，减少组织间隙液体潴留。在血容量不足的早期，快速地输入晶胶体比例为2 ：1 的液体，一旦血容量稳定，即改为晶胶体比例为1 ：1 的液体，以避免液体渗漏入组织间隙。同时要适当控制补液速度和补液量，进出要求平衡，或者负平衡300 ~ 500 mL/d，以减少肺组织间质的水肿，达到“肺干燥”的目的。除上述的非手术治疗措施外，针对加重病情的炎性介质和组织间液体潴留，还可以通过血液滤过来清除炎性介质和排出第三间隙过多的体液。即在输入液体到循环血液中保持循环系统的稳定的同时，使组织间隙中的过多积聚的液体排除。

2）早期识别暴发性急性胰腺炎和腹腔间隔室综合征：在早期进行充分液体复苏、正规的非手术治疗和去除病因治疗的同时，密切观察脏器功能变化，如果脏器功能障碍呈进行性加重，应及时判断为暴发性急性胰腺炎，需要创造条件，争取早期手术引流，手术方式尽量简单以渡过难关。

腹腔内压（IAP）增加达到一定程度，一般说来，当IAP≥25 cmH_2O 时，就会引发脏器功能障碍，出现腹腔间隔室综合征（ACS）。本综合征常是暴发性急性胰腺炎的重要并发症及死亡原因之一。腹腔内压的测定比较简便，实用的方法是经导尿管膀胱测压法。患者仰卧，以耻骨联合作为0 点，排空膀胱后，通过导尿管向膀胱内滴入100 mL 生理盐水，测得平衡时水柱的高度即为IAP。ACS 的治疗原则是及时采用有效的措施缓解腹内压，包括腹腔内引流、腹膜后引流以及肠道内减压。要注意的是，ACS 分为胀气型（Ⅰ型）和液体型（Ⅱ型），在处理上要分别对待。对于Ⅰ型，主要采用疏通肠道、负水平衡、血液净化；Ⅱ型则在Ⅰ型的基础上加用外科干预措施引流腹腔液体。在外科手术治疗前，可先行腹腔灌洗治疗。腹腔灌洗治疗方法如下：在上腹部小网膜腔部位放置一进水管，在盆腔内放置一根出水管，持续不断地采用温生理盐水灌洗，每天灌洗量约为10 000 mL，维持10 ~ 14 天。这样可以使腹腔内大量的有害性胰酶渗液稀释并被冲洗出来。做腹腔灌洗特别要注意无菌操作，避免医源性感染。还要注意引流管通畅，记录出入液体的量，保持出入液量基本平衡或出水量多于入水量。

3）选择手术治疗的时机：在非手术治疗过程中，若患者出现精神萎靡、腹痛、腹胀加剧，体温升高，体温≥38.5 ℃，WBC≥20×10^9/L 和腹膜刺激征范围≥2 个象限者，应怀疑有感染存在，需做CT 扫描。判断有困难时可以在CT 导引下细针穿刺术（FNA），判断胰腺坏死及胰外侵犯是否已有感染。CT 上出现气泡征，或细针穿刺抽吸物涂片找到细菌者，均可判为坏死感染。凡证实有感染且做正规的非手术治疗，已超过24 小时病情仍无好转，则应立即转手术治疗；若患者过去的非手术治疗不够合理和全面，则应加强治疗24 ~ 48小时，病情继续恶化者应行手术治疗。手术方法为胰腺感染坏死组织清除术及小网膜腔引流加灌洗，有胰外后腹膜腔侵犯者，应做相应腹膜后坏死组织清除及引流，或经腰侧作腹膜后引流。有胆道感染者，加做胆总管引流。若坏死感染范围广泛且感染严重者，需做胃造瘘及空肠营养性造瘘。必要时创口敞开。

（2）针对全身感染期的治疗。

1）有针对性选择敏感、能透过血胰屏障的抗生素如喹诺酮类、头孢他啶或亚胺培南等。

2）结合临床征象做动态 CT 监测，明确感染灶所在部位，对感染病灶进行积极的手术处理。

3）警惕深部真菌感染，根据菌种选用氟康唑或两性霉素 B。

4）注意有无导管相关性感染。

5）继续加强全身支持治疗，维护脏器功能和内环境稳定。

6）营养支持，胃肠功能恢复前短暂使用肠外营养，胃排空功能恢复和腹胀缓解后，停用胃肠减压，逐步开始肠内营养。

（3）腹膜后残余感染期的治疗。

1）通过窦道造影明确感染残腔的部位、范围及比邻关系，注意有无胰瘘、胆瘘、肠瘘等消化道瘘存在。

2）强化全身支持疗法，加强肠内营养支持，改善营养状况。

3）及时做残余感染腔扩创引流，对不同消化道瘘作相应的处理。

3. 针对双重感染，即并发真菌感染的治疗

由于早期使用大剂量的广谱抗生素，加上重症患者机体免疫力低下，因此急性坏死性胰腺炎患者在病程中很容易并发真菌感染。尤其是肺、脑、消化道等深部真菌感染，并没有特异性的症状，临床上真菌感染早期难以判断。在重症胰腺炎患者的治疗过程中，如果出现不明原因的神志改变、不明原因的导管相关出血、气管内出血、胆道出血，不明原因发热，就要高度怀疑有深部真菌感染存在。临床上寻找真菌感染的证据，是根据咽拭子、尿、腹腔渗液、创面等的涂片检查，以及血真菌培养，如果血真菌培养阳性或以上多点涂片有两处以上发现有统一菌株的真菌，即可诊断深部真菌感染。重症胰腺炎并发的真菌感染多数是念珠菌，诊断确立后，应尽早运用抗真菌药物。抗真菌药物首选氟康唑，治疗剂量为 200 mg，每天 2 次，预防剂量是每天 1 次。若氟康唑治疗无效，可选用两性霉素 B。两性霉素 B 是多烯类广谱抗真菌药，主要的不良反应为可逆性的肾毒性，与剂量相关。还有血液系统的不良反应，临床使用应注意观察血常规、电解质和肾功能。

（三）手术治疗

部分重症急性胰腺炎，非手术治疗不能逆转病情的恶化时，就需要手术介入。手术治疗的选择要慎重，何时手术，做何种手术，都要严格掌握指征。

1. 手术适应证

（1）胆源性急性胰腺炎：分梗阻型和非梗阻型，对有梗阻症状的病例，要早期手术解除梗阻。非梗阻的病例，可在胰腺炎缓解后再手术治疗。

（2）重症急性胰腺炎病程中出现坏死感染：有前述坏死感染的临床表现及辅助检查证实感染的病例，应及时手术清创引流。

（3）暴发性急性胰腺炎和腹腔间隔室综合征：对诊断为暴发性急性胰腺炎患者和腹腔间隔室综合征患者，如果病情迅速恶化，非手术治疗方法不能缓解，应考虑手术介入。尤其是对暴发性急性胰腺炎并发腹腔间隔室综合征的患者。但在外科手术介入前应正规非手术方法治疗 24～48 小时，包括血液滤过和置管腹腔灌洗治疗。手术的目的是引流高胰酶含量的毒性腹腔渗液和进行腹腔灌洗引流。

（4）残余感染期，有明确的包裹性脓腔，或由胰瘘、肠瘘等非手术治疗不能治愈。

2. 手术方法

（1）坏死病灶清除引流术：是重症急性胰腺炎最常用的手术方式。该手术主要是清除胰腺坏死病灶和胰外侵犯的坏死脂肪组织以及含有毒素的积液，去除坏死感染和炎性毒素产生的基础，并对坏死感染清除区域放置灌洗引流管，保持术后有效地持续不断地灌洗引流。

术前必须进行增强 CT 扫描，明确坏死感染病灶的部位和坏死感染的范围。患者术前有明确的坏死感染的征象，体温大于 38.5 ℃，腹膜刺激征范围超过 2 个象限以上，白细胞计数超过 $20\times10^{9}/L$，经积极的抗感染支持治疗病情持续恶化。

通常选用左侧肋缘下切口，必要时可行剑突下“人”字形切口。进腹后，切开胃结肠韧带，进入小网膜囊，将胃向上牵起，显露胰腺颈体尾各段，探查胰腺及胰周各区域。术前判断胰头有坏死病灶，需切开横结肠系膜在胰头部的附着区。对于胰头后有侵犯的患者，还要切开十二指肠侧腹膜（Kocher 切口）探查胰头后区域。胰外侵犯的常见区域主要有胰头后、小网膜囊、胰尾脾肾间隙、左半结肠后和升结肠后间隙，两侧肾周脂肪间隙，胰外侵犯严重的患者，还可以沿左右结肠后向髂窝延伸。对于以上部位的探查，要以小网膜囊为中心，分步进行。必要时可切断脾结肠韧带、肝结肠韧带和左右结肠侧腹膜。尽可能保持横结肠以下区域不被污染。胰腺和胰周坏死病灶常无明显界限，坏死区常呈黑色，坏死病灶的清除以手指或卵圆钳轻轻松动后提出。因胰腺坏死组织内的血管没有完全闭塞，为避免难以控制的出血，术中必须操作轻柔，不能拉动的组织不可硬性拉扯。坏死病灶要尽可能地清除干净。清除后，以对半稀释的过氧化氢溶液冲洗病灶，在坏死病灶清除处放置三腔冲洗引流管，并分别于小网膜囊内、胰尾脾肾间隙、肝肾隐窝处放置三腔管。引流管以油纱布保护隔开腹腔内脏器，可以从手术切口引出，胰尾脾肾间隙引流管也可以从左肋缘下另行戳孔引出。术中常规完成“三造瘘”手术，即胆总管引流、胃造瘘、空肠造瘘。胆总管引流可以减轻奥狄括约肌压力，空肠造瘘使术后尽早进行空肠营养成为可能。术后保持通畅持续地灌洗引流。灌洗引流可持续 3～4 周甚至更长时间。

规则全胰切除和规则部分胰腺切除现已不常规使用。坏死组织清除引流术后患者的全身炎症反应症状会迅速改善。但部分患者在病情好转一段时间后再次出现全身炎症反应综合征的情况，增强 CT 判断有新发感染坏死病灶，需再次行清创引流术。

再次清创引流术前，通过 CT 对病灶进行准确定位，设计好手术入路，避免进入腹腔内未受污染和侵犯的区域。再次清创引流的手术入路可以从原切口沿引流管进入，也可以选肾切除切口和左右侧大麦氏切口，经腹膜外途径进入感染区域。

（2）胰腺残余脓肿清创引流手术：对于已度过全身感染期，进入残余感染期的患者，感染残腔无法自行吸收，反而有全身炎症反应综合征者，可行残余脓肿清创引流术。操作方法同坏死病灶清除引流术，只要把冲洗引流管放在脓腔内即可，也不需要再行“三造瘘”手术。

（3）急性坏死性胰腺炎出血：出血可以发生在急性坏死性胰腺炎的各个时期。胰腺坏死时一方面胰腺“自身消化”，胰腺实质坏死胰腺内血管被消化出血；另一方面大量含有胰蛋白酶、弹性蛋白酶和脂肪酶的胰液外渗，腐蚀胰腺周围组织和血管，造成继发出血。当进行胰腺坏死组织清创术时和清创术后，出血的概率更高，既有有活性的胰腺组织被清除时引起的创面出血，但主要是已坏死的组织被清除后，新鲜无坏死栓塞的血管暴露于高腐蚀性的胰液中，导致血管壁被破坏出血。此外，在重症胰腺炎时，30% 患者会发生脾静脉栓塞，导致左上腹部门脉高压，左上腹部静脉屈曲扩张，一旦扩张血管被破坏常常导致致命性的出血。急性坏死性胰腺炎造成的出血常常来势凶猛，一旦出现常危及生命。治疗坏死性胰腺炎出血，可分别或联合采用动脉介入栓塞治疗和常规手术治疗。在药物治疗和介入治疗无效的情况下可采用常规手术治疗。手术主要是开腹缝扎止血手术，同时也要及时清除胰腺和周围的坏死组织，建立充分的腹腔和胰床引流。

（谢经武）

第二节　胰腺癌与壶腹部癌

胰腺癌是一种预后很差的恶性肿瘤，目前尚无有效的筛查或早期诊断方法，确诊时往往已有转移，手术切除率低、预后差，死亡率几乎接近其发病率。近年来我国胰腺癌发病率有逐年上升趋势，据上海市统计，1972—2000 年，男性标化发病率从 4.0/10 万升至 7.3/10 万，女性从 3.1/10 万升至 4.9/10 万，发病率和死亡率分别从肿瘤顺位排列的第 10 位升至第 8 位和第 6 位。胰腺癌的发病率与年龄呈正相关，50 岁以上年龄组约占总发病数和死亡数的 93%。胰腺癌发病率男性略高于女性，发达国家高于发展中国家，城市高于农村。壶腹部癌是指胆总管末段、肝胰（Vater）壶腹和十二指肠乳头的恶性肿瘤，比较少见，其临床表现和诊治措施与胰头癌有很多相似之处，故将其统称为壶腹周围癌。壶腹部癌因梗阻性黄疸等临床症状出现早，较易及时发现和诊断，且恶性程度明显低于胰头癌，故壶腹部癌的手术切除率及 5 年生存率都明显高于胰头癌。

一、病因

胰腺癌的病因至今尚未明了。吸烟是唯一公认的危险因素，高蛋白、高脂肪饮食可促进胰腺癌的发生，糖尿病与胰腺癌密切相关，但糖尿病是胰腺癌的早期症状还是致病因素目前尚无定论。酗酒、慢性胰腺炎、胰腺癌家族史以及长期暴露于有毒化学物，可能是胰腺癌的危险因素。随着肿瘤分子生物学研究的深入，人们认识到胰腺癌的形成和发展，是由多个基因参与、多阶段、渐进性的过程，主要包括：原癌基因（Kras 等）激活、抑癌基因（p53、p16、DPC4 等）失活和受体—配体系统（EGF、HGF、TGFβ、FGF、VEGF 等）的异常表达。Hruban 等结合病理、遗传学方面的研究成果，提出了胰腺癌演进模型，认为正常导管上皮经过胰管上皮内瘤变的不同阶段，逐步发展成为浸润癌，伴随着多个基因和受体—配体系统的改变。

二、病理

胰腺癌好发于胰头部，约占 70%，其次为胰体部、胰尾部，少数可为全胰癌，约 20% 为多灶性。大多数胰腺癌质地坚硬，浸润性强，与周围组织界限不清，切面呈灰白色或黄白色。胰头癌可侵犯胆总管下端和胰管而出现黄疸，胰体尾癌早期无典型症状，发现时多已有转移。按病理类型分，80% ~90% 的胰腺癌为来自导管立方上皮的导管腺癌，其次为来自腺细胞的腺泡细胞癌，常位于胰体尾部，约占 1% ~2%。其他少见的有黏液性囊腺癌、胰母细胞瘤、黏液性非囊性癌（胶样癌）、印戒细胞癌、腺鳞癌、巨细胞癌、肉瘤样癌以及神经内分泌癌、平滑肌肉瘤、脂肪肉瘤、浆细胞瘤、淋巴瘤等非上皮来源恶性肿瘤。壶腹部癌以腺癌多见，少见的有黏液腺癌、印戒细胞癌、小细胞癌、鳞状细胞癌、腺鳞癌等。

胰腺癌的转移可有多种途径，具体如下。

1. 局部浸润

早期即可浸润邻近的门静脉、肠系膜上动静脉、腹腔动脉、肝动脉、下腔静脉、脾动静脉以及胆总管下端、十二指肠、胃窦部、横结肠及其系膜、腹膜后神经组织等。

2. 淋巴转移

不同部位的胰腺癌可有不同的淋巴转移途径，目前我国常用的是日本胰腺协会制订的胰周淋巴结分组及分站。胰腺癌除直接向胰周围组织、脏器浸润外，早期即常见胰周淋巴结和淋巴管转移，甚至在小胰癌（直径 <2 cm），50% 的患者已有淋巴转移。上海华山医院胰腺癌诊治中心对胰腺癌淋巴转移特点研究后发现，胰头癌转移频率高达 71.2%，16 组阳性的淋巴结均为 16b1 亚组，胰腺癌在肿瘤尚局限于胰腺内时就可以发生淋巴结的转移，并且转移的范围可以较为广泛。故在胰腺癌的根治性手术中，不管肿瘤的大小如何，均应做广泛的淋巴结清扫。

3. 血行转移

可经门静脉转移到肝脏，自肝脏又可经上、下腔静脉转移到肺、脑、骨等处。

4. 腹膜种植转移

肿瘤细胞脱落直接种植转移到大小网膜、盆底腹膜。

三、诊断

1. 临床症状与体征

（1）腹痛与腹部不适：多以腹痛为最先出现的症状，壶腹部癌晚期患者多有此现象。引起腹痛的原因有：①胰胆管出口梗阻引起其强烈收缩，腹痛多呈阵发性，位于上腹部；②胆道或胰管内压力增高所引起的内脏神经痛，表现为上腹部钝痛，饭后 1～2 小时加重，数小时后减轻；③胰腺的神经支配较丰富，神经纤维主要来自腹腔神经丛、左右腹腔神经节、肠系膜上神经丛，其痛觉神经位于交感神经内，若肿瘤浸润及压迫这些神经纤维丛就可致腰背痛，且程度剧烈，患者常彻夜取坐位或躬背侧卧，多属晚期表现。胰体尾部癌早期症状少，当出现腰背疼痛就诊时，疾病往往已至晚期，造成治疗困难，这一特点应引起重视。

（2）黄疸：无痛性黄疸是胰头癌最突出的症状，约占 30%。胰腺钩突部癌因距壶腹较远，出现黄疸者仅占 15%～20%。胰体尾部癌到晚期时因有肝十二指肠韧带内或肝门淋巴结转移压迫肝胆管也可出现黄疸。黄疸呈持续性，进行性加深，同时可伴有皮肤瘙痒、尿色加深、大便颜色变浅或呈陶土色。壶腹部癌患者几乎都有黄疸，由于肿瘤可以溃烂、脱落，故黄疸程度可有明显波动。壶腹部癌出现黄疸早，因而常可被早期发现、治疗，故预后要好于胰头癌。

（3）消瘦、乏力：由于食量减少、消化不良和肿瘤消耗所致。

（4）胃肠道症状：多数患者有食欲减退、厌油腻食物、恶心、呕吐、消化不良等症状。10% 壶腹部癌患者因肿瘤溃烂而有呕血和解柏油样便史。

（5）发热：胰腺癌伴发热者不多见，一般为低热，而壶腹部癌患者常有发热、寒战史，为胆道继发感染所致。

（6）其他：无糖尿病家族史的老年人突然出现多饮、多食、多尿的糖尿病“三多”症状，提示可能有胰腺癌。少数胰腺癌患者可发生游走性血栓性静脉炎（Trouseau 综合征），可能与肿瘤分泌某种促凝血物质有关。

（7）体征：患者出现梗阻性黄疸后可有肝脏淤胆性肿大。约半数患者可触及肿大的胆囊，无痛性黄疸如同时伴有胆囊肿大是壶腹周围癌包括胰头癌的特征，在与胆石症作鉴别时有一定参考价值。晚期胰腺癌常可扪及上腹部肿块，可有腹水征，少数患者还可有左锁骨上淋巴结肿大。

要特别注意一些胰腺癌发生的高危因素：①年龄 >40 岁，有上腹部非特异性症状，尤其伴有体重明显减轻者；②有胰腺癌家族史者；③突发糖尿病患者，特别是不典型糖尿病；④慢性胰腺炎患者；⑤导管内乳头状黏液瘤；⑥家族性腺瘤息肉病；⑦良性病变行远端胃大部切除者，特别是术后 20 年以上者；⑧胰腺囊性占位患者，尤其是囊腺瘤患者；⑨有恶性肿瘤高危因素者，包括吸烟、大量饮酒和长期接触有害化学物质等。

2. 实验室检查

（1）血清生化检查：胆道梗阻时，血清胆红素可进行性升高，以结合胆红素升高为主，同时肝脏酶类（AKP、γ-GT 等）也可升高，但缺乏特异性，不适用于胰腺癌早期诊断。血清淀粉酶和脂肪酶的一过性升高也是早期胰腺癌的信号，部分患者出现空腹或餐后血糖升高，糖耐量试验阳性。

（2）免疫学检查。

1）CA19-9：是由单克隆抗体 116Ns19-9 识别的涎酸化 Lewis-A 血型抗原，它是目前公认的对胰腺癌敏感性较高的标志物。一般认为其敏感性约为 70%，特异性达 90%。CA19-9对监测肿瘤有无复发、判断预后亦有一定价值，术后血清 CA19-9 降低后再升高，往往提示肿瘤复发或转移。但 CA19-9 对于早期胰腺癌的诊断敏感性较低。良性疾病如胰腺炎和梗阻性黄疸时，CA19-9 也可升高，但往往呈一过性。

2）CA242：是一种肿瘤相关性糖链抗原，其升高主要见于胰腺癌，敏感性略低于 CA19-9，但在良性疾病中 CA242 很少升高。

3）CA50：为糖类抗原，升高多见于胰腺癌和结直肠癌，单独检测准确性不如 CA19-9，故通常用于联合检测。

4）CA72-4：是一种肿瘤相关性糖蛋白抗原，胰腺、卵巢、胃、乳腺等部位的肿瘤中有较高表达，在胚胎组织中也有表达，而在正常组织中很少表达。测定胰腺囊性肿块液体中 CA72-4 水平对鉴别黏液性囊腺癌与假性囊肿、浆液性囊腺瘤有一定价值。

5）CA125：是一种卵巢癌相关的糖蛋白抗原，也可见于胰腺癌。胰腺癌 CA125 的阳性率约为 75%，且与肿瘤分期相关，Ⅰ、Ⅱ期低，Ⅲ、Ⅳ期阳性率较高，因此无早期诊断意义。

6）POA：胰腺癌胚胎抗原，首先报道存在于胚胎胰腺肿块匀浆中的抗原，在肝癌、结肠癌、胃癌等组织中也可升高，早期敏感性低，中晚期可有较高的敏感性。因其特异性较差，目前应用受限。

7）PCAA：胰腺癌相关抗原，胰腺癌阳性率为 67%，胰高分化腺癌的阳性率高于低分化腺癌。

8）CEA：癌胚抗原，特异性低，敏感性为 59% ~77%。

上海华山医院胰腺癌诊治中心发现，通过联合测定 CA19-9、CA242、CA50、CA125

4 种胰腺癌标志物，可以进一步提高胰腺癌诊断的敏感性和特异性，在临床诊治过程中，对可疑患者应予检测，以免遗漏诊断。

（3）基因检测：胰腺癌伴有许多癌基因和抑癌基因的改变，但大多处于实验室研究阶段，目前比较有临床应用价值的是 K-ras 基因，80% ~90% 的胰腺癌发生 K-ras 基因第 12 密码子位点的突变，临床上采用细针穿刺细胞活检标本或血液、十二指肠液、粪便标本进行检测，而通过 ERCP 获取纯胰液检测K-ras基因突变，能提高胰腺癌诊断的敏感性和特异性。其他研究中的基因有 p53、p16、Rb、nm23、DPC4、DCC 等。

3. 影像学检查

影像学检查是诊断胰腺癌的重要手段。虽然目前的影像学技术对检测出小于 1 cm 肿瘤的作用不大，但各种影像学技术的综合应用可提高检出率。

（1）超声波检查：经腹壁 B 超扫描，无创伤、费用低廉，是诊断胰腺肿瘤筛选的首选方法。据统计资料其敏感性在 80% 以上，但对小于 2 cm 的胰腺占位性病变检出率仅为 33%。

胰腺癌超声检查表现为胰腺轮廓向外突起或向周围呈蟹足样、锯齿样浸润。较大的胰腺癌则有多种回声表现：多数仍为低回声型，部分可因瘤体内出血、坏死、液化或并发胰腺炎/结石等病理改变，其内出现不均匀的斑点状高/强回声（高回声型），或表现为实质性并发液性的病灶（混合回声型）以及边界不规则的较大的无回声区（无回声型）等。少数弥漫性胰腺癌显示不均匀、不规则粗大斑点状高回声。胰腺癌后方回声常衰减，少数无回声型癌肿，其后方回声也可增强。胰腺癌间接超声影像包括癌肿压迫、浸润周围脏器和转移声像。如胰头痛压迫和（或）浸润胆总管，引起梗阻以上部位的肝内外胆管扩张和胆囊增大。由于胆道梗阻后的胆管扩张早于临床黄疸的出现，因此，超声检查可于临床出现黄疸前发现胆道扩张，可能有助于胰头癌的早期诊断。部分晚期胰体、尾癌因肝内转移或肝门部淋巴结转移压迫肝外胆管，也可引起胆道梗阻。胰腺癌压迫阻塞主胰管，引起主胰管均匀性或串珠状扩张，管壁较光滑，或被癌肿突然截断。如胰头癌挤压下腔静脉可引起下腔静脉移位、变形，管腔变窄，远端扩张，甚至被阻塞中断。胰体、胰尾癌则可使周围的门静脉、肠系膜上静脉和脾静脉受压、移位及闭塞，有时甚至引起瘀血性脾肿大，门静脉系统管腔内也可并发癌栓。胰腺癌压迫周围脏器，可使其变形、移位。如胰头癌的肿块可使十二指肠环扩大。

（2）内镜超声（EUS）：对早期胰腺癌的诊断意义较大，可明显提高检出率，特别是能发现直径 <1 cm 以下的小胰癌，对直径 <2 cm 诊断率可达 85% 以上，可弥补体外 B 超不足，有助于判断胰腺癌对周围血管、淋巴结、脏器的受侵程度，对提高诊断率、预测手术切除性有很大的帮助。EUS 通过高频探头近距离观察胰腺，能避免气体、脂肪的干扰，其显示清晰程度与螺旋 CT 相仿，在评价淋巴结受侵方面更优于螺旋 CT。同时经内镜超声可以进行细针穿刺抽吸细胞活检，尤其适用于不能手术切除胰腺癌的明确诊断，以便指导临床的放化疗。

（3）CT 扫描：可发现胰腺内直径大于 1 cm 的肿瘤，其符合率可达 89%，是易为患者接受的非创伤性检查，故为胰腺癌诊断的首选方法和主要方法，且对判断血管受侵程度以及手术切除率有一定帮助。近年来，多层螺旋 CT 和灌注 CT 应用于胰腺癌的诊断和术前分期，准确性高，在评价血管受累方面甚至优于血管造影，能清晰地显示肿瘤边界与周围血管间关系，判断肿瘤不能切除的准确性达 90% 以上，通过三维成像重建方法，可以获取三维立体和旋转 360°。的清晰图像，从而提高术前分期诊断的可靠性。

胰腺癌的 CT 表现分为直接征象、间接征象和周围浸润征象如下所述。

1）直接征象。肿块是胰腺癌的直接征象。如果肿块偏于一侧则表现为胰腺的局部隆起。根据统计学资料，胰腺癌 60% ~70% 位于胰头部，如胰头增大，钩突圆隆变形，则高度提示胰头癌。胰腺癌肿块边线不清，可呈等密度或不均匀稍低密度改变，增强后有轻度不均匀强化，但强化程度低于正常胰腺。由于胰腺癌的血供相对少，动态或螺旋 CT 增强扫描对上述征象显示更为清楚，表现为明显强化的胰腺实质内的低密度肿块，动态或螺旋 CT 增强扫描易于检出小于 2 cm 的小胰腺癌。少数胰腺癌的血供可较为丰富，双期扫描时仅在动脉期表现为低强化密度，在门静脉期则逐渐强化与胰腺呈等密度改变，故双期螺旋 CT 增强扫描对发现这类胰腺癌是非常重要的。如果胰腺癌侵犯全胰腺则胰腺轻度不规则弥漫性增粗，较僵硬、饱满。

2）间接征象。胰管和胆总管扩张是胰头癌的间接征象。胰腺癌多来源于胰腺导管上皮，肿瘤易堵塞胰管造成远端扩张。胰头癌早期可压迫和侵蚀胆总管壶腹部，表现为肿块局部的胆管管壁不规则，管腔变窄阻塞，出现胆总管、胰管远端扩张，即“双管征”。应用薄层扫描和高分辨扫描可更好地显示胰管和胆管扩张的情况。部分胰腺癌可并发慢性胰腺炎和假性胰腺囊肿。

3）周围浸润征象。①肿瘤侵犯血管，胰头癌常蔓延侵犯邻近的血管结构，使脾静脉、门静脉、腹腔静脉、肠系膜上动静脉以及肝动脉狭窄、移位和阻塞。胰周大静脉或小静脉的一些分支的阻塞可引起周围的侧支小静脉的充盈和扩张。近年来报道较多的胰头小静脉如胃结肠静脉（管径 >7 mm）、胰十二指肠前上静脉（管径 >4 mm）和胰十二指肠后上静脉（管径 >4 mm）等的扩张是值得重视的胰腺癌胰外侵犯的征象，如出现扩张则提示肿瘤不可切除。螺旋 CT 双期增强扫描可更好地显示胰头血管的受侵犯情况。②胰周脂肪层消失，正常胰腺与邻近脏器之间有低密度的脂肪层。当胰腺癌侵及胰腺包膜和（或）胰周脂肪时，脂肪层模糊消失。③胰腺周围结构的侵犯，胰腺癌肿块可推压或侵蚀邻近的胃窦后壁、十二指肠、结肠、肝门、脾门和肾脏等。胰腺癌侵犯腹膜可引起腹腔积液，CT 表现为肝、脾脏外周的新月形低密度带。④淋巴结转移，常发生在腹腔动脉和肠系膜上动脉周围，表现为直径 >1 cm 的软组织小结节或模糊软组织影。腹主动脉、下腔静脉周围和肝门也是淋巴结转移好发的部位。

（4）经内镜逆行胰胆管造影（ERCP）：可显示胆管、胰管的形态，有无狭窄、梗阻、扩张、中断等表现。出现梗阻性黄疸时可同时在胆总管内置入支架，以达到术前减黄的目的，也可收集胰液或用胰管刷获取细胞进行检测。但 ERCP 可能引起急性胰腺炎或胆道感染，需引起重视。

（5）磁共振成像（MRI）：可发现大于 2 cm 的胰腺肿瘤，但总体成像检出效果并不优于 CT。磁共振血管造影（MRA）结合三维成像重建方法能提供旋转 360°的清晰图像，可替代血管造影检查。磁共振胰胆管造影（MRCP）能显示胰、胆管梗阻的部位及其扩张程度，可部分替代侵袭性的 ERCP，有助于发现胰头癌和壶腹部癌。

（6）选择性动脉造影（DSA）：对胰腺癌有一定的诊断价值，在显示肿瘤与邻近血管的关系、估计肿瘤的可切除性有很大价值。

（7）正电子发射断层扫描（PET）：肿瘤部位摄取氟化脱氧葡萄糖（FDG）增加而呈异

常浓聚灶，因此对胰腺癌亦有较高的检出率，且对于胰腺以外转移病灶的早期发现也有较好的价值。PET 可检查 2 cm 以上的胰腺癌，现发现肿瘤大小与荧光脱氧葡萄糖的摄取率不一定相关。对糖尿病假阳性率高，但较 CT、B 超敏感度高，对肝转移灶和转移的淋巴结显示良好，可惜国内价格过高，目前尚在积累资料之中。

（8）X 线检查：行钡餐十二指肠低张造影，可发现十二指肠受壶腹部癌或胰头癌浸润和推移的影像。

（9）经皮肝穿刺胆道造影（PTC）：可显示梗阻以上部位的胆管扩张情况，对于肝内胆管扩张明显者，可同时行置管引流（PTCD）减黄。

4. 其他检查

（1）胰管镜检查（PPS）：PPS 是近二十年来开发的新技术，他利用于母镜技术将超细纤维内镜通过十二指肠镜的操作孔插入胰管，观察胰管内的病变，是唯一不需剖腹便可观察胰管的检查方法。1974 年 Katagi 和 Takekoshi 首先将经口胰管镜（PPS）应用于临床，20 世纪 90 年代以后，随着技术和设备的不断改善，特别是电子胰管镜的出现，使胰管镜成像越来越清晰，可早期发现细微病变。镜身也更加耐用，不易损坏。此外，有的胰管镜还增加了记忆合金套管、气囊等附件，使胰管镜的操作更加灵活，并能够进行活检、细胞刷检。胰腺癌胰管镜下表现为：胰管壁不规则隆起、狭窄或阻塞，黏膜发红发脆、血管扭曲扩张。由于原位癌仅局限于导管上皮，无肿块形成，目前只有 PPS 可以对其作出诊断。随着内镜技术的不断发展，近年来胰管镜已进入临床使用，它可直接进入胰管内腔进行观察，并可收集胰液、脱落细胞进行分析，检测 K-ras 基因等。有报道可早期发现胰腺癌及壶腹部癌。但胰管镜操作复杂，易损坏，只能在有条件的大医院开展。

（2）细针穿刺细胞学检查：在 B 超、超声内镜或 CT 的导引下行细针穿刺细胞学检查，80% 以上可获得正确诊断。

四、治疗

1. 手术治疗

外科手术目前仍是胰腺癌的首选治疗方法。由于胰腺癌手术复杂、创伤大、并发症发生率高，而胰腺癌患者往往全身情况差，因此术前准备、围手术期处理十分重要。上海华山医院外科采用 APACHE Ⅱ 和 POSSUM 评分系统对胰腺癌手术患者进行危机评分，按照评分结果，因人而异，积极给予保护性支持治疗，提高了胰腺癌治愈性切除水平。

胰腺癌患者半数以上有黄疸症状，对术前是否要减黄多年来一直有争议。严重黄疸可致肝肾功能损害、凝血机制障碍、免疫功能下降，患者对手术的耐受性差。因此，目前多数学者认为对术前血清总胆红素 >171 μmol/L 者应行术前减黄。减黄方法有：①PTCD（经皮肝穿刺胆管引流术）；②内镜下放置鼻胆管引流；③内镜下逆行置胆道支撑管内引流术；④胆囊或胆总管造瘘术。

（1）胰十二指肠切除术：1935 年由 Whipple 首先提出，适用于 Ⅰ、Ⅱ 期胰头癌和壶腹部癌。胰十二指肠切除术的切除范围包括胰头（包括钩突部）、肝总管以下胆管（包括胆囊）、远端胃、十二指肠及部分空肠，同时清扫胰头周围、肠系膜血管根部，横结肠系膜根部以及肝总动脉周围和肝十二指肠韧带内淋巴结。重建手术包括胰腺—空肠吻合、肝总管—空肠吻合和胃—空肠吻合。重建的方法有多种，最常见的是 Child 法：先吻合胰肠，然后吻合胆肠和胃肠。近年来报道胰十二指肠切除术的切除率为15%～20%，手术死亡率已降至5%以下，5年生存率为7%～20%。

（2）保留幽门的胰十二指肠切除术（PPPD术）：即保留了全胃、幽门和十二指肠球部，其他的切除范围与经典的胰十二指肠切除术相同。优点有：①保留了胃的正常生理功能，肠胃反流减少，改善了营养状况；②不必行胃部分切除，十二指肠空肠吻合较简便，缩短了手术时间。但有学者认为该术式对幽门下及肝动脉周围淋巴结清扫不充分，可能影响术后效果，因此主张仅适用于较小的胰头癌或壶腹部癌、十二指肠球部和幽门部未受侵者。另外，临床上可发现该手术后有少数患者发生胃排空延迟。

（3）全胰切除术（TP术）：胰腺癌行全胰切除术是基于胰腺癌的多中心发病学说，全胰腺切除后从根本上消除了胰十二指肠切除后胰漏并发症的可能性。但有糖尿病和胰外分泌功能不全所致消化吸收障碍等后遗症。研究表明，全胰切除的近、远期疗效均无明显优点，故应严格掌握适应证，只有全胰癌才是绝对适应证。

（4）扩大的胰十二指肠切除术：胰腺癌多呈浸润性生长，易侵犯周围邻近的门静脉和肠系膜上动静脉，以往许多学者将肿瘤是否侵及肠系膜血管、门静脉作为判断胰腺癌能否切除的标志，因此切除率偏低。随着近年来手术方法和技巧的改进以及围术期处理的完善，对部分累及肠系膜上血管、门静脉者施行扩大胰十二指肠切除，将肿瘤和被累及的血管一并切除，用自体血管或人造血管重建血管通路。但该术式是否能提高远期生存率尚有争论。由于扩大胰十二指肠切除手术创伤大、时间长、技术要求高，可能增加并发症的发生率，故应谨慎选择。

（5）姑息性手术：对不能切除的胰头癌或壶腹部癌伴有十二指肠和胆总管梗阻者，可行胃空肠吻合和胆总管或胆囊空肠吻合，以缓解梗阻症状、减轻黄疸，提高生活质量。对手术时尚无十二指肠梗阻症状者是否需做预防性胃空肠吻合术，还有不同看法，目前一般认为预防性胃空肠吻合术并不增加并发症的发生率和手术死亡率。近年开展的胰管空肠吻合术对于减轻疼痛症状具有明显疗效，尤其适用于胰管明显扩张者。为减轻疼痛，可在术中行内脏神经节周围注射无水乙醇或行内脏神经切断术、腹腔神经节切除术。

（6）胰体尾切除术：适用于胰体尾癌，但由于体尾部癌确诊时已多属晚期，故手术切除率很低。

2. 化疗

（1）全身化疗：以前应用最多的化疗药物是氟尿嘧啶，近年来吉西他滨开始应用于临床，现已成为胰腺癌化疗的一线用药，常用剂量为：吉西他滨1 g/m^2，30分钟静脉滴注，每周1次，连续3周，4周为一个周期。目前也有主张以吉西他滨为基础的联合方案化疗，常用的方案有：吉西他滨+氟尿嘧啶，吉西他滨+多西他赛，吉西他滨+奥沙利铂，吉西他滨+伊立替康，吉西他滨+卡培他滨等。联合方案目前尚处于临床试验中，缺少大样本随机对照试验的支持。

（2）介入性化疗：可增加局部药物治疗浓度，减少化疗药物的全身毒性作用。胰腺血供主要来自腹腔动脉和肠系膜上动脉，介入化疗时选择性地通过插管将吉西他滨、氟尿嘧啶等化疗药物注入来自腹腔动脉的胰十二指肠上动脉、来自肠系膜上动脉的胰十二指肠下动脉以及胰背动脉或脾动脉。上海华山医院胰腺癌诊治中心近几年对局部进展期胰头癌行术前介入化疗，使手术切除率达40%以上。

（3）腹腔化疗：通过腹腔置管或腹腔穿刺将化疗药物注入腹腔，主要适用于术后防止肿瘤复发，而不能耐受全身化疗的患者。

3. 放疗

（1）术中放疗：术中切除肿瘤后用高能射线照射胰床，以期杀死残留的肿瘤细胞，防止复发，提高手术疗效。

（2）体外放疗：可用于术前或术后，尤其是对不能切除的胰体尾部癌，经照射后可缓解顽固性疼痛。近年随着三维适形放射治疗（3DCRT）、调强放射治疗（IMRT）、γ 射线立体定向治疗（γ-刀）等放射治疗技术的不断发展，使得放射治疗照射定位更精确，正常组织损伤小，对于缓解症状疗效确切。

4. 其他治疗

（1）免疫治疗：研究表明，肿瘤的发生、发展伴随着免疫功能的低下，胰腺癌也不例外。因此，提高患者的免疫力也是治疗胰腺癌的一个重要环节。通过免疫治疗可以增加患者的抗癌能力，延长生存期。大致可分为 3 种：①主动免疫，利用肿瘤抗原制备疫苗后注入患者体内，提高宿主对癌细胞的免疫杀伤力；②被动免疫，利用单克隆抗体治疗，如针对 VEGFR 的单抗 bevacizumab、针对 EGFR 的单抗 cetuxirab 等；③过继免疫，是将具有免疫活性的自体或同种异体的免疫细胞或其产物输入患者，临床上已有报道将从患者体液或肿瘤中分离出的淋巴因子活化的杀伤细胞（LAK 细胞）或肿瘤浸润的淋巴细胞（TIL 细胞），经体外扩增后回输患者，并取得一定疗效。

（2）基因治疗：基因治疗是肿瘤治疗的研究方向，主要方法有反义寡核苷酸抑制癌基因复制、抑癌基因导入、自杀基因导入等，目前尚处于实验阶段，基因治疗应用于临床还有待时日。

国内外统计资料表明，胰腺癌的切除率及 5 年生存率目前仍较低，其主要原因在于胰腺癌起病隐匿，当产生症状就医时往往已是中晚期，肿瘤较大并可能已侵犯周围邻近器官和血管，造成肿瘤无法切除。上海华山医院胰腺外科采用减黄、介入治疗和手术切除方法“三阶段疗法”治疗大胰头癌，取得了较好的效果。减黄可以改善肝功能；介入治疗可减轻门静脉、肠系膜上血管的受侵程度，使肿瘤缩小或边界相对清楚，为手术创造条件；手术选用合理性的区域性胰十二指肠切除。采用该方法治疗，患者术后最长的已存活 2 年。总之，随着新理论、新技术的运用，推动了不能切除胰腺癌的综合治疗，继续深入研究将使原本无切除希望的胰腺癌得到根治或明显延长生存期。

（谢经武）

第九章

血管外科疾病

第一节　四肢血管损伤

四肢血管损伤是常见的严重创伤之一，约占整个血管损伤的70%，下肢损伤多于上肢。四肢血管损伤如不及时处理，致残率极高，尤其是腘动脉损伤。近年来对血管修复重建术的改良和提高，可使致残率降低10%～15%，但是对于并发骨损伤和神经损伤的患者，有20%～50%的病例仍无法恢复其长期功能。

一、病因与病理生理

由于损伤因素和损伤机制直接影响患者的预后，因此掌握损伤机制对外科医师合理诊断和治疗血管损伤疾病显得尤其重要。穿透性损伤包括枪弹伤和刀刺伤，火器伤常并发有骨骼和肌肉组织的广泛损伤。有研究表明，枪口的子弹速度和血管壁在显微镜下的损伤程度、长度呈正相关。钝性损伤主要由交通事故和坠落伤引起，且常因并发骨折、脱位和神经肌肉的挤压而使其预后严重。

二、诊断

对于有典型病史和明确临床体征的患者，诊断并不困难，但是大多数四肢血管损伤患者的临床体征不明确，需确诊还得依靠进一步的辅助检查。由于血管造影的高度敏感性和特异性，使其作为四肢血管损伤的常规筛选检查和确诊的必备手段被广泛使用。随着微创、无创观念的进一步加深以及无创性检查技术日益受到重视，人们对四肢血管损伤的诊断观点正处在转变之中。目前大多数观点认为其诊断程序基本如下。

1. 少数有明确临床表现者

如搏动性外出血、进行性扩大性血肿、远端肢体搏动消失以及肢体存在缺血表现，诊断明确，可直接手术探查，必要时行术中造影以明确损伤部位及程度。这种情况下行诊断性造影检查可能会因延时治疗而造成不可逆的组织缺血坏死。

2. 大多数无阳性体征而存在潜在性四肢血管损伤可能的患者

可进一步行下列辅助检查以明确诊断。

（1）动脉血管造影：大量临床资料表明，对锐器伤和钝性伤的患者，如果其肢体搏动正常且踝肱指数（ABI）≥1.00，则无须行动脉血管造影；对于远端搏动减弱或消失或ABI

小于 1.00 的患者，诊断性血管造影检查则有重要价值。在一项对 373 名锐器伤患者进行的研究中，有脉搏缺如、神经损害及枪弹伤中一项或多项的高危患者有 104 人，动脉造影证实有血管损伤的患者有 40 人（占 38%），其中 15 人需动脉修补；中度危险组有 165 人，包括 ABI 小于 1.00 或表现为骨折、血肿、擦伤、毛细血管充盈迟缓、有出血、低血压和软组织损伤病史的患者，其中 20% 血管造影证实有血管损伤，5 人需修补；其余 104 人为低危险组，其中 9% 被证实有血管损伤，无一人需手术治疗。其余的临床研究也证实这种选择性的血管造影检查可检出大于 95% 以上的血管损伤患者，其余漏诊的患者包括小分支血管的阻塞或大血管的微小非阻塞性损伤，通常临床意义不大，无须外科治疗。

（2）彩色血流多普勒超声（CFD）：CFD 用于四肢血管损伤的诊断日益受到人们的重视，Bynoe 等报道其敏感性为 95%，特异性为 99%，具有 98% 的准确性，可作为血管造影的替代或辅助检查。Gayne 在对 43 例病例的研究中报道，动脉造影诊断出 3 例股浅动脉、股深动脉和胫后动脉损伤而 CFD 未能诊断的病例，CFD 则诊断出 1 例股浅动脉内膜扑动而造影漏诊的病例。虽然 CFD 不能检出所有病例，但可发现所有需要外科治疗的大损伤，且节省了患者的费用。

综上所述，四肢血管损伤的诊断基本程序可概括如图 9-1 所示。

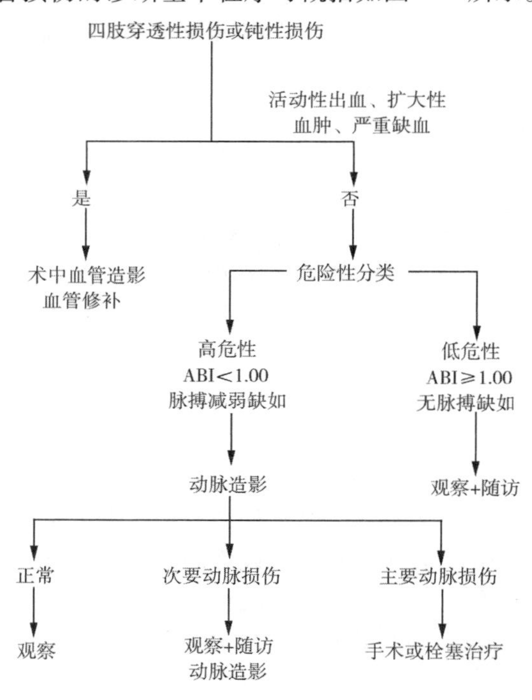

图 9-1　四肢血管损伤的诊断程序

三、治疗

1. 非手术处理

对于一些次要的非阻塞性的动脉损伤是否需要手术治疗，还存在一些争议，一般认为以下情况可采取非手术疗法：①低速性损伤；②动脉壁的小破口（<5 mm）；③黏附性或顺流性内膜片的存在；④远端循环保持完整；⑤非活动性出血。对于这些损伤，可进行观察和随

访，Knudson 则主张用 CFD 取代动脉造影进行随访。

2. 彩超定位下经皮穿刺注射凝血酶

随着血管腔内介入技术的不断发展，与之相关的医源性血管损伤的发生率也在逐年提高。国外报道在所有导管穿刺操作中，医源性股动脉假性动脉瘤的发生率为 1% ~7%。对于这些浅表的假性动脉瘤或者动静脉瘘，传统的治疗方法是彩超定位下压迫或外科手术修复。与之相比，经皮穿刺，局部注射凝血酶不失为一种简单、安全、有效并且廉价的新方法。具体实施步骤是：①彩色 Doppler 超声精确定位瘤腔位置；②将凝血酶制剂配比成 1 000U/mL浓度常温保存，经皮穿刺针选 21 ~22 号；③实践证明，首次注射剂量 0. 8 mL，其成功率 83. 8%。24 小时后复查彩超如仍有血流，可再次重复同样操作。

3. 血管腔内治疗

具有创伤小、操作简便、并发症较少的优点，主要包括以下方法。

（1）栓塞性螺旋钢圈：主要用于低血流性动静脉瘘、假性动脉瘤、非主要动脉或是肢体远端解剖部位的活动性出血。螺旋钢圈由不锈钢外被绒毛制成，通过 5 ~7 F 的导管导入到损伤血管，经气囊扩张后固定于需栓塞部位，绒毛促使血管内血栓形成，如果 5 分钟后仍有持续血流，可再次放置第二个螺旋钢圈。对于动静脉瘘，钢圈应通过瘘管固定于静脉端，促使瘘管闭塞而动脉保持开放，如不成功可再次阻塞动脉端。需注意钢圈管径应与需栓塞部位动脉管径保持一致。

（2）腔内人工血管支架复合物（EVGF）：EVGF 用于血管损伤的治疗有着巨大的潜力，它可用在血管腔内治疗较小穿通伤、部分断裂、巨大的动静脉瘘、假性动脉瘤（图 9-2）以及栓塞钢圈所不能治疗的血管损伤。但值得一提的是，由于解剖位置特殊，目前，EVGF 在腋—锁骨下段动脉损伤中的运用仍受到一定制约。根据笔者的实践，对于此类患者，EVGF 的治疗指征是：解剖位置理想的假性动脉瘤、动静脉瘘；第一段分支血管损伤和动脉内膜瓣片翻转等。相对禁忌证是：腋动脉第三段；完全性的静脉横断伤；并发严重的休克和有神经症状的上肢压迫综合征。绝对禁忌证是：长段损伤；损伤部位近远端没有足够长的锚定区以及次全/完全性动脉横断伤。就国外报道的资料而言，能运用此法治疗的腋—锁骨下段动脉损伤的病例不足 50%。相信随着腔内技术的不断完善，这种方法用于治疗周围性血管损伤将有突破性的进展。

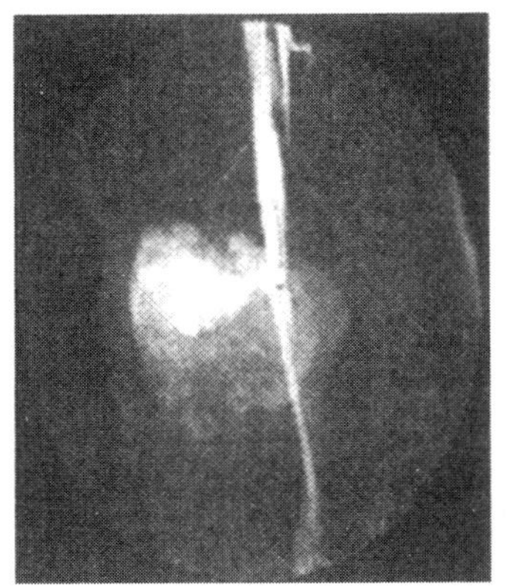
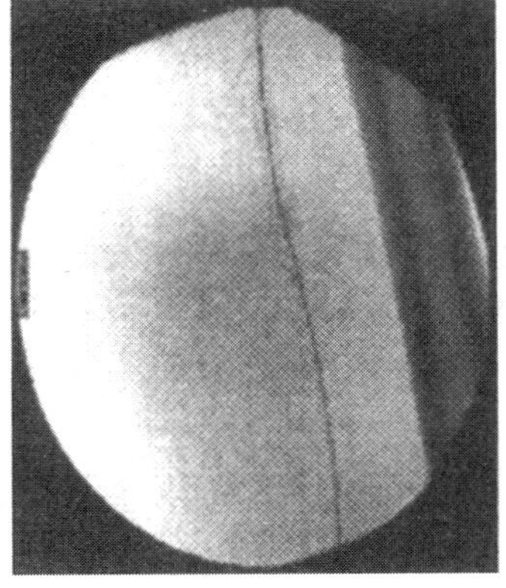
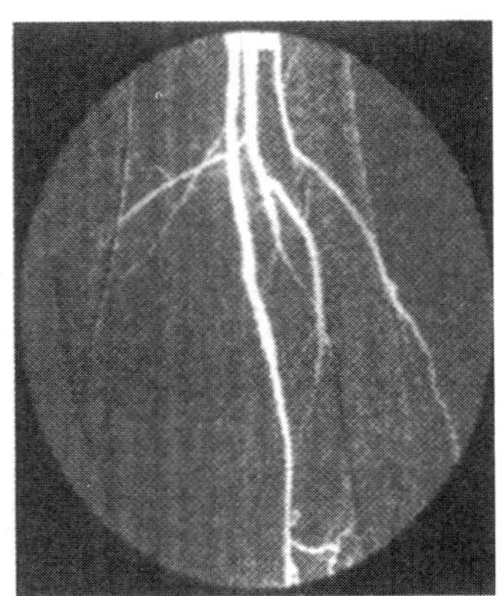

图 9-2　下肢股动脉假性动脉瘤的腔内治疗术

4. 手术处理

四肢血管损伤的手术处理应把握以下环节。

（1）切口选择与显露：切口应与肢体长轴平行，并由损伤部位向远、近端延伸。根据损伤部位不同和便于远、近端血管的暴露和控制，可采取不同的手术径路。髂外动脉近端的暴露，采取腹膜外径路较为理想，术者可延伸腹部切口经过腹股沟韧带或另做一腹股沟韧带以上 2 cm 且平行于腹直肌鞘外侧缘的切口。膝上动脉的损伤可采取大腿中部切口，膝下部切口则可取小腿部切口，而直接位于膝后的穿透伤可采取膝后切口。

（2）远、近端动脉控制：应先于损伤部位动脉血管的暴露。当近端血管由于损伤暴露有困难时，可从远端动脉腔内放置扩张球囊以阻塞近端动脉。

（3）损伤血管及其远、近端血管的处理：为了便于血管修复，应尽量清除坏死组织，并保证远、近端血流的通畅。当用 Forgaty 导管取除远、近端血栓时，注意防止气囊过度扩张致使血管内膜损害或诱发痉挛。对于并发骨折、复合性软组织损伤或并发有生命威胁的损伤而使肢体严重缺血或血管重建延迟时，应采用暂时的腔内转流术。

（4）手术方法。

1）血管结扎术。前臂单一的血管损伤可采用血管结扎术，但当桡动脉或尺动脉中的一支曾经受损或已被结扎致使掌部血管弓血流不完全时，应采用血管修补术。对于腘动脉以下血管的单一阻塞性损伤不会导致肢体缺血，也可采用血管结扎术。

2）血管修补术。其方法包括侧壁修补、补片缝合、端端缝合、血管间置术以及血管旁路术。其中血管间置术可采用自体静脉或 ePTFE，对膝上部血管吻合，采用自体静脉或 ePTFE区别不大，其远期通常率均较满意；而膝部以下的血管吻合，采用 ePTFE 则常导致失败。钝性损伤的移植失败率较锐性损伤高，前者为 35%，后者为 1.2%。因此一般情况下应采用自体静脉，当患者情况不稳定需加快完成对血管的修补或自体静脉与受损动脉的管径相差较大时，可采用 ePTFE 人造血管。

（5）当完成对血管的重建后，应于术中完成动脉造影或多普勒扫描以检查血流通畅程度。术后适当的抗凝或祛聚治疗是必需的，同时可采用血管扩张剂如妥拉唑啉将有助于解除血管痉挛。

（6）缺血再灌注损伤是决定术后预后的重要因素，应引起重视。有研究表明，在缺血再灌注前用肝素预处理有较好的效果，其作用机制包括防止同侧血管血栓形成。此外，应用甘露醇及糖皮质激素对改善缺血再灌注损伤症状也有帮助。

四、肢体静脉损伤

最常见的肢体静脉损伤是股浅静脉损伤（42%），其次为腘静脉（23%）和股总静脉损伤（14%）。对肢体静脉损伤的治疗，一般认为，对全身情况稳定的患者的大静脉损伤，采用血管修补术是合理的选择，术后可采用多普勒扫描监测血管的通畅性；如果静脉修补较困难或患者的血流动力学不稳定，则采用简单结扎术较为合适，术后水肿的处理包括肢体抬高、穿弹力袜以及应用减轻肢体水肿的药物如强力脉痔灵等。

五、骨、软组织与神经损伤

1. 骨损伤

并发血管和骨损伤患者的治疗是损伤处理的难题之一。由于缺血的持续时间是决定预后的关键，因此通常情况下认为应该先行血管重建术使肢体循环恢复，其次处理骨骼的稳定性。但在某些情况下，由于广泛的骨和肌肉损伤使肢体极不稳定，使得外固定必须在血管重建之前进行。在这种情况下，可行腔内转流术和迅速的外固定减少肢体的缺血。

2. 软组织损伤

当患者并发较严重的软组织损伤，清除所有不存活的组织是必需的。术后出现不明原因的发热和白细胞升高提示有深部组织的感染存在，这时对伤口的重新探查以及清除坏死组织和血肿显得极其重要，可减少败血症的发生。

3. 神经损伤

约50%的上肢血管损伤和25%的下肢血管损伤患者并发有神经的损伤。神经损伤治疗的好坏直接决定了患肢的长期功能状态。如果主要神经被锐器横断，可在血管修补的同时行一期吻合；但大多数的锐器伤和所有的钝器伤，一期修复的可能性不大，通常可在神经两断端系上非吸收性缝线以便于再次手术的辨认。

六、预后

各部位的血管损伤中，以腘动脉损伤的预后较差，近年来，血管外科技术的发展使得其钝性损伤截肢率从23%下降到6%，锐性损伤则从21%下降到0%。能提高患肢存活率的有利因素包括：①系统（肝素化）抗凝；②及时的动脉侧壁修补或端—端吻合术；③术后第一个24小时明显的足背动脉搏动。相反，严重的软组织损伤、深部组织感染、术前缺血则是影响患肢存活的不利因素。Melton等曾报道用肢体挤压严重度评分（MESS）作为判断预后的指标，认为MESS大于8分则须行截肢术，但其可靠性不高。目前认为，对并发广泛骨、软组织和神经损伤的患者，主张早期行截肢术。另外，对血流动力学不稳定的患者，复杂的血管修补术将影响患者的生存率，也主张行早期截肢术。

（张建华）

第二节 血管瘤

血管瘤是一种良性血管内皮细胞增生性疾病，以血管内皮细胞阶段性增生形成致密的网格状肿块为特征。在增生期，由于新的滋养和引流血管的不断形成，形态学上可能与高流速的血管畸形相似，但随后的退化和最终的消退现象，是区别于血管畸形的主要特征。所以冠以“血管瘤”一词，意为良性肿瘤并且伴异常的细胞增生，这些病变在某些阶段有内皮细胞的分裂活性。

一、病理基础及发病机制

1. 病理基础

（1）增生期，血管瘤的组织病理学表现，以丰满的增生性内皮细胞构成明确的、无包膜的团块状小叶为特征，其中有外皮细胞参与；细胞团中央形成含红细胞的小腔隙；血管内皮性的管道由血管外皮细胞紧密包绕，有过碘酸雪夫反应（PAS）阳性的基底膜；内皮细胞和外皮细胞有丰富的、有时为透明的胞质，较大的、深染的细胞核，正常的核分裂象不难见到，有时较多，甚至可见轻度的多形性；肿瘤团外可有增生毛细血管形成的小的卫星结节；此期的血管腔隙常不明显，网状纤维染色显示网状纤维围绕内皮细胞团，说明有血管形成。

（2）退化期，早期血管数量明显增加，扩张的毛细血管排列紧密，结缔组织间质少；尽管血管内皮为扁平状，仍可见到核分裂象；随着退化的进展，增生的血管数量减少，疏松的纤维性或纤维脂肪性组织在小叶内和小叶间开始分隔血管；由于结缔组织性替代持续进展，有内皮细胞增生和小管腔的小叶减少；虽然血管减少，整个退化期血管的密度还是较高；可根据其是否有残留的增生灶再分亚型；当分裂活性不明显时，病变相似于静脉和动静脉畸形。

（3）在末期整个病变均为纤维和（或）脂肪性背景，肥大细胞数量相似于正常皮肤；病变中见分散的少量类似于正常的毛细血管和静脉，一些毛细血管壁增厚，呈玻璃样变的表现，提示先前存在的血管瘤，无内皮和外皮的分裂；局部破坏真皮乳头层者可伴反复溃疡的病变，表现为真皮萎缩，纤维性瘢痕组织形成，皮肤附件丧失；罕见情况下可见营养不良性钙化灶；退化不完全的病例存在增生的毛细血管岛。

2. 发生与消退机制

作为发病率高达1%以上最常见的儿童期良性肿瘤，发生机制的研究将是和特异治疗相关的关键点。大多数血管瘤具有4个令人关注的特点，即出生后短期快速增殖、女婴多见、自发溃疡、自行消退，它们均可能成为机制研究的突破口。新增的研究进展形成各种假说：①血管瘤由停滞在血管分化早期发育阶段的胚胎全能成血管细胞，如在增生期血管瘤中存在的内皮祖细胞（EPCs），在局部聚集并增生所致，CD14、CD83在增生期血管瘤内皮细胞上共表达，提示其髓样细胞来源；②利用组织学和基因芯片技术发现血管瘤和胎盘表达谱具有强相似性，如共表达GLUT-1、Lewis Y、CD32等胎盘标志物，提示血管瘤源于“意外”脱落后增殖的胎盘细胞；③少数面部血管瘤存在的节段分布特征，以及血管瘤合并颅、动脉、心和眼部异常的PHACE综合征，骶部血管瘤伴发的泌尿生殖器的异常特殊病例，均提示其可能是发育区缺陷的表现；④血管生成失衡学说引发大量促血管生成因子和抑制因子的表达水平研究，目前仍未获得期待中的核心调控因子；⑤受血管瘤自发溃疡启发，发现缺氧诱导因子HIF-1α/VEGF通路活化可能起重要作用；⑥与非内皮细胞，例如肥大细胞、树突状细胞、血管周细胞、髓样细胞等分泌细胞因子有关；⑦增生期吲哚胺2，3-双加氧酶（IOD）表达上调，T细胞抑制，使得血管瘤逃脱免疫监视而快速增生等。当然，血管瘤消退机制研究相对较少，推测肥大细胞、线粒体cyt-b等通过增加内皮细胞凋亡。此外，大量存在于增生期的具有脂肪形成潜能的间充质干细胞至消退期分化成脂肪，参与了血管瘤的消退机制。这是至今被学者们认可的研究方向。

二、临床表现和影像学诊断

1. 临床表现

不同于血管畸形的是，血管瘤通常于出生时并不存在，而在1个月时明显显现，常见于高加索人、女性和早产儿，头颈部好发，是最常见的新生儿肿瘤，比例高达 10% ~12%。血管瘤的发病部位决定其临床表现，如果浅表，典型表现为小的红痣或红斑，可在出生后 6~12个月时快速增生，可形成局部肿块（似草莓状），肿块有时生长巨大（图 9-3），草莓色外观是由于肿块浅层多量的红色血管聚集而致。如果病灶深在，表面覆盖的正常皮肤由于深部的病灶而似浅蓝色。病灶表面温度偏暖，在增殖期可有轻微搏动感。12 个月之后，大多数血管瘤进入消退期，此期可长达 5 年以上，超过 50% 的病灶于 5 岁时完全退化，超过 70% 的病灶在 7 岁时完全退化，最晚可达 12 岁。当血管瘤退化后，病灶软化、萎缩，被纤维脂肪组织替代，色泽也由红色变为单一灰色。原先体积比较大的病灶，由于病灶萎缩，表面皮肤可能变得松弛而成皱纸样。退化的病灶偶尔表面可遗留瘢痕或毛细血管扩张。血管瘤的并发症通常出现于早期 6 个月内，最常见的是溃疡，可发生于 10% 的患者，特别是嘴唇和生殖器受累者。出血的并发症较少见，通常也不严重。血管瘤也可出现先天性心功能衰竭（如肝脏血管内皮瘤），或出现血小板消耗（如 Kasahach-Merritt 综合征）。弥漫性的病灶可能会压迫呼吸道，影响视觉，出现听力障碍。病灶引发骨骼畸形非常少见。罕见血管瘤病例可伴发其他发育不良性疾病，例如颅后窝畸形、右位主动脉弓、主动脉缩窄、泌尿生殖系统发育异常和脊柱裂等。

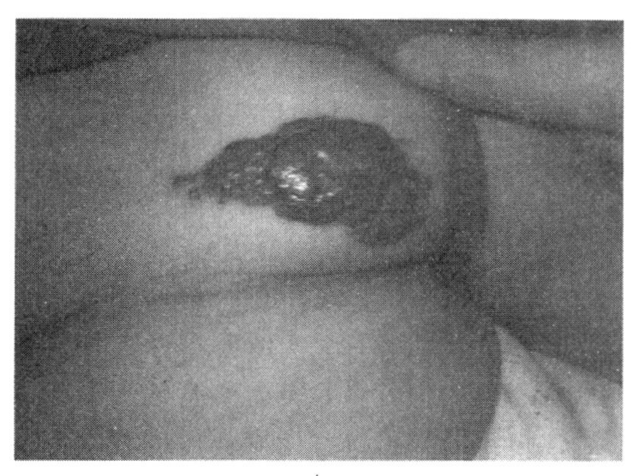

A

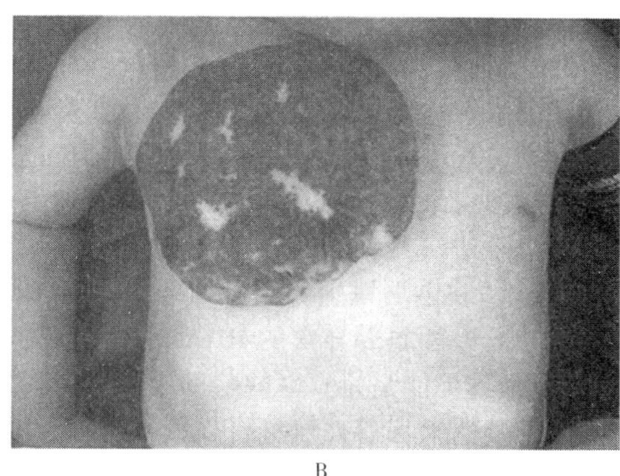

B

图 9-3 典型“草莓状”血管瘤

2. 影像学诊断

浅表的血管瘤根据上述临床表现易于诊断，但为了确切治疗有症状的血管瘤，需要了解清楚其累及范围。对于诊断有困难的病例，影像学检查必不可少。在 CT 或 MR 增强图像上，表现为范围明确的造影剂浓聚的局部肿块（图 9-4），在增生期甚至可以看到供养动脉和引流静脉。MR 目前仍是血管瘤最佳的形态学诊断与评估手段，增生期典型表现为 T_1 加权像低于肌肉组织的低信号表现和 T_2 加权像的高信号表现，而在消退期可能表现为 T_1 加权像高信号的脂肪影像，缺少血流信号。如果病灶缺乏有力的临床表现及影像学诊断依据，那么病理检查是排除婴幼儿横纹肌肉瘤、纤维肉瘤、神经纤维肉瘤等恶性肿瘤的最终手段。

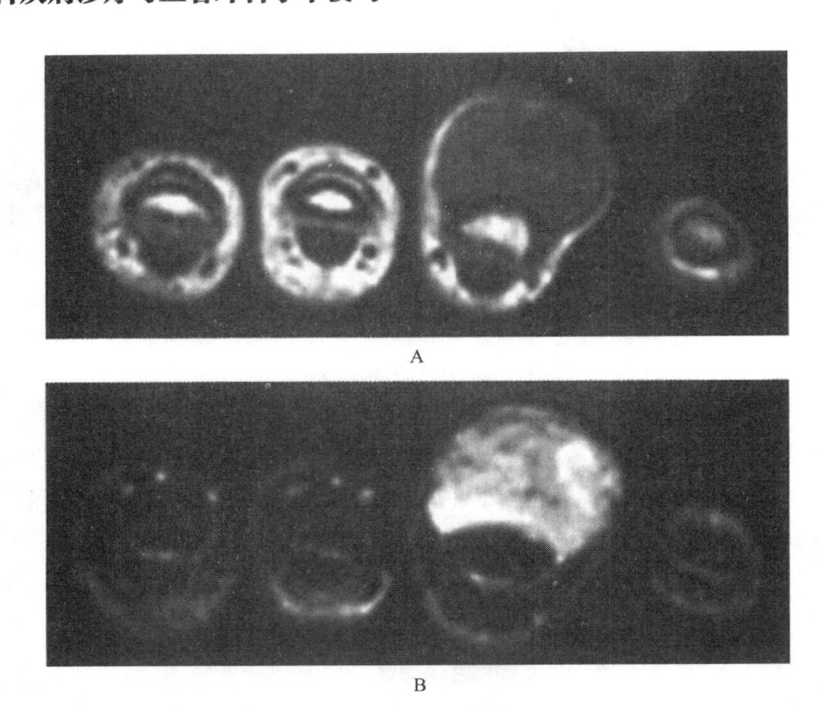

图 9-4　手指增生性血管瘤 MR 表现

A. T_1 加权像低信号；B. 含钆造影剂增强示高信号

三、治疗

大约 75% 的血管瘤会自行消退而无需治疗。血管瘤治疗的指征取决于多因素，例如患儿的年龄、情感需求、病灶的部位、有无消退迹象和有无症状等。急于求成的盲目治疗极不合理，在做数月动态随访观察之后，根据病灶的变化再做治疗方案，病灶增大迅速而无明确消退迹象，或出现各种并发症甚至累及周围重要解剖部位时，可考虑积极治疗。当幼儿入学前，血管瘤范围已经在缩小或者病灶本来就比较小，可采取适当的观察。当确实需要治疗时，首先可考虑药物治疗。①系统药物治疗：口服激素敏感比例超过 70%，仍是治疗难治性、多发性及危重的增生期血管瘤的首选疗法，但有胃肠道反应、体重增加、高血压、免疫抑制和生长迟缓等不良反应，从大样本的治疗经验看，用药者很少出现明显并发症。②危及生命而激素治疗无效的重症血管瘤，包括 Kasabach-Merritt 综合征，可考虑使用干扰素，或长春新碱治疗，后者已有 8 年随访报道提示其安全性，值得关注，但少数病例使用 α 干扰素可能引发中枢神经系统不良反应，例如痉挛性双瘫，对于难治性的血管瘤应限制使用。③局部药物治疗：适用于局限的小面积病灶，皮质类固醇激素瘤体内注射最常采用。抗肿瘤药物如平阳霉素等注射也有效，主要见于国内报道，急需循证医学数据。国外使用博来霉素，其治疗机制也是抑制血管内皮细胞增殖。但要控制平阳霉素总量，婴幼儿不超过40 mg，病变范围较大、平阳霉素注射量较多时，治疗前和治疗结束时要拍胸部 X 线片，检查肺部是否出现异常。④新型免疫调节剂是新增治疗，如咪喹莫特霜剂局部应用，可诱导机体局部产生细胞因子如干扰素、白介素、肿瘤坏死因子等作用于血管瘤内皮细胞，抑制其增殖并促进凋亡，笔者所在医院使用的经验是未达期待的理想结果。⑤对小面积的增生期浅表病灶进行及时、微小剂量的放射性核素敷贴如^{99m}Tc或^{90}Se，不增加皮肤损伤，起效和消退迅速，是较好的适应证。

激光仍是目前比较理想的治疗方法，常用的为Nd：YAG激光连续照射。特别适用于婴幼儿初发的较小病灶，不需要麻醉，手术时间仅数十秒。愈后为局部的浅表瘢痕。Nd：YAG激光对病灶组织有选择性治疗作用，优于放射性核素敷贴，α射线对病灶和正常组织同时有杀伤作用。对于病灶迅速增大者，主张应用激光分次照射，可先行病灶周围缘扫描照射，再过渡到整个病变区，缺点是治疗后瘢痕较明显。对于深在病灶，可用脉冲式Nd：YAG激光，能量200～240 J/cm^2，脉冲宽度30～50 ms，同时设置动态冷却系统。注意治疗的即刻反应，以病灶略有苍白萎缩为宜，应尽可能地避免光斑重叠，否则容易产生剂量过度而引发组织瘢痕，治疗的原则是低剂量的激光促进血管瘤向消退方向发展。另外，脉冲染料激光建议用于消退后残留的毛细血管扩张或出现溃疡出血的血管瘤，后者可加速愈合。

由于毛细血管瘤的特性，单纯的激光治疗仍有复发可能性，采用外科手术切除瘤体的方法才能彻底治愈。原则上说，对于局限、能直接切除缝合的小病灶完全可以在增生早期即进行外科切除，但术前应考虑使术后瘢痕不甚明显。对于出生后不久的婴幼儿也可以考虑手术，缝合应尽可能做得十分精细，力求根治，对后期外观影响也要小。笔者所在科室曾对2例半岁以内婴儿的胸壁血管瘤进行手术切除，瘤体虽然巨大，占据大半胸壁，但仍可完整切除，且考虑女性患儿的特殊性，保存了乳头结构（图9-5）。对于生长于眼睛等不适合行药物治疗的关键部位血管瘤，手术是唯一手段，引发气道压迫的病灶需行手术尽快切除。对于头颈部血管瘤，为改善外观，也可进行手术治疗，这主要依赖于患者及父母的主观要求。同时手术也应用于那些消退后遗留皮肤松弛或纤维脂肪组织增生的病例，可改善外观。少数病例经药物、激光等治疗仍无法消退，也可行外科手术彻底切除。但往往有些病灶范围较广而难以彻底切除，目前该类血管瘤的治疗仍是棘手问题。

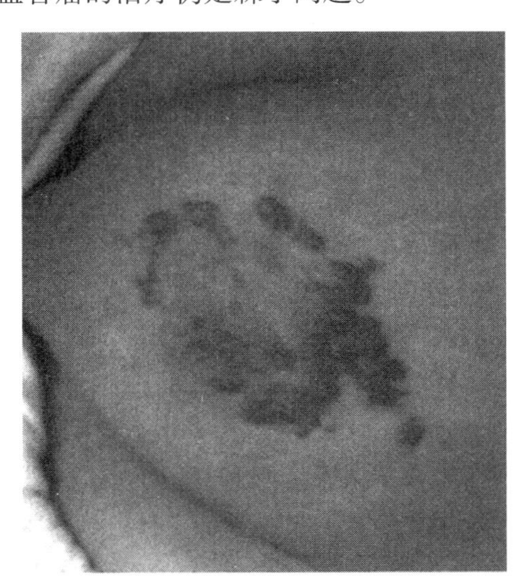

图9-5 胸前壁巨大血管瘤，术后保存乳头结构

四、Kaposiform 血管内皮瘤

Kaposiform 血管内皮瘤是一种浸润性、多变的幼儿血管瘤，主要生长于躯干和四肢，形

成大小不一的紫色水肿样肿块（图 9-6）。它也有增生和消退现象，但比血管瘤持久，易浸润周围组织，并大量消耗血小板（Kasabach-Merritt 现象），最终可导致出血。尽管持续输入血小板，但血小板仍会处于低水平（$<5\times10^9$/L）。治疗上有多种方案，化疗、激素、α 干扰素、放疗等疗效不一。外科手术切除能治愈，但多数病例不行手术，因为术中、术后出血的风险很高。近来，应用微导管技术进行介入栓塞治疗取得了较好的效果。PVA 颗粒和无水乙醇比较常用，但栓塞技术要求比较高，而且非常耗时，因为该类病灶的供养血管很丰富，要全部栓塞难度很大，远期的介入栓塞疗效还未见新的报道。

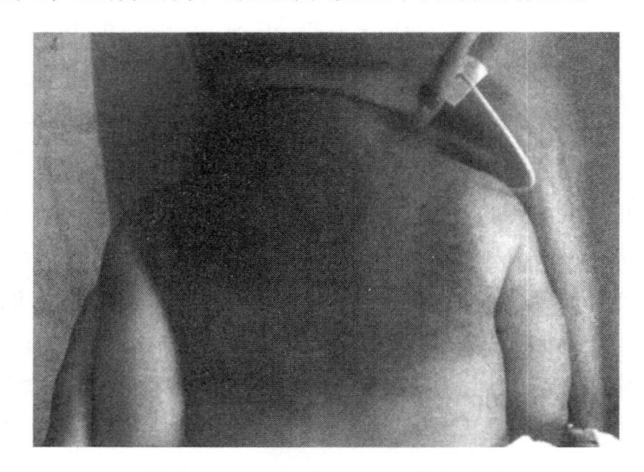

图 9-6　Kaposiform 血管内皮瘤

（张建华）

第三节　血栓闭塞性脉管炎

一、概论

血栓闭塞性脉管炎（TAO）又称 Buerger's 病或 von Winiwarter-Buerger 综合征，是一种以中、小动脉节段性，非化脓性炎症和动脉腔内血栓形成为特征的慢性闭塞性疾病，主要侵袭四肢，尤其是下肢的中、小动脉和静脉，引起患肢远侧段缺血性病变。TAO 患者大多为男性，好发于青壮年，绝大多数有吸烟史；常伴有患肢游走性血栓性浅静脉炎和雷诺综合征。1879 年，Felix von Winiwarter 在尸体解剖时发现第 1 例本症患者。该患者有 12 年小腿慢性缺血史，因自发性下肢坏疽而截肢。病理检查发现：①因血栓引起广泛性静脉和小动脉闭塞；②在受累的动脉中，管壁的内弹性层完好无损。这两个特征与动脉粥样硬化和各种形式的动脉炎截然不同。1908 年，Leo Buerger 系统地报道了来自波兰和俄罗斯年轻的犹太移民的 11 条下肢截肢标本的病理检查结果。注意到，广泛的血管周围炎症累及肢体远侧段的动脉、静脉和神经，并有纤维组织长入和聚集；动脉病变的特征是，在正常动脉段和病变动脉段之间的改变是突然发生的，即从正常结构的动脉突然转入病变的动脉，动脉呈节段性血栓闭塞。在急性期，管壁中可见巨细胞聚集，内弹性层完整，无管壁坏死。亚急性和慢性病变时，有非特异性的血栓机化、闭塞性血栓形成，无急性炎症细胞可见，受累血管偶有部分再通。从此正式提出“血栓闭塞性脉管炎”的命名，因此后人又将本症称为 Buerger 病，国内简称脉管炎。

二、流行病学

血栓闭塞性脉管炎见于世界各地，可在男女及各种族发病，但有性别和地理分布的差异，并且很可能有种族易感性。由于 TAO 在中欧、北美、南美和非洲均很罕见，并且缺乏普遍认可的诊断标准，有关其流行病学的研究受到阻碍。因此，许多相关研究都是基于在专科研究所接受治疗的高度选择性的患者系列进行推算的，而非来自普通人群。

综合文献报道，TAO 在北美洲的患病率是 11.6/10 万人，在周围血管病患者中占 0.75%；东欧的患病率为 3.3%；日本曾高达 16.6%。在太平洋地区，尤其是东南亚、印度，以及以色列都曾有大量的病例报道，而黑色人种的患病率却很低。20 世纪 50 年代以来，北美洲的患病率明显下降，但女性患者却相对增加，这可能是妇女吸烟者不断增多的缘故。据美国 Mayo 医疗中心的统计资料，每 10 万人中，在 1947 年有 104.3 人诊断为血栓闭塞性脉管炎；1956 年下降为 61.1 人；1966 年为 18.8 人；1976 年为 9.9 人；1986 年为 12.6 人。但还不能肯定这是否真正代表 TAO 的患病率下降，还是由于严格诊断标准所致。与北美洲的情况相反，在亚洲特别是远东和中东地区，仍不断有大样本的病例报道，其原因尚无法解释。令人感兴趣的是，报道中女性患者的人数明显增加，有学者将这一患病率的变化归咎于女性吸烟人数的增加。我国各地都有血栓闭塞性脉管炎发病的报道，但以黄河以北特别是东北地区最为多见。

三、病因和发病机制

TAO 的病因未明，自身免疫机制、基因易感性、高凝状态及口腔感染—炎症途径都是潜在的因素。综合国内外文献报道，多认为本症是由多种综合因素所酿成，主要包括下述因素。①吸烟：烟碱能使血管收缩，据统计患者中有吸烟史者占 80% ~95%。戒烟可使病情好转，再吸烟后，又再度复发。吸烟虽与本病有密切关系，但并非唯一的致病因素，因为妇女吸烟者发病率不高，还有少数患者从不吸烟。②口腔细菌感染和牙周炎：在 TAO 患者口腔内和牙齿表面牙菌斑，以及动脉管壁内检出致病菌，细菌感染启动一系列局部和全身免疫反应，进一步损伤血管内皮，导致本病进展。③寒冷和感染：寒冷损害可使血管收缩，因此北方的发病率明显高于南方。很多患者都有皮肤真菌感染，有些学者认为，它使人体所产生的免疫反应，可使血液中的纤维蛋白原含量增多，易导致血栓形成。④激素影响：患者绝大多数为男性，又都在青壮年发病，很可能与前列环素功能紊乱，引起血管舒缩失常有关。⑤血管神经调节障碍：自主神经系统对内源性或外源性刺激的调节功能失常，可使血管处于痉挛状态，从而可导致管壁增厚和血栓形成。⑥其他：人类白细胞抗原等遗传基因异常，或者动脉抗原、肢体抗原等自身免疫功能紊乱，也可能与本病有关。一些学者认为，从临床角度来看，值得注意的是：①凡是使周围血管处于持久的痉挛状态者，都可能是致病的因素；②周围血管持久痉挛后，可显著减少管壁滋养血管的血供，使管壁发生缺血性损害，从而导致炎症反应和血栓形成。

目前占优势的理论认为，TAO 是由于吸烟、口腔和牙周细菌感染导致全身免疫介导的损伤，进而所引起的一系列血管炎症、血栓形成和血管闭塞。在血栓闭塞性脉管炎患者的外周血液和病变血管壁中，发现免疫复合物的事实有力地支持这一观点。近几年来文献中先后报道，TAO 患者存在对人类胶原成分（包括Ⅰ、Ⅲ、Ⅳ、Ⅴ型）的细胞和（或）体液免疫反应。但由于这些反应也存在于其他自身免疫性疾病，所以还不能判断它们究竟是发病原因，还是血管壁炎症的非特异性指标。大量资料表明，吸烟与 TAO 的发生和发展密切相关。1992 年，Papa 等报道，50% 的患者和 38% 的健康吸烟者对烟草糖蛋白（TGP）发生淋巴细胞增殖反应，而无一例不吸烟者有此反应。这提示烟草可能具有某些免疫方面的作用，但一定还有其他诸如遗传等因素参与本症的发生。另外，吸烟也可能通过非免疫机制起作用，如血管收缩、激活因子和激肽系统等。对 TAO 患者人类淋巴细胞抗原（HLA）分型的研究发现，有些亚型发生频率明显增加，已报道的有 HLA-A1、HLA-A9、HLA-B5、HLA-B8 和 HLA-DR4。这提示 TAO 的发病与 MHC 基因有连锁，某些人群可能存在对本症的遗传易感性。还有学者报道，HLA-B12 几乎从不出现在 TAO 患者中，因此认为这可能是本症的抵抗基因。

近年来，上海交通大学医学院第九人民医院血管外科，对烟草糖蛋白与本症关系的临床研究也说明烟草糖蛋白与本症有密切关系。本中心还对抗磷脂蛋白抗体（APA）与本症的关系做了临床研究。APA 主要包括抗心磷脂抗体（ACL）和狼疮抗凝因子（LA），提示 IgM-ACL与早期本症患者的自身免疫反应密切相关。

口腔细菌感染和一系列全身血管疾病密切相关，牙周炎和牙齿表面菌斑与一系列全身血管疾病有关，包括慢性静脉功能不全、腹主动脉瘤、动脉粥样硬化和血栓闭塞性脉管炎；加之 TAO 患者几乎都有大量吸烟的习惯，吸烟也加重了口腔细菌感染，目前已经证明戒烟和治疗口腔细菌感染对 TAO 患者的治疗同样有效。

四、病理解剖

病变主要发生于中、小动脉和静脉，以动脉为主。一般先自动脉开始，然后侵袭静脉。分析一组血栓闭塞性脉管炎 126 例动脉造影资料，累及趾动脉、足背动脉、胫动脉、腓动脉者 71 例；累及腘动脉和股浅动脉者 51 例；累及髂—股动脉者 2 例；累及肱动脉者 1 例；累及尺动脉或桡动脉者 1 例。大多数患肢在闭塞段远侧无动脉主干可见。在发病早期，即出现病变肢体末梢微循环的破坏。真皮乳头下层毛细血管后静脉节律改变和血液反流，使微循环扩张、瘀血，临床表现为本症特有的皮肤青紫色（Buerger's color）。血管呈反复发作的小血管炎症，累及中膜和外膜，管腔内血栓形成，伴血管周围纤维化。受累动脉质地变硬而缩窄，呈非感染性全层炎症。管壁内膜有广泛内皮细胞增生和淋巴细胞浸润；中层和外膜为明显纤维组织增生。管腔内血栓形成，机化后可伴有细小的再管化。管壁的结构一般仍保存，内弹力层增厚；管壁的交感神经有变性。病变常呈节段性分布，介于两个病变节段之间的血管则结构正常。病变后期，管壁及其周围呈广泛性纤维化，动脉、静脉和神经均被包埋在一起，形成坚硬的条索，其周围有侧支循环形成。受累静脉的病理变化与动脉大致相同。此外，神经、肌肉和骨骼等均可出现缺血性退行性变化。

血栓闭塞性脉管炎的病理进展常分为 3 个阶段：急性期、进展期和终末期。①急性期：其病理变化是最有特点和诊断价值的。主要表现为血管壁全层的炎症反应，并伴有血栓形成、管腔闭塞，血栓周围有多形核白细胞浸润；血栓周围有微脓肿；内膜增厚；神经血管束中存在广泛的中性粒细胞浸润。②进展期：主要为闭塞性血栓逐渐机化，伴有部分血管再通和微脓肿消失，同时血管壁的炎性反应则要轻很多。③终末期：病变的特点主要是血栓机化后的血管再通，血管壁中、外膜层的再管化，显著的毛细血管生成及血管周围纤维化。同时血管壁的交感神经也可发生神经周围炎、神经退行性变和纤维化。这一时期的病理改变通常缺乏特异性，易与动脉硬化引起的血管闭塞的晚期改变相混淆。

与动脉粥样硬化和其他类型的系统性血管炎相比，无论哪个病理阶段，TAO 患者的血管弹力层和血管壁结构均保存完好。此外，炎性细胞浸润主要发生在血栓和内膜。在其血管壁中没有发现钙化和动脉粥样硬化斑块，但均存在玻璃变性。

五、临床表现

血栓闭塞性脉管炎起病隐匿，病情进展缓慢，常呈周期性发作，经过较长时期病情才逐步加重。病理生理的改变可归纳为中、小血管炎症所产生的局部影响，以及动脉闭塞所引起的供血不足的临床表现。

1. 疼痛

这是最突出的症状。开始时疼痛起源于动脉痉挛，因血管壁和周围组织中的神经末梢感受器受刺激所引起。疼痛一般并不严重，当动脉内膜发生炎症并有血栓形成而闭塞后，即可产生缺血性的疼痛。疼痛的程度不等，轻者休息后即可减轻和消失，行走时出现疼痛或加重，有时形成间歇性跛行；重者疼痛剧烈而持续，形成静息痛，尤以夜间为甚，常使患者屈膝抱足而坐，或者将患肢于床沿下垂以减轻疼痛。

2. 肢体发凉和感觉异常

患肢发凉、怕冷是常见的早期症状，体表温度降低，尤以趾（指）端最明显。因神经末梢受缺血影响，患肢的趾或（和）指可出现胼胝感、针刺感、烧灼感或麻木等感觉异常。

3. 皮肤色泽改变

因动脉缺血可致皮色苍白，伴有浅层血管张力减弱而皮肤变薄者，尚可出现潮红或青紫。

4. 游走性血栓性浅静脉炎

约一半以上的患者可反复出现游走性血栓性浅静脉炎，多位于足背和小腿浅静脉。

5. 营养障碍性病变

因缺血引起程度不同的皮肤干燥、脱屑、皲裂，汗毛脱落，趾（指）甲增厚、变性和生长缓慢，小腿周长缩小、变细，肌肉松弛、萎缩，趾（指）变细。

6. 动脉搏动减弱或消失

足背动脉或胫后动脉和桡动脉或尺动脉的搏动常减弱或消失。

7. 坏疽或溃疡

这是肢体缺血的严重后果，常发生于趾（指）端。

据国外报道，本症的临床表现与国内患者不尽相同。据 Mills 等报道，小腿间歇性跛行较少见，而患者中约 80% 有患足跛行；病变累及多处肢体是 TAO 的一般特征，在确诊时，上、下肢中至少有两个肢体，甚至有 3 个或 4 个肢体被累及；在踝部和腕部的近侧常可扪及正常的动脉搏动；足部动脉搏动一般均消失，而腕部动脉搏动可在一侧或双侧消失；1/3 ~ 1/2 的患者病变累及上肢；1/3 的患者伴有游走性血栓性浅静脉炎和雷诺综合征。

六、病理和临床分期

本症起病隐匿，病情进展缓慢，呈周期性发作，一般要经过 5 年左右才有明显和较重的临床表现。按患肢缺血的程度可分为 3 期。

1. 第一期（局部缺血期）

患肢麻木、发凉、怕冷，开始出现间歇性跛行，通常在行走 500 ~ 1 000 m 后出现症状，休息数分钟后疼痛缓解。检查发现患肢皮肤温度降低，色泽较苍白，足背或胫后动脉搏动减弱，可反复出现游走性血栓性浅静脉炎。

2. 第二期（营养障碍期）

患肢除有上述症状并日益加重外，间歇性跛行越来越明显，无痛行走的间距越来越短，最后疼痛可转为持续性静息痛，夜间更为剧烈。皮肤温度显著下降，更显苍白或出现潮红、紫斑。皮肤干燥、无汗，趾（指）甲增厚变形，小腿肌肉萎缩，足背和胫后动脉搏动消失。各种动脉功能试验呈阳性；做腰交感神经阻滞试验后，患肢仍可出现皮肤温度升高，但不能达到正常水平。

3. 第三期（坏疽期）

症状越发加重，患肢趾（指）端发黑、干瘪、干性坏疽、溃疡形成。如并发感染，可变为湿性坏疽，疼痛程度更见剧烈，迫使患者日夜屈膝抚足而坐。湿性坏疽加上这种体位，可使患肢出现肿胀。并发感染后，严重者可出现高热、畏寒、寒战、烦躁不安等毒血症症状。

第一期中，动脉首先受病变侵袭，出现临床缺血性的表现，其原因主要是受累动脉的功能性变化（痉挛）而非器质性原因（闭塞）。进入第二期后，受累动脉已处于闭塞状态，患肢依靠侧支循环而保持存活；消除交感神经作用后，仍能促使侧支进一步扩张，提供稍多的血量。所以在这一时期，以器质性变化为主。第三期患肢的动脉已完全闭塞，侧支已无法发挥代偿功能，仅能使坏疽与健康组织分界平面的近侧肢体保持存活，趾（指）端则因严重缺血而发生坏疽。

七、临床检查和诊断

根据临床表现，诊断一般并不困难。诊断要点：①多数患者是青壮年男性，多有吸烟史；②患肢有不同程度的缺血性临床表现和游走性血栓性浅静脉炎表现；③患肢足背或（和）胫后动脉，以及腕部动脉的搏动减弱或消失。

为了进一步明确诊断，确定受累动脉闭塞的部位、性质和程度，以及侧支形成和患肢远侧段有无开放的动脉主干等情况，可做下列各种检查。

1. 一般检查

包括跛行距离和时间测定、患肢抬高试验和皮肤测温等。患肢抬高试验（又称 Buerger 试验）是嘱患者平卧，患肢提高 45°，3 分钟后观察患足皮肤的色泽改变。试验呈阳性者，足部特别是足趾和足掌部，皮肤呈苍白色或蜡黄色，以手指压迫时更加明显，并有麻木或疼痛感；此时让患者坐起，患肢自然下垂于床沿（避免压迫腘窝部），患足皮肤色泽逐渐变为潮红或斑块状青紫色。这提示患肢有严重的循环障碍，组织供血显著不足。

针对上肢动脉可行 Allen 试验，以了解 TAO 患者手部动脉的闭塞情况。即压住患者桡动脉，令其做反复松拳握拳动作。若原手指缺血区皮色恢复，证明尺动脉来源的侧支健全，反之提示有远端动脉闭塞存在。同理，本试验也可检测桡动脉的侧支健全与否。

此外，还可行神经阻滞试验，即做腰椎或硬膜外麻醉，阻滞腰交感神经节，然后用皮肤测温计在患肢同一位置，对比麻醉前、后温度的变化。麻醉后温度升高越明显，说明痉挛因素所占比重越大；如果温度升高不明显或不升高，则说明病情严重，受累血管都已处于闭塞状态。但本试验为有创操作，目前临床上很少应用。

2. 无创检查

主要包括4项检查方法，即光电容积描记、四肢节段测压、多普勒超声动脉血流检测和节段气体容积描记。

（1）光电容积描记（PPG）：主要是检测患肢末端的动脉血供情况。检查时，患者取平卧位，将光电容积描记探头置于足趾趾腹处，通过描记仪记录动脉血流曲线。正常时曲线表现为陡直快速的上升支，中度尖锐峰，下降支有一个重搏切迹；动脉管腔狭窄时，曲线可见波幅降低，上升支和下降支延缓，圆顶峰，重波切迹消失；完全闭塞时曲线波形呈直线状。

（2）四肢节段测压（SEG）：主要是检测病变所在的部位。患者取平卧位，用8 MHz多普勒超声探头，分别检测双侧肱动脉，双下肢踝部、膝下、膝上和大腿上端的动脉压力，计算踝肱指数（患侧最高的踝部动脉压与最高的上臂动脉压之比），以及各节段间动脉的压力差。正常时，踝肱指数等于或大于1，小于0.9者提示动脉供血不足，严重缺血者小于0.6；各节段间正常的动脉压力差在20 mmHg以内，超过30 mmHg提示远侧动脉有明显狭窄或闭塞。

（3）多普勒超声血流波形记录（CW）：主要是检测动脉管腔病变的程度。患者取平卧位，将8 MHz或4 MHz多普勒超声探头置于受检动脉的体表位置，使探头和皮肤保持45°，以获取最佳信号，观察屏幕上的血流波形。正常时表现为快速上升支和下降支，舒张反向血流和舒张期振荡。动脉狭窄时，可见收缩期上升支变钝，下降支延缓，舒张期振荡受阻抑，无反向血流。管腔闭塞时波幅消失呈平坦直线。

（4）节段气体容积描记（APG）：主要是在无法触及受检动脉搏动而不能做SEG检测时，用以确定病变的部位。患者取平卧位，分别于下肢踝部、膝下、膝上和大腿上段置空气袖带，充气至60 mmHg，然后描记波形。正常时，为陡直的上升支，适中的顶峰状态，在下降支有一个转折的舒张波。动脉狭窄时，上升支延缓，顶峰圆钝，放射波消失，下降支延缓。动脉闭塞时波形消失。

无创检查虽然不能对肢体动脉闭塞症的病变情况提供详尽的资料，不能完全作为手术方法选择的依据，但是却能通过无创检查，大体了解病变的范围和程度。因此，在患者的筛选、术前病情估计、术后疗效评价和长期随访等方面，都具有十分重要的作用和价值。

3. 双功彩超

与其他肢体动脉闭塞症一样，双功彩超对检测和诊断TAO，具有很高的正确率。主要可检测出肢体末端的小动脉广泛闭塞，而其近侧动脉则保持通畅。由于这是一种安全、可靠又可重复使用的无创检查，所以已在临床广泛应用。

4. MRA和CTA

是诊断TAO的有效方法。此外，有症状和体征的继发感染伴缺血性溃疡应该用常规X线检查和磁共振成像来判断是否继发骨髓炎。

5. DSA 动脉造影

一般认为，动脉造影检查并非确诊血栓闭塞性脉管炎所必需，但对可疑病例的诊断和治疗方法（特别是手术方法）的选择，仍是一个非常有价值的辅助检查方法。典型征象多为肢体动脉节段性狭窄或闭塞，病变部位多局限于肢体远侧段，而近侧血管则未见异常；从正常到病变血管段之间是突然发生转变的，即病变近、远段的动脉光滑、平整，显示正常形态；可见“树根”状、“蜘蛛”状和“螺旋”状的侧支血管。

根据大量已有研究，目前对于 TAO 的诊断标准，主要依靠其临床特征。根据改良的 Shionoya 临床诊断标准：典型患者多为 45 岁以下男性，有吸烟史，有腘以下小动脉的闭塞，可以合并上肢缺血或血栓性浅静脉炎，排除吸烟以外的动脉粥样硬化因素。临床表现为肢体远端缺血症状，累及肢体的中、小动脉。据以色列和波兰资料，上肢与下肢同时受累者达 35% ~50%，其中原发于上肢者占 10% ~20%，而我国患者同时累及上肢者较少。有典型临床特征，而要确立 TAO 的诊断时，还必须排除其他引起肢体缺血的疾病。首先需要排除的是动脉粥样硬化性闭塞症，即动脉粥样硬化的高危因素（高脂血症、糖尿病、高血压等）的存在。此外，还需排除动脉栓塞、自身免疫性疾病、血液高凝状态、血管损伤和一些局部病变如腘血管压迫、外膜囊性病变等。

Mills 等认为，结合典型病史和临床表现，以及患肢末端的容积描记检查，即可确诊 TAO。其特征是肢端小动脉广泛闭塞，而其近侧的动脉搏动正常，这与动脉粥样硬化闭塞症（除伴有糖尿病或肾衰竭外）的表现截然不同。免疫性动脉炎也可有类似的表现，但通过各项特殊的血液检查，能够加以区别。

八、鉴别诊断

在确定 TAO 的诊断时，根据病变不同时期的特点，应考虑与其他一些疾病相鉴别。

（1）动脉粥样硬化性闭塞症：多发生于下肢，可产生患肢的缺血性临床表现。但其特点是患者大多为老年人，有高血压和高脂血症史，有的还伴有糖尿病，其他动脉如颈动脉、冠状动脉、肾动脉等均可受累，病变多发生于大动脉和中等动脉，X 线检查可发现动脉部位典型改变。

（2）原发性游走性血栓性浅静脉炎：TAO 也可出现游走性血栓性浅静脉炎，与原发性者相同，只有等到血栓闭塞性脉管炎患者出现患肢缺血症状时，才能加以鉴别。

（3）糖尿病性足坏疽：当肢端出现坏疽时，都应考虑糖尿病的可能性，通过病史和临床表现的分析，以及相应的血液检查，可以明确诊断。

（4）结节性动脉周围炎：本症主要侵袭中、小动脉，患肢可出现类似血栓闭塞性脉管炎的缺血症状，其特点是病变广泛，常累及肾、心等内脏，皮下有沿动脉走向排列的皮下结节，发作时呈黯红色并有疼痛。通过相应的血液检查和结节的活组织检查，能作出鉴别诊断。

九、治疗

治疗原则主要是防止病变进展，改善和增加患肢的血液循环。

1. 一般治疗

在血栓闭塞性脉管炎的治疗中，戒烟是所有治疗方法的基础。成功和彻底的戒烟（包括被动吸烟）患者，其病情通常可得到控制；反之，则疾病进行性加重或有新的病变发生。研究表明，即使每天仅吸烟 1 ~2 支，也足以使 TAO 患者的病变持续进展，使得原来通过多种治疗业已稳定的病情恶化。

其次，口腔细菌感染的治疗也不容忽视。目前已经证实牙周炎、口腔细菌感染会导致一系列动脉疾病的发生，包括颈动脉粥样硬化、腹主动脉瘤、下肢动脉硬化及血栓闭塞性脉管炎等，控制牙周细菌感染可以有效缓解 TAO 患者的缺血症状，控制疾病进展。

此外，还需防止受冷、受潮和外伤，患肢也不宜过热（热敷、热水浸泡等），以免增加患肢缺血组织的需氧量，而引起肢端溃烂和坏疽。疼痛剧烈时，可酌情暂时使用适当的镇痛剂，但应避免药物成瘾。

患肢的运动疗法对减轻临床症状和体征有一定的疗效。传统的运动方法为患者平卧，先抬高患肢 45°以上，维持 1 ~2 分钟，再在床沿下垂 2 ~3 分钟，然后放置于水平位 2 分钟，并做患足旋转和伸屈活动。如此每次重复 5 次，每天数次。近几年来，文献报道中对运动疗法的功效，不断给予良好的评价，对这方面的临床研究也在不断深入。他们都认为，血栓闭塞性脉管炎患肢有指导和有计划的体育锻炼（如慢步、踏车等），对患肢的侧支建立、增加血流量或改变血量的分配、改善肌肉组织代谢、调节组织的生化改变、纠正血液流变学的病理变化等，都有一定的疗效。特别对早期患者的作用更为明显，主要表现为疼痛的减轻或消失、无痛行走距离的增加和肢端溃疡的愈合等。

2. 药物治疗

理论上可选用的内科治疗药物，包括激素、抗生素、血管扩张剂、前列腺素、抗血小板药、抗凝和祛聚药物等，但它们的疗效都尚未得到广泛的认可。有些学者提出做动脉内灌注药物溶栓治疗，以改善患肢的血液供应，但文献中的评价至今尚不一致。还有学者指出，对于那些在原有血栓闭塞性脉管炎基础上，发生急性缺血的患肢，及时去除动脉内新鲜的血栓，是挽救患肢的最佳方法。

此外，中医药治疗血栓闭塞性脉管炎，既可以辨证施治，服用汤药，也可以使用含有活血化瘀功能的中成药物，如活血通脉胶囊。

3. 高压氧治疗

有些学者们认为，在高压氧舱内，通过血氧量的提高，可能会增加患肢的供氧量。具体方法是每天进舱 1 次，每次 3 ~4 小时，10 次为 1 个疗程。间隔 5 ~7 天后，再进行第 2 个疗程，一般可治疗 2 ~3 个疗程。

4. 手术治疗

从理论上讲，目前最有效的治疗方法是动脉重建手术，但由于血栓闭塞性脉管炎累及血管的特点，对于常规的血管重建手术来说，常缺乏合适的远端流出道。

（1）腰交感神经切除术：对第一期和第二期患者，可先做腰交感神经阻滞试验，如阻滞后皮肤表面温度升高 1 ~2 ℃，则表示患肢动脉的病变以痉挛为主，可切除患侧第 2、第 3、第 4 腰交感神经节和神经链，能解除血管痉挛和促进侧支循环形成，常能取得较好的近期效果。

TAO 患者施行腰或胸交感神经切除术可以有效预防截肢并缓解疼痛、促进溃疡愈合，但其长期有效性还值得探索。已有明确报道证实，使用腹腔镜切除腰交感神经治疗下肢缺血与经胸腔镜切除胸交感神经治疗上肢缺血的手术是安全有效的。

此外，可以通过植入电脊髓刺激器来缓解疼痛，其机制包括抑制疼痛性刺激在相应皮片内的连续传输、抑制脊髓内神经递质产物的兴奋和抑制交感血管收缩来持续改善外周血管微循环。虽然脊髓刺激能够有效抑制神经源性疼痛，但在控制皮肤溃疡导致的躯体疼痛方面无效。

（2）血栓内膜剥脱术：仅适用于股—腘动脉节段性闭塞，远端流出道血管条件尚好的病例，因此适合本术式的病例不多。术中在剥除血栓内膜后，加用人工血管或自体静脉补片，以扩大管腔，减少术后再狭窄的发生。术后积极抗凝预防血栓形成。

（3）大网膜移植术：1971 年 Casten 和 Alday 提出按大网膜血管分布的走向，在使其血液循环保持正常运行的条件下进行合理的剪裁，使其变成长条状后，由腹腔引出，固定于患肢深筋膜下，以便侧支形成，为缺血组织提供血流。以后由于显微外科的开展，又发展成游离血管带大网膜移植术，即将游离的胃网膜右动静脉，分别与股浅动脉和大隐静脉或股浅静脉吻合，这样可望使剪裁延长后的大网膜，能通过皮下隧道，延伸到小腿下段。但是，大网膜中的动脉是细小的终末支，供血量有限，而大网膜的结构也有明显的个体差异，如有些脂肪组织肥厚，有的短小等，因存在这些局限性，常使手术失败。本手术在 20 世纪 80 年代曾于国内和国外（主要被印度医师推荐）应用于临床，但此后文献中极少有后续报道。

（4）血管重建术：从理论上讲，目前最有效的治疗方法是动脉重建手术。但由于血栓闭塞性脉管炎受累血管的特点，对于常规的动脉旁路手术来说，常缺乏合适的远端流出道。

动脉旁路术适用于动脉主干局段性闭塞，即闭塞段远侧仍有通畅的动脉通道者。根据病变部位可以分别采用主—股动脉、股—腘动脉或者膝下动脉旁路，移植血管可采用自体大隐静脉离体后倒置，或者用瓣膜刀破坏其瓣膜后的原位旁路术；也可以利用人造血管。因为病变分布广泛、节段性动脉受累和疾病远端末梢的改变，本症仅不足 5% ~25% 的患者能施行血管重建手术，且多为膝下动脉旁路，无良好股—腘动脉流出道时也可选择股深动脉作为流出道。而且据文献报道，本症患者即使能做旁路术，也可因继续吸烟或病情不断进展，使平均通畅时间仅为 2. 8 年。

（5）截肢术：对肢端有溃疡或坏死者，应做彻底的清创术，并以清洁敷料保护创口，坏死界线清晰者，可将坏死部分切除；手指的溃疡多可经保守治疗而痊愈，有 5% ~10% 的患者需做指端或远侧指关节切除术；只有肢体已有广泛坏死，疼痛不能忍受或难以控制时，始考虑截肢术。综合国外文献报道，需要做趾或足远侧段切除者，约占患者的 20%；另有 20% 需做膝下或膝上截肢术。

（6）分期动静脉转流术（静脉动脉化手术）：上海交通大学医学院第九人民医院血管外科，通过大量动物实验和对下肢静脉瓣膜的研究证明分期动静脉转流术可能有效地重建重度缺血患肢的血液循环，并已应用于临床中部分 TAO 病例，取得较好的治疗效果（图 9-7）。

在开展本手术的初期，将分期动静脉转流术分成 3 种不同的手术方式。

1）深组高位：在髂外、股总或股浅动脉与股浅静脉间，建立动静脉转流。4 ~6 个月后，当患肢远侧段缺血症状明显改善或消失时，再打开创口，将该线抽紧打结，阻断转流口近侧的股浅静脉，使动静脉瘘变为动脉血经股浅静脉向远侧单向灌注。本术式操作较为简便，但因吻合口位置较高，术后肢体肿胀较明显。

2）深组低位：在腘动脉远侧段与胫腓干静脉间，建立动静脉转流（图 9-8）。2 ~4 个月后行二期手术，结扎转流口近侧的胫腓干静脉。由于转流口建在两支胫前静脉入口远侧的胫腓干静脉上，所有转流的动脉血，既避开了股—腘静脉中的瓣膜，又能迅速经腓肠肌通向胫腓干静脉的许多小分支，逆向灌注小腿部的缺血组织。此外，重建患肢血液循环后，患肢的静脉血液主要经胫前静脉回流。

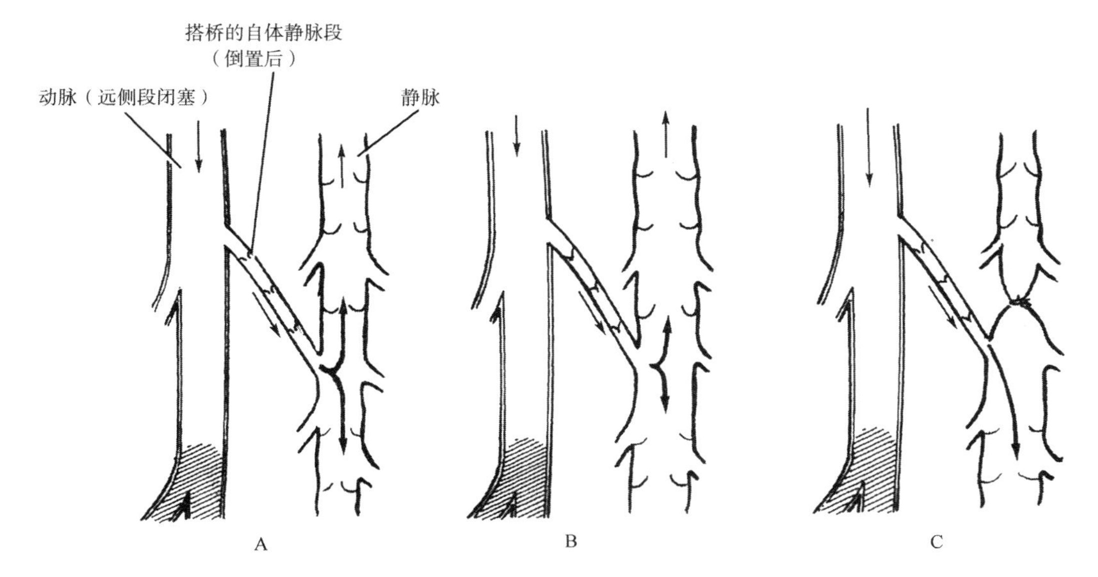

图 9-7 分期动静脉转流术机制示意图

A. 建立动静脉瘘；B. 受转流后静脉段扩张，瘘口近、远侧瓣膜均关闭不全；C. 结扎瘘口近侧段，变动静脉瘘为动脉血单向逆行灌注

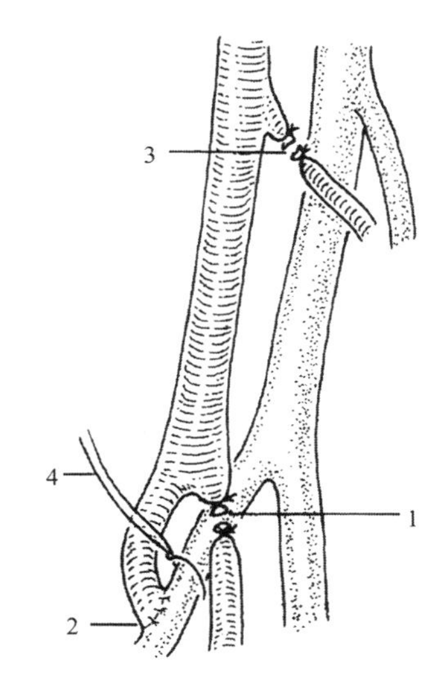

图 9-8 胫前动脉与胫前静脉吻合（深组）

1. 切断胫后动脉；2. 胫前动脉与胫前静脉吻合；3. 切断隐动脉；4. 于瘘口近侧的胫前静脉绕 1 根丝线预置于皮下

3）浅组：在腘动脉与大隐静脉远侧段间，建立动静脉转流（图 9-9）。凡腘动脉远侧段未闭塞，而大隐静脉通畅，且其远侧段管径大于 0.3 cm 者，可选用这种手术方法。取患肢近侧段大隐静脉长 25 ~ 35 cm，倒置后，于腘动脉与小腿下段大隐静脉间斜行搭桥，尽可能将转流口建在大隐静脉的最远端，即内踝附近的大隐静脉上。转流入大隐静脉远侧段的动脉

血，将首先通过向深静脉开放的交通静脉进入深静脉，同时可冲开结构较为薄弱的大隐静脉最低一对瓣膜，以及足背浅静脉中的瓣膜，而进入患肢远侧段的缺血组织中。由于动脉血是由浅静脉进入深静脉，所以术后不再结扎转流口近侧的大隐静脉残段，而重建患肢血液循环后，患肢的静脉回流不受障碍。

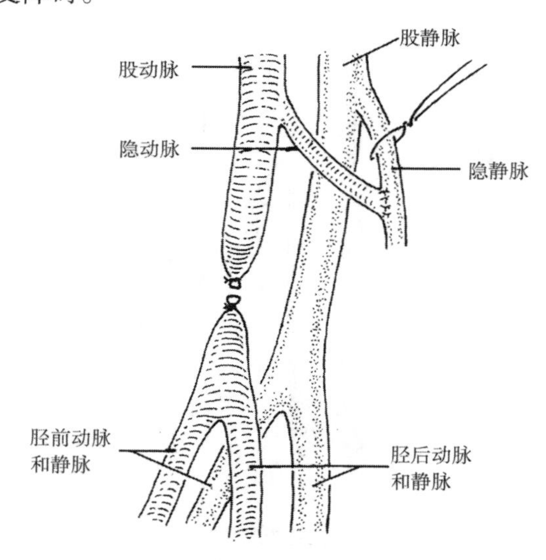

图 9-9　隐动脉与隐静脉吻合（浅组）

切断股动脉：隐动脉与隐静脉吻合；于瘘口近侧的隐静脉绕 1 根丝线预置于皮下

1988 年上海交通大学医学院附属第九人民医院血管外科，总结施行本手术的患者 33 例，共 39 条下肢。全组 33 例患者中，男性 29 例，女性 4 例；年龄为 26～71 岁，平均 48.7 岁；病程为 15～17 天；左侧下肢手术患者 13 例，右侧下肢手术患者 14 例，双侧下肢手术患者 6 例（12 条下肢）。所有患者中血栓闭塞性脉管炎患者 19 例，24 条下肢；动脉粥样硬化闭塞症患者 13 例，14 条下肢；1 例（1 条下肢）患者为股浅动脉远侧段以下粥样斑块栓塞，病程超过 2 周，来院时有显著的毒血症状，足趾和足背均已坏死。除这一病例外，其他患者均有明显的患肢间歇性跛行，其中 25 条患肢有严重静息痛。1 例患者另 1 条患肢于入院 3 个月前，在外院做截肢术；4 条患肢踝关节以下有坏疽；18 条患肢的趾端或足背已发生溃疡和坏死。本组 39 条患肢经各种检测，主要包括皮温测定、容积描记检查、经皮氧分压测定、激光多普勒检测和动脉造影（或 DSA）等，确诊均属广泛性动脉闭塞症。

本组中有 18 条患肢做深组高位分期动静脉转流术。术后分别有 3 条和 2 条患肢发生创口感染和血肿形成。患肢疼痛在术后 1 周内开始逐步减轻。3 条患肢因术前足部已经坏死，于术后 3 周做膝下截肢术；1 条患肢因多个足趾坏死，于术中做截趾术，创口均在 1 个月内愈合；另有 5 条患肢，术后 2 个月内患肢末端溃疡和坏疽愈合。第一期手术后，12 条患肢发生肿胀，于 5 周内消退；第二期术后 8 条患肢有肿胀，6 周内消退。术后 8 个月，患肢深静脉造影显示，造影剂经患肢许多侧支进入股深静脉，然后经髂—股静脉向心回流。

有 11 条患肢做深组低位分期动静脉转流术。患肢疼痛在术后 2～5 天开始逐步减轻。1 条患肢因术前足部已经坏死，于术后 2 周做膝下截肢术；6 条患肢于术后 1～2 个月内末端溃疡和坏疽愈合。第一期手术后，1 条患肢发生小腿轻度肿胀，于 2 周内消退；第二期术后无患肢肿胀者，术后 6 个月，患肢深静脉造影显示，造影剂经小腿深静脉流入胫前静脉，然后通过腘静脉向心回流。

有 10 条患肢做浅组分期动静脉转流术。患肢疼痛在术后 1 周内完全消失。4 条患肢于术后 2 周内患肢末端溃疡和坏疽愈合。第一期手术后，6 条患肢发生踝关节以下肿胀，于 4 ~5周内消退；第二期术后未见患肢肿胀发生。

全组患肢术前均做深静脉顺行造影，观察深静脉主干是否全程通畅；大隐静脉是否能选做转流的移植物。所有患者除适当应用抗生素外，在术中建立转流口时，由静脉注入肝素 6 250U；术后用抗凝、溶栓和祛聚药物，如肝素、尿激酶、低分子右旋糖酐、肠溶阿司匹林、双嘧达莫等 2 ~3 周，以防止转流口血栓形成。

随访 23 ~55 个月，平均 36. 5 个月，除 1 例因动脉硬化性闭塞症做深组高位分期动静脉转流术者于术后半年内病情恶化做高位截肢外，其余患者的 38 条患肢中，20 条患肢的手术疗效良好；18 条患肢的临床症状和体征均有较显著的减轻或好转。

对于 TAO 这类下肢动脉广泛性闭塞，远端无良好流出道而无法进行常规动脉重建，导致肢体濒临坏死者，该术式是一种非常规的救肢手术，如适应证选择恰当，手术操作规范，可取得良好的疗效。但符合循证医学的大宗病例临床对照研究，以及获得良好疗效的机制，都值得进一步做深入研究。

5. 血管腔内治疗

最初的关于血管腔内治疗 TAO 患者的报道，是选择性动脉内灌注尿激酶和链激酶。Matsushita 最早对一例诊断为 TAO 伴肢体严重缺血的 19 岁女性患者进行腔内治疗，动脉内持续灌注尿激酶（2 万 U/h）和肝素 800 U/h。虽然患者的症状暂时改善，但经皮导管溶栓治疗最终没有能够使得闭塞的腘动脉再通。

随着腔内血管技术的蓬勃开展，经皮腔内血管成形术（PTA）已被许多学者选择性地用于 TAO 的治疗，而针对部分合并血栓的 TAO 患者，经皮导管溶栓治疗（CDT）和经皮机械性血栓清除术（PMT）对于挽救部分濒临坏死的肢体，都取得了一定的疗效。尽管目前对于 TAO 患者血管重建仍然推荐应用自体静脉旁路术，但对于那些需行自体静脉旁路术但肢体远端无良好流出道，或自身无法提供良好静脉移植物的患者，可以选择 PTA 治疗。上海交通大学医学院附属第九人民医院从 2009 年 1 月至 2015 年 12 月对 35 例 TAO 患者共 43 条肢体施行了腔内血管治疗，随访提示腔内治疗对于那些非典型 TAO 患者，以及部分重症缺血的病例，技术成功率较高，可用于挽救部分濒临坏死的肢体。虽然多数患者术后需要多次反复腔内治疗，但中远期保肢率与自体静脉旁路转流术后类似，因此，对于无健康远端流出道或自体静脉移植物转流桥的 TAO 患者，PTA 是可供选择的措施之一。

十、预后

血栓闭塞性脉管炎虽然常在肢端造成严重的损害，甚至截肢而致残，但是本症并不侵袭冠状动脉、脑动脉和内脏动脉，因此对患者的预期寿命并无显著的影响。综合国外文献报道，患者的 5 年生存率和 10 年生存率，分别为 97% 和 94%；5 年截肢率约为 11%，而 20 年截肢率达到 23%，截肢的高危因素仍然是持续吸烟导致病情进展。

（张建华）

参考文献

[1] 陆信武，蒋米尔．临床血管外科学［M］．北京：科学出版社，2018.

[2] 史蒂文·休斯．肝胆胰外科手术技巧［M］．刘荣，译．北京：科学出版社，2019.

[3] 田兴松，刘奇．实用甲状腺外科学［M］．北京：科学出版社，2019.

[4] 高志刚，凌光烈，倪虹．外科手术学基础［M］．北京：清华大学出版社，2020.

[5] 李南林，凌瑞．普通外科诊疗检查技术［M］．北京：科学出版社，2016.

[6] 苗毅．普通外科手术并发症预防与处理［M］．北京：科学出版社，2016.

[7] 王存川．普通外科手术图谱［M］．北京：科学出版社，2015.

[8] 王春林．精编临床普通外科诊疗新进展［M］．西安：西安交通大学出版社，2015.

[9] 王新刚．现代临床普通外科手术学［M］．西安：西安交通大学出版社，2014.

[10] 徐佟．临床普通外科疾病诊断与处理［M］．西安：西安交通大学出版社，2014.

[11] 姜洪池．普通外科疾病临床诊疗思维［M］．北京：人民卫生出版社，2013.

[12] 王宇．普通外科学高级教程［M］．北京：人民军医出版社，2015.

[13] 王国斌，陶凯雄．胃肠外科手术要点难点及对策［M］．北京：科学出版社，2018.

[14] 潘凯，杨雪菲．腹腔镜胃肠外科手术学［M］．北京：人民卫生出版社，2016.

[15] 卫洪波．胃肠外科手术并发症［M］．北京：人民卫生出版社，2016.

[16] 王天宝．胃肠手术策略与操作图解［M］．广州：广东科技出版社，2016.

[17] 叶丽萍，毛鑫礼，何必立．消化内镜诊疗并发症的处理［M］．北京：科学出版社，2018.

[18] 郑启昌，吴志勇，桑新亭．肝胆外科手术要点难点及对策［M］．北京：科学出版社，2018.

[19] 徐延田．现代肝胆外科诊疗策略［M］．长春：吉林科学技术出版社，2017.

[20] Richard R. Heuser，Michel Henry. 周围血管介入学［M］．李雷，译．北京：科学出版社，2017.